Dr. med. Petra Bracht
Roland Liebscher-Bracht

# Der SchmerzCode

Die Schmerzsprache des Körpers ist entschlüsselt –
befreien Sie sich von Ihren Schmerzen



Für unsere Söhne Raoul und Julien

**5. Auflage Mai 2013**
**Herausgeber**

Herausgeber und Copyright (c) 2013:
LNB International AG

Vertrieb für Deutschland:
LNB Produkt GmbH
Louisenstr. 120, 61348 Bad Homburg



ISBN 978-3-9813717-8-9

**Gedruckt in Deutschland**
Druckerei Mack, 97638 Mellrichstadt

# Es ist Zeit für den Wechsel in der Schmerztherapie

Obwohl wir in einer Zeit des technischen Fortschritts in vielen Bereichen leben, gibt es ein ungelöstes Rätsel. Diejenigen, die damit hantieren, deren Beruf es ist, damit umzugehen, nehmen es nicht mehr als solches wahr. Sie haben Theorien aufgebaut, die längst als Tatsachen über viele Studentengenerationen hinweg in die Köpfe eingebrannt sind.

In den Naturwissenschaften ist es guter Brauch, unbewiesene Zusammenhänge als Thesen (noch zu beweisen) oder als Axiome (unbewiesen als Arbeitsgrundlage akzeptiert) zu benennen. In der Medizin wurden Axiome zur Realität.

Die Folge ist beispielsweise eine heute weitgehend propagierte herkömmliche Schmerztherapie, die in vielen Aspekten unwissend irrt und viele Widersprüche nicht aufklären kann. Der Ursprung all dieser Irrtümer liegt jedoch im System. Angefangen mit der universitären Ausbildung, gefolgt von einem Krankenhaus- und Medizinapparat, der es einzelnen Ärzten schwer, wenn nicht gar unmöglich macht, kritisch oder nur kontrovers im Sinne des Patienten zu denken.

Mit jeder Seite dieses Buches werden Sie mehr verstehen, was Schmerz überhaupt ist. Die Ursache bisher unerklärbarer Schmerzen und fehlinterpretierte Schmerzursachen klären sich beim Lesen von selbst. Es wird Ihnen „wie Schuppen von den Augen fallen“, egal ob Sie Laie, Professor für Schmerztherapie, mit all dem Wissen Ihres Berufsstandes ausgestatteter Schmerztherapeut, Arzt oder Facharzt wie Orthopäde oder Chirurg, Heilpraktiker, Physio- oder anderer Therapeut unterschiedlichster Fachrichtungen oder Sportlehrer der unterschiedlichsten Disziplinen sind.

„Wieso bin ich da nicht selbst drauf gekommen?“, hören wir immer wieder in den viertägigen Intensivkursen, in der Ausbildung der Schmerztherapie nach Liebscher & Bracht. Ja, Sie haben richtig gelesen. Nur vier Tage dauert es, das meiste umzuwerfen, was man bisher über Schmerzen zu wissen glaubte. Nur vier Tage dauert es, diese hochwirksame Schmerztherapie zu erlernen. Die immer wieder gültige Regel, dass die wahren Dinge einfach sind, kommt hier zur vollen Anwendung.

Schon am Tag nach der Ausbildung wenden die Therapeuten ihre neu erworbenen Fähigkeiten an und erzielen selbst bei ihren therapieresistentesten, austherapierten

# VORWORT

Patienten, die unter chronischen Schmerzen oder der „unheilbaren“ Fibromyalgie leiden, Erfolge, die sie nicht für möglich gehalten hätten. Schmerzmittel werden abgesetzt, anstehende Maßnahmen wie Operationen, die als letztes Mittel gelten, abgesagt.

Bitte seien Sie nun offen für ein Neues Schmerzverständnis. Sie wissen aus der Vergangenheit, dass die Wahrheit von heute oft der Irrtum von Morgen ist. Lassen Sie uns den nächsten Schritt tun – die Zukunft hat begonnen.

Dr. med. Petra Bracht und Roland Liebscher-Bracht,
Tarifa/Südspanien im März 2009

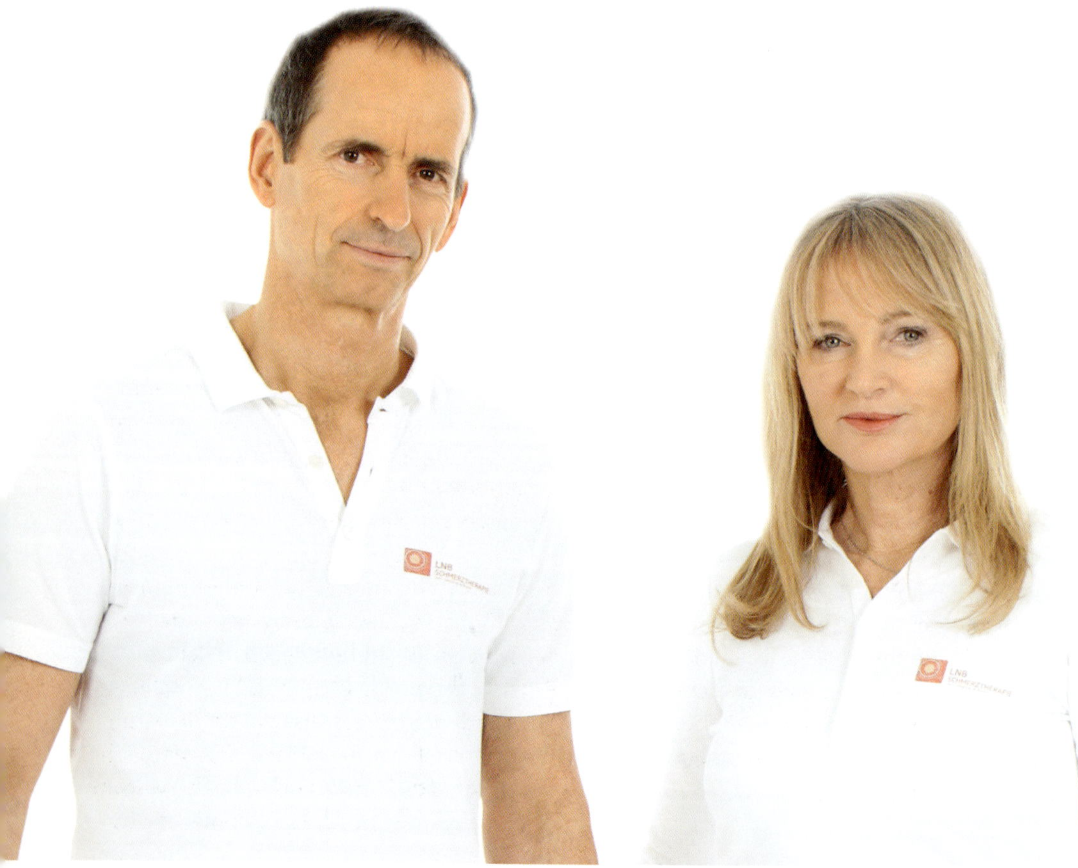

# Vorwort zur aktualisierten 3. Auflage

Wir sitzen im Auto auf der Strecke von Tarifa in Südspanien nach Bad Homburg - unserer Basis in Deutschland - und habennoch 2.100 Kilometer vor uns. Einige Stunden Ruhe: Zeit dazu Revue passieren zu lassen, was alles passiert ist und wie glücklich wir sind, mit unserer Schmerztherapie eine zu hundert Prozent natürliche Vorgehensweise entwickelt zu haben, die das Potential hat, das Schmerzproblem, das Patienten peinigt, Ärzte und Therapeuten oft frustriert und dazu beiträgt die Krankenkassen kollabieren zu lassen, grundlegend zu lösen. Manchmal drängt sich der Eindruck auf, dass die - vor allem hochspezialisierte- Technik zwar sehr angenehme Lebenserleichterungen verschaffen kann; aber nur das Echte, Natürliche, Anfassbare bietet höchste Wirksamkeit bei sicherer Zuverlässigkeit.

Mit dem Erscheinen der ersten Auflage des SchmerzCode vor einem Jahr ist unglaublich viel passiert. Für LNB gibt es inzwischen eine Zeitrechnung vor der stern TV-Sendung mit Günther Jauch und danach. Geisterte unsere Therapie vorher noch als Geheimtipp durch Therapeutenforen, so wurden durch die Sendung fast 5 Millionen Menschen auf die neue, natürliche Möglichkeit aufmerksam, sich endlich ursächlich und auf Dauer von ihren Schmerzen befreien zu können. Besuchten vorher vor allem Physiotherapeuten und Heilpraktiker unsere Ausbildung, so kamen nun auch vermehrt Ärzte. Neben Allgemeinmedizinern und Ärzten für Naturheilkunde vor allem Orthopäden, Chirurgen und Anästhesisten, aber auch andere Fachärzte, ja sogar einige Zahnärzte. Sie alle sind begeistert, auch wenn sie sich natürlich zunächst - noch viel mehr als Physiotherapeuten und Heilpraktiker - frei von den alten Vorstellungen der herkömmlichen Schmerztherapie machen müssen.

Vor kurzem haben wir einen weiteren wichtigen Schritt getan, indem die erste wissenschaftliche Studie abgeschlossen wurde. Bezeichnender Weise wurde sie durch einen Universitätsprofessor der Sportwissenschaften an der weltweit renommierten Sporthochschule Köln durchgeführt. Lesen Sie hierzu das Interview im ersten Kapitel.

Professor Froböse, Autor mehrerer Gesundheitsbücher und Leiter des Zentrums für Gesundheit an der Hochschule, konnte bei den Probanden seiner Untersuchung nach nur einer Behandlung eine signifikante Schmerzreduzierung feststellen, und damit einhergehend, eine ebenso deutliche Reduzierung der elektromyographisch gemessenen Muskelspannung. Dieses Ergebnis überrascht uns nicht - aber es freut uns sehr. Denn es beweist letztendlich das, was wir seit über 20 Jahren täglich in der eigenen Praxis erleben: dass es den Warnschmerz gibt und dass die Muskeln dafür verantwortlich sind, ihn auszulösen. Und es macht wissenschaftlich nachvollziehbar, warum wir mittlerweile bei 2.335 Schmerzzuständen, die von Teilnehmern an unseren Ausbildungen (zu 90 Prozent selbst Schmerztherapeuten aller existierenden Therapien) selbst in das Seminar mitgebracht wurden, innerhalb der 4 Ausbildungstage bei 97,2 Prozent eine Schmerzreduzierung um 70 bis 100 Prozent und bei 65 Prozent völlige Schmerzfreiheit erreichen konnten.

Bei unseren wissenschaftlichen Forschungen, bei denen neben anderen ein Professor aus Österreich und einer der weltweit führenden Faszienforscher engagiert sind, gibt es interessante Erkenntnisse. Primarius Univ. Prof. Dr. Günter Huemer arbeitet die Statistik unserer 2.335 Schmerzzustände wissenschaftlich auf, um fundierte Veröffentlichungen in der medizinischen Fachpresse herauszugeben. Sie finden ein Grußwort von ihm im ersten Kapitel.

Dr. Robert Schleip, der das Fascial Research Project an der Universität Ulm leitet und der maßgeblich am ersten internationalen Faszienkongress an der etablierten Harvard School beteiligt war, lieferte uns wertvolle Erkenntnisse über die Physiologie der verschiedenen Mechanorezeptoren, die verantwortlich für die hohe Wirksamkeit unserer Schmerztherapie sind. Ihm ist zu verdanken, dass wir unter Berücksichtigung der neuesten Forschungen im Bereich der Faszien nun wissen, dass die von uns aufgestellte Theorie der physiologischen Realität grundsätzlich standhält, das Modell aber zu erweitern ist. Neben den Golgi-Sehnenorganen spielen bei unserer Therapie weitere Mechanorezeptoren, die einen wesentlich höheren Einfluss haben, eine deutlich wichtigere Rolle. Dies erklärt auch, warum wir diese hohe Wirksamkeit und Nachhaltigkeit erreichen. Das ist ein äußerst interessantes Thema. Wir werden dadurch nun in der Lage sein, über den wissenschaftlichen Nachweis der Schmerzreduzierung selbst, die physiologischen Abläufe mehr und mehr lückenlos zu erklären. Natürlich nur soweit, wie die Forschung vorangeschritten ist, denn wir befinden uns mit der Erklärung der Wirkweise unserer Schmerztherapie direkt an der aktuellsten Forschungsfront. Das ist auch deswegen so spannend, weil sich durch die Nachvollziehbarkeit der Abläufe Optimierungsmöglichkeiten herauskristallisieren könnten. Zusätzlich werden sich weitere Anwendungsbereiche erschließen. Wir freuen uns daher auch sehr über die begonnene Zusammenarbeit mit Dr. Schleip. Ein Interview mit ihm finden Sie ebenfalls im ersten Kapitel.

Wir arbeiten mit Hochdruck an der Vernetzung der durch uns ausgebildeten Partner-Therapeuten, damit möglichst viele Schmerzpatienten den Weg zu unserer Therapie finden. Momentan etablieren sich zudem überall im deutschsprachigen Raum die LNB MOTION Schulen, in denen die von uns ausgebildeten Bewegungslehrer interessierte Menschen in unserem Bewegungssystem unterrichten. Zur Vorbeugung, um nie Schmerzen oder Gelenk- bzw. Bandscheibenverschleiß erleiden zu müssen, oder zur Nachsorge, wenn die quälenden Schmerzen beseitigt sind und nun der restliche Körper sich immer wohler fühlen soll.

Nachdem nun erstmalig aufgezeigt ist, dass die Schmerzen, unter denen heute die Menschen leiden, zu deutlich über 90 Prozent Warnschmerzen sind, also nichts mit strukturellen Schädigungen, Nervenreizungen, Entzündungen, Kalkablagerungen, einem so genannten Schmerzgedächtnis oder der Psyche ursächlich zu tun haben, dass es die Krankheit Fibromyalgie in der kommunizierten Form nicht gibt, und dass sogar Krebsschmerzen, Zahnschmerzen und viele andere schmerzhafte Krankheitszustände eben nicht zwingend so weh tun müssen, ist es nun an der Zeit, die medizinischen Lehrbücher umzuschreiben und in großen Teilen der Schmerztherapie sowie der Schmerztheorie gehörig umzudenken. Die Schmerztherapie wird mehr und mehr zur Domäne der Bewegungswissenschaften. Sport und qualitativ korrekte Bewegungsübungen, deren Auswirkungen auf die Gesundheit allgemein sowieso zunehmend wissenschaftlich nachgewiesen werden, bekommen damit noch einmal einen viel höheren Stellenwert für das Wohlergehen der gesamten Menschheit. Aber, wie könnte es auch anders sein. Wir sind für die Bewegung geschaffen. Jeder der sehen kann, sollte dringend beginnen, auch zu erkennen. Was benötigt ein Bewegungssystem, das über lange Zeiträume durch Bewegung entstand oder fehlerfrei für Bewegung erschaffen wurde? Natürlich Bewegung, und zwar in der richtigen Quantität und Qualität. Und was verändert sich krankhaft, wenn die Bewegung fehlt? Natürlich die Muskulatur und später zunehmend alle anderen Strukturen. Hätten wir nicht eher darauf kommen können, dass ein so genial geschaffener Körper sich lautstark mit Schmerzen meldet, wenn er ernsthaft in seinem Wohlergehen bedroht ist?

Liebe Leserinnen und Leser. Viel Spaß auf der Entdeckungsreise durch die Logik der Schmerzen, durch die Sie Ihre Angst vor Schmerzen verlieren werden, denn: Schmerzen müssen kein unausweichliches Schicksal sein. Liebe Ärzte, Heilpraktiker, Physio- und alle anderen Therapeuten. Schließen Sie sich unserer natürlichen Vorgehensweise an, helfen Sie uns, die Millionen Schmerzleidender endlich ursächlich und wirksam von ihren Schmerzen zu befreien. Wir sind überzeugt davon: In absehbarer Zeit wird man Schmerzen nur noch auf diese Art und Weise behandeln.

Viel Gesundheit, Schmerzfreiheit und höchste Beweglichkeit bis ins hohe Alter wünschen Ihnen

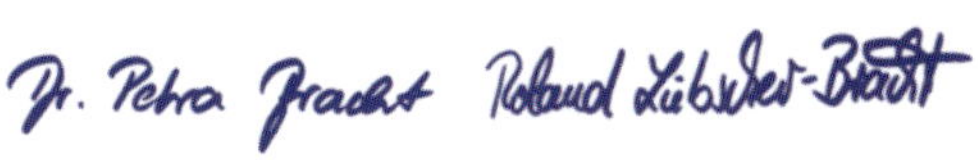

Dr. med. Petra Bracht und Roland Liebscher-Bracht

# Vorwort zur aktualisierten 5. Auflage

Fast drei Jahre ist es nun her, dass wir das Vorwort zur dritten Auflage geschrieben haben. Die Zeit ist „geflogen“ und unendlich viel ist seitdem passiert. Wir haben nun über 4.000 Ärzte, Heilpraktiker, Physiotherapeuten und andere „Gesundheitsberufler“ in unserer Schmerztherapie, Gesundheitstherapie und Bewegungslehre ausgebildet. Inzwischen werden unsere Aussagen zur Schnelligkeit und Höhe der Wirksamkeit unserer Schmerztherapie – obwohl sie oft zunächst überrascht bis ungläubig auf unseren Vorträgen zur Kenntnis genommen werden – leichter akzeptiert als noch vor zwei Jahren. Es spricht sich herum, dass Liebscher & Bracht „etwas machen, was offensichtlich wirklich so funktioniert, wie man es herkömmlich nicht für möglich gehalten hätte“. So die häufigen Aussagen. Viele Ärzte und Therapeuten bringen ihre Freude darüber zum Ausdruck, dass sie „schon immer geahnt hätten, dass es da etwas gibt, was die Schmerzen auf ganz andere Art und Weise einfach und ursächlich löst“.

Was uns sehr freut: Der Anteil der Ärzte aller Fachrichtungen wird immer größer. Offensichtlich setzt sich durch die alltägliche, oft frustrierende Arbeit mit Schmerzpatienten immer mehr die Erkenntnis durch, dass zusätzliche therapeutische „Werkzeuge“ dringend erforderlich sind, um das Problem Schmerz ursächlich, natürlich und nachhaltig zu lösen. Auch Psychotherapeuten, Psychologen und sogar Psychiater nehmen zunehmend an den Ausbildungen teil. Sie wissen, dass die psychischen Ursachen für Schmerzen auch im muskulär-faszialen Bereich manifestiert sind. Dort können im „Nebeneffekt“ der Beseitigung dieser Schmerzen durch unsere SchmerzpunktPressur die psychischen Traumata gut gelöst werden. Auf die Psyche spezialisierte Ärzte und Therapeuten berichten, dass sie unsere Therapie gerne einsetzen, um die verdrängten und in den Muskeln und Faszien „abgespeicherten“ NegativeMOTIONen hervorzuholen, „aufbrechen“ zu lassen, um sie dann im Gespräch abarbeiten zu können. Und dass dieser Vorgang den herkömmlich notwendigen Zeitrahmen deutlich verkürzt.

Interessanterweise finden auch immer mehr Zahnärzte den Weg zu unserer Therapie. Offensichtlich spricht sich herum, dass unsere Erfahrung des vom Körper installierten „Alarmschmerzprogramms“ einen zusätzlichen Lösungsansatz für die Zahnbeschwerden bietet, bei denen trotz aller Suche keine strukturellen Auslöser zu finden sind. Auch unsere pragmatische Herangehensweise, Zahnschienen dadurch mit der Zeit überflüssig zu machen, dass die „knirschenden“ Patienten nach der Behandlung und fleißigem Üben der entsprechenden Engpass-Dehnungen die Überspannungen nachhaltig abbauen können, überzeugt.

Die seit Beginn der Ausbildungen Ende 2007 laufende große Anwendungsbeobachtung unserer Therapie während der Schmerztherapie-Ausbildungen selbst, in der mittlerweile über 5.000 Schmerzzustände der teilnehmenden Therapeuten dokumentiert sind, wurde mittlerweile biometrisch ausgewertet und belegt eindrucksvoll unsere Erfahrungen und Aussagen. Bei über 90 Prozent der von den Ärzten, Heilpraktikern und Physiotherapeuten in die Ausbildungen „mitgebrachten" Schmerzen gelingt uns in den vier Tagen eine Reduzierung der Schmerzen auf 0 bis 30 Prozent, gemessen an 100 Prozent Anfangsschmerz zu Beginn der Ausbildung. 75 Prozent verlassen die Ausbildung komplett schmerzfrei. Diese „mitgebrachten" Schmerzen entsprechen den heute am häufigsten auftretenden Schmerzzuständen, mit denen Patienten zum Arzt oder Heilpraktiker gehen: An ungefähr drei Viertel der während der Ausbildungen beobachteten Schmerzzustände litten die Teilnehmer chronisch. Die Reduzierung dieser diversen Schmerzen gelingt auch dann, wenn strukturelle Schädigungen wie Arthrose, Bandscheibenschäden sowie Spinalkanalstenose schon vorliegen, es sich um chronische Schmerzen mit Schmerzgedächtnis oder aufgrund psychischer Traumata handelt oder es sich um diagnostizierte Migräne oder Fibromyalgie handelt.

Es kristallisiert sich immer mehr heraus, dass das Neue an unserer Schmerztherapie nicht nur darin besteht, dass es sich bei über 90 Prozent der heute am häufigsten auftretenden Schmerzzustände um vom Körper durch ein Alarmschmerzprogramm projizierte Alarmschmerzen handelt, sondern dass die den Schmerzen zugrunde liegende Ursache oft völlig anders ist als herkömmlich vermutet. Denn was bedeutet es, wenn Schmerzen wie Migräne, Fibromyalgie oder Schmerzen aufgrund eines Bandscheibenvorfalls, einer Arthrose 4. Grades, eines Meniskus oder Innenbandanrisses, eine Trigeminusneuralgie, Interkostalneuralgie oder Ischialgie, Lumbago, Lumboischialgie, eine Frozen Shoulder oder Kalkschulter meist schon in der ersten Behandlung drastisch im Schmerz reduziert werden kann? Es bedeutet, dass all diesen Schmerzzuständen oder Diagnosen muskulär-fasziale Ursachen zugrunde liegen.

Diese Erkenntnis, die für uns eine Tatsache darstellt, ist die am schwersten zu „verdauende" oder als Realität zu akzeptierende neue Wahrheit. Das wissen wir mittlerweile durch viele Gespräche mit Ausbildungsabsolventen. Es ist verständlich, denn dadurch werden Migräne oder Lumboischialgie sowie die vielen anderen Diagnosen, die mit dem Schmerz kausal verknüpft werden, letztlich zu Schmerzen des Bewegungssystems. Die vielen unterschiedlichen herkömmlichen Ansätze zur Behandlung der unterschiedlichsten Schmerzzustände werden fatalerweise unnötig.

Sie reduzieren sich auf eine einzige durchgängig systematisierte Vorgehensweise, die sehr gut differenzialdiagnostisch eingesetzt werden kann: Schmerzen, vor allem „therapieresistente", zunächst mit unserer LNB SCHMERZTHERAPIE behandeln und bei den wenigen, die auf diese Therapie nicht reagieren, alle anderen herkömmlichen Register ziehen – von Schmerzmitteln über alle bildgebenden Verfahren, Operationen aller Art, Einbau künstlicher Gelenke, Osteopathie und sämtliche anderen manualtherapeutischen Verfahren, Akupunktur, Homöopathie, Informationsmedizin und was es noch alles gibt.

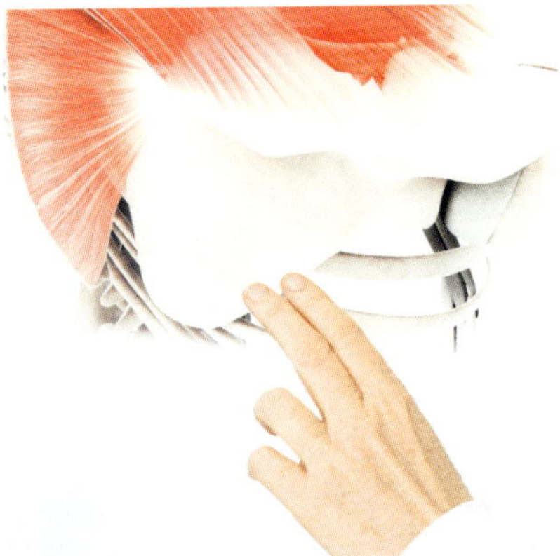

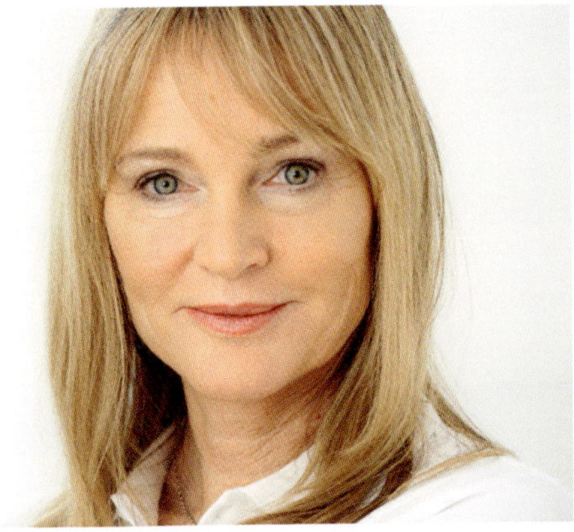

Um unsere Erkenntnisse nun noch viel umfangreicher als bisher wissenschaftlich untersuchen und beweisen zu können und unsere Forschungsarbeit konsequent auszubauen, haben wir inzwischen eine eigene wissenschaftliche Abteilung eingerichtet. Ihre Aufgabe ist es, das, was wir seit vielen Jahren wissen, weil wir es an Tausenden Patienten durch den immer gültigen Leitsatz „Wer heilt, hat Recht“ erfahren haben, in allen Details durch wissenschaftliche Beweisführung zu erhärten.

Die direkteste und überzeugendste Art und Weise aber, sich von der hohen Wirksamkeit unserer Schmerztherapie zu überzeugen, ist, sie selbst zu erfahren. Selbst zu spüren, wie Schmerzen durch unsere Therapie einfach verschwinden, als ob sie nie da gewesen wären.
Wir freuen uns auf eine spannende und ereignisreiche Zukunft, deren Schmerzfreiheit, Gesundheit und Beweglichkeit wir aktiv mit unserem immer größeren Therapeutennetzwerk mitgestalten.

Dr. med. Petra Bracht und Roland Liebscher-Bracht

# INHALT

# INHALT

# INHALT

## Gebrauchsanleitung

Dieses Buch wurde so konzipiert, dass möglichst viele Leservorlieben bedient werden:

Kapitel 2–18 bestehen aus einer Einführung, einer kurzen Zusammenfassung und einem ausführlichen Teil. Sie haben die Möglichkeit, ...

- die für Sie interessantesten Kapitel zuerst zu lesen.
- in der Reihenfolge der Kapitel die Einführung und die Zusammenfassung zu lesen, dann haben Sie den inhaltlichen Faden schnellstmöglich erfasst.
- in den ausführlichen Teil einzusteigen, wo Sie Interesse an allen Einzelheiten haben.

Auch den ausführlichen Teil haben wir nochmals unterteilt, damit Sie gezielt auswählen können. Neben dem durchlaufenden Text finden Sie verschiedene Kästen: Vertiefende Zusatzinformationen aus der Sicht des Internisten und Osteopathen, Fallbeispiele mit grau hinterlegten Flächen und kommentierende Ereignisse der Verfasser mit orangegelb hinterlegten Flächen.

Die ausführlichen Lebensläufe haben wir wegen der systematischen Durchgängigkeit des Buches im Kapitel-Text belassen. Für wen es nicht interessant ist, detailliert zu erfahren, wie alles entstand, übergeht diese ausführlichen Teile.

## Inhaltliche Hinweise

Im Interesse der leichten Lesbarkeit nutzen wir den Sammelbegriff *Therapeuten*. Damit meinen wir Ärzte, Heilpraktiker, Physiotherapeuten, Krankengymnasten und alle anderen Spezialisten wie Osteopathen, Chiropraktiker, Neuraltherapeuten, Akupunkteure, Homöopathen usw.

Ebenfalls für leichtere Lesbarkeit schreiben wir in der maskulinen Form. Natürlich treffen alle Aussagen ebenso auf Frauen zu.

## Wichtiger Hinweis

Das vorliegende Buch wurde sorgfältig und nach bestem Gewissen erarbeitet und geprüft. Der Inhalt stellt die Meinung und Erfahrung der Autoren dar. Mittlerweile wurden die ersten Studien zur wissenschaftlichen Beweisführung durchgeführt. Da Gesundheit und Krankheit immer ein individueller Zustand ist, können die hier dargelegten Zusammenhänge natürlich keine kompetente medizinische Beratung beim Heilberufler ersetzen. Die Autoren und der Herausgeber übernehmen daher ausdrücklich keine Haftung für Nachteile oder Schäden, die aus dem Gebrauch oder Missbrauch der in diesem Buch gegebenen Informationen resultieren.

# Die heute verbreitete, herkömmliche Schmerztherapie muss auf den Prüfstand

Die Hinweise auf diese Notwendigkeit häufen sich. Zu zahlreich sind die Anzeichen, dass sich die heute übliche Vorgehensweise als Jahrhundertirrtum erweist. Nur ein kleiner Teil der Bevölkerung, ungefähr 30 Prozent, ist von Schmerzen verschont. Über 70 Prozent lebt mit ihnen, kennt sie, spürt sie heftiger oder leidet schwer, zunehmend auch chronisch. Das Schlimmste: Auch unsere Kinder sind immer mehr betroffen. Viele Patienten sind frustriert, wollen nicht einmal mehr zum Facharzt.

Rücken- und Kopfschmerzen, Knie-, Schulter- und Hüftschmerzen. Etwa in dieser Reihenfolge ist die Häufigkeit verteilt. Wer nicht selbst betroffen ist, kennt genug andere, die permanent klagen. Je älter der Mensch, desto normaler scheint das zu sein. Unter Betroffenen und Therapeuten ist die Meinung verbreitet, nur was geschädigt sei, könne wehtun.

Aber: Wussten Sie, dass bei 90 Prozent der Rückenleiden keinerlei Schädigungen zu finden sind? Dass andererseits Leute Bandscheibenvorfälle haben, aber keinerlei Rückenschmerzen? Dass Leute Arthrose, aber keinerlei Schmerzen haben? Und andererseits Leute schwerste Schmerzen, aber keinerlei Arthrose haben? Dass der Knorpel, der bei der Arthrose geschädigt wird, über keinerlei Schmerzrezeptoren verfügt, also gar nicht wehtun kann? Dass es 27-Jährige gibt, denen man künstliche Hüftgelenke einbaut, und 80-Jährige, die völlig gesunde Gelenke haben? Dass also die „Kilometerlaufleistung" offensichtlich nichts mit dem Verschleiß zu tun haben muss? Dass Patienten, denen man ein künstliches Gelenk einbaut, hinterher die gleichen Schmerzen haben können? Dass Fibromyalgie eine künstlich erschaffene Krankheit ist, um den Schmerzgeplagten, bei denen man trotz verzweifelter Suche keine Schädigungen finden kann, endlich eine „richtige" Diagnose stellen zu können? Dass ein USA-Arzt bei einer Studie herausfand, dass der Zustand von Patienten, die er am Knie operierte, und anderen, die ihre OP nur vorgespielt bekamen, nach 3 Jahren der gleiche war? Viele dieser Widersprüche und Ungereimtheiten können mit der herkömmlichen Schmerztheorie, die Basis der herkömmlichen, heute üblichen Therapie ist, gar nicht oder nur unbefriedigend erklärt werden. Möchten Sie auf all diese aufgeworfenen Fragen

EINLEITUNG

logische Antworten, die in einer anderen, ursächlichen und deswegen hochwirksamen Schmerztherapie münden, welche ohne Schmerzmittel, Spritzen und Operationen auskommt? Dann lesen Sie dieses Buch! Es ist so aufgebaut, dass Sie stöbern können und so, wie Sie Interesse haben, bei bestimmten Themen nur das Wichtigste lesen, während Sie bei anderen tiefer einsteigen. Sie werden es vermutlich immer wieder in die Hand nehmen und immer wieder etwas Neues darin entdecken.

Um Ihren individuellen Interessen bestmöglich entgegenzukommen, ist jedes Kapitel in drei Teile gegliedert. Der erste leitet zum Thema hin, schafft Voraussetzungen oder bewirkt Verständnis. Der zweite gibt einen schnellstmöglichen Überblick über den Kapitelinhalt. Er ist speziell für Schnellleser, die mit minimalem Zeitaufwand verstehen und nachvollziehen möchten. Der dritte Teil behandelt die Inhalte des jeweiligen Kapitels ausführlich. Hier finden sich auch die Fallbeispiele, persönliche Erlebnisse, die Sie unsere Auffassung besser verstehen lassen, und spezifische Hintergrundinformationen. Auch die ergänzenden Beiträge von Alexander Lay, die das Thema Schmerztherapie aufgrund seiner persönlichen Erfahrung noch aus anderen Blickwinkeln beleuchten, finden sich in diesem Teil.

Dies alles dient dazu, dieses „Neue Schmerzverständnis“, das in unserer Schmerztherapie nach Liebscher & Bracht seine praktische Umsetzung findet, möglichst vielen Menschen nahezubringen. Denn nur, wenn Sie darüber informiert sind, haben Sie die Freiheit zu wählen. Erst dann können Sie sich zwischen der herkömmlichen Vorgehensweise oder der von uns angebotenen neuen Möglichkeit entscheiden.

Wir hoffen sehr, dass Sie von den Inhalten dieses Buches bestmöglich profitieren können. Bleiben oder werden Sie schnellstmöglich schmerzfrei!

Dr. med. Petra Bracht und
Roland Liebscher-Bracht,
Tarifa, im Mai 2009

# 1 Wissenschaftliche Untersuchung der Liebscher & Bracht Schmerztherapie

## Professor Ingo Froböse zur Schmerztherapie

Ingo Froböse ist Universitäts-Professor an der Deutschen Sporthochschule in Köln. Er leitet dort das „Zentrum für Gesundheit" und ebenso das „Institut für Rehabilitation und Behindertensport". Überdies berät er eine ganze Reihe Institutionen und Vereine in Sachen Prävention und Rehabilitation. Er vermittelt seine Kenntnisse auch durchs Fernsehen und andere Medien einem breiten Publikum. Prof. Froböse ist mit seinen Forschungsaktivitäten „am Puls der Zeit" und verfolgt und überprüft neue Ansätze. So auch aktuell die SchmerzpunktPressur von Roland Liebscher-Bracht und Dr. Petra Bracht. Die Journalistin Christiane Reissenberger sprach mit ihm.

**Sie haben mit den Mitarbeitern Ihres Zentrums für Gesundheit eine wissenschaftliche Untersuchung der Liebscher & Bracht-Schmerztherapie durchgeführt. Warum haben Sie das gemacht, was haben Sie sich davon versprochen?**

**Prof. Froböse:** „Grundsätzlich ist es so, dass ich in der Vergangenheit sehr oft mit Patienten konfrontiert worden bin, die völlig hoffnungslos waren; die sich an uns gewandt haben mit der Bitte, ob es nicht vielleicht doch mal einen anderen Ansatz geben könnte, der ihnen nach der Odyssee, die sie alle durchlaufen haben, in irgendeiner Form Linderung verschafft. Und so haben wir erkannt: „Na, hier bei Liebscher & Bracht tut sich vielleicht etwas Neues auf, das total innovativ ist."

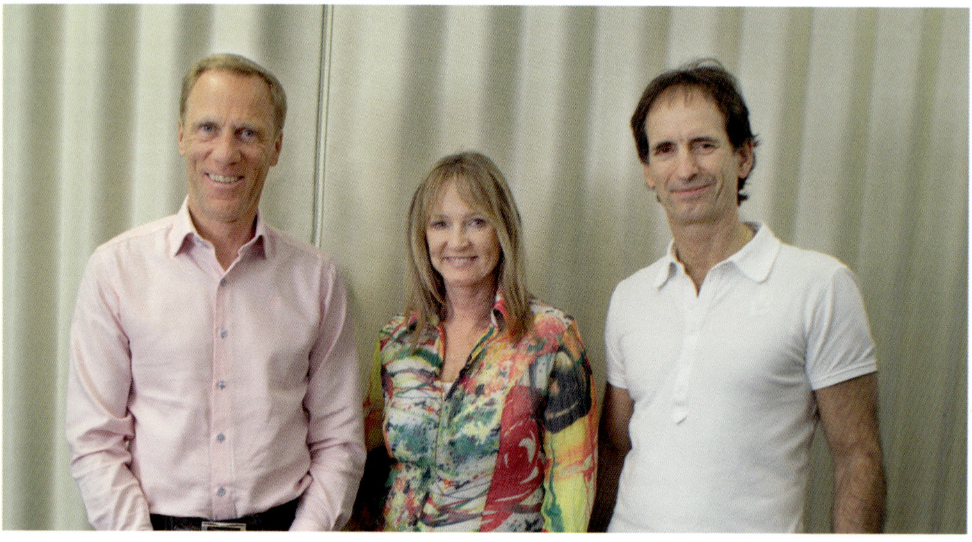

Denn wir sind in Deutschland gerade unter dem Aspekt ‚Schmerztherapie' in einer Einbahnstraße, ich möchte fast sagen, in einer Sackgasse gelandet. Und so hat mich bei dieser Form der Therapie interessiert, was steckt eigentlich dahinter, welchen neuen Ansatz gibt es dort? Es war also ein wissenschaftliches Interesse, das mich dazu gebracht hat. Und das ist auch meine Aufgabe als Hochschullehrer, allen neuen Ideen eine Chance zu geben und den Weg auch zu begleiten."

### Und zu welchen Ergebnissen sind Sie gelangt?

**Prof. Froböse:** „Wir haben positive Ergebnisse insofern erfahren, als es durch die Therapie zu einer akut deutlich intensiven Schmerzlinderung kam. Wir hatten am ersten Tag bei fast allen eine Schmerzreduktion fast auf Null. Das heißt, die Patienten waren plötzlich wieder frei beweglich. Was wir auch erkennen konnten, ist, dass die Muskulatur sehr intensiv auf diese Behandlung reagiert, weil sie sich dadurch entspannt. Und so haben wir eine sehr umfassende Analyse betrieben, die uns zeigt, dass es zu einer Wirkung kommt, die die Muskulatur in den Mittelpunkt stellt. Die Therapie ist mit einem ganz positiven Gewinn für die Patienten verbunden, denn 11 von 12 haben gesagt: „Es tut mir unwahrscheinlich gut". Das hat die Therapie geschafft, weil sie den Patienten die Möglichkeit gibt, aus dem Schmerzkreislauf auszubrechen, sich plötzlich neu zu bewegen, sich neu zu verhalten. Das ist der besondere Vorteil dieser Methode: Die Patienten werden in die Lage versetzt, einen eigenen Heilungsprozess durch eigene Aktivität einzuleiten."

### Warum ist es von Bedeutung für den Schmerzpatienten, wenn die Muskelspannung reduziert wird?

**Prof. Froböse:** „Durch die Reduktion einer Muskelspannung wird zunehmend erst mal das Gewebe wieder frei. Das heißt, die Sauerstoffversorgung wird wieder intensiviert, die Biochemie läuft dann ganz anders, als wenn alles verkrampft ist oder sogar unterversorgt ist. Und dadurch, dass wieder Aktivität in diese Zone hineinkommt, wird der Wahrnehmungsfokus auch völlig verlagert auf etwas anderes, nämlich: „Ich kann wieder etwas!", – also der Patient erfährt etwas Positives. Muskeln können wieder arbeiten, das heißt: Belastbarkeit wird wieder verspürt. Und deswegen ist die Reduktion von Muskelspannung zwar lokal wichtig, aber es hat auch eine hohe eMOTIONale Komponente, weil der Patient plötzlich losgelassen wird von einer Anspannung und befähigt wird, sich zu bewegen. Und das ist doch das, was wir alle wollen, nämlich aktiv zu werden."

### Und warum hat man die Muskeln dann bisher außer Acht gelassen, wenn es um Schmerzbehandlung ging?

**Prof. Froböse:** „Die Wissenschaft hat sich bisher sehr stark auf die passiven Strukturen beschränkt. Das heißt, gerade im orthopädischen Bereich auf Knochen-, auf Bandscheiben-, auf Knorpelstrukturen. Man hat die Muskeln bisher immer nur als Motoren betrachtet, die Gelenke und anderes bewegen. Man hat sie aber nicht als Teilhaber gesehen, die im Prozess einer Schädigung Einfluss nehmen können.

Erst in den letzten drei bis fünf Jahren hat sich auch die Sensibilität der Wissenschaft dahin entwickelt. Die Wahrnehmung der Muskulatur, die Stoffwechselaktivität der Muskulatur, die hohe Sensibilität der Muskulatur sind wirklich so bedeutsam für unseren Organismus, dass man sich auch damit beschäftigen muss. Wir wissen heute noch viel zu wenig darüber."

**Roland Liebscher-Bracht und seine Frau sagen, dass der Körper zum Schutz vor falscher Gelenkbelastung einen „Alarmschmerz" schaltet. Einen Schmerz, der vor einer Schädigung auftritt und der – nach LNB – daher auch schnell wieder zu beseitigen ist. Konnten Sie das nachweisen?**

**Prof. Froböse:** „Ich bin überzeugt davon, dass wir vor einer Schädigung einen Schutzmechanismus in unserem Körper haben, der allein aufgrund biochemischer Veränderungen schon eine Reaktion unseres Gehirns aktiviert. Ein typisches Beispiel dafür ist der „Hexenschuss" oder auch nur der „Muskelkater" oder andere myofasziale Symptome: Alles führt ja zu schmerzhaften Symptomen, die eine Überlastungsreaktion in unserem Körper anzeigen, ohne dass es zu einer Schädigung gekommen ist. Das bedeutet also, dass es auch immer eine andere Form des Schmerzes geben muss, nämlich: einen Hilferuf des Organismus, quasi ein „Blaulicht", mit dem der Körper sagt: „Bis hierhin und nicht weiter – sonst läufst du Gefahr, dass du dich massiv schädigst!" Unser Körper ist bestimmt so angelegt, dass er mehrere Sicherheitsgurte hat. Und ich glaube, ich bin mir fast sicher, dass es Schmerzsymptome gibt, die nicht direkt mit einer Schädigung zu tun haben. Aber beweisen, im engeren wissenschaftlichen Sinne, konnten wir den Alarmschmerz nicht, er wäre mit unseren messtechnischen Möglichkeiten nicht von anderen Schmerzsymptomen zu differenzieren."

**In der Stern-TV-Sendung im letzten Jahr, in der Günther Jauch die Schmerztherapie von Liebscher & Bracht erstmals vorstellte, betonte Jauch, dass erst ein Maschinenbauer kommen müsse, um den Leuten beizubringen, wie man Schmerzen beseitigen kann. Da räumte dann der Präsident der Deutschen Gesellschaft für Schmerztherapie, Dr. Gerhard Müller-Schwefe, ein, dass es ein „Armutszeugnis für die Schulmedizin" sei, dass sie am Bedarf vorbei ausbilde. Können Sie das nachvollziehen? Sehen Sie das genauso?**

**Prof. Froböse:** „Ausbildung in der Wissenschaft folgt natürlich immer umfassenden Studien. Und die fehlen, das muss man wirklich sagen, für die Schmerztherapie. Denn Schmerztherapie ist eine verhältnismäßig junge Disziplin. Das kann man den Ausbildern natürlich nicht unmittelbar vorwerfen, weil eine Reaktion, was die Ausbildungsinhalte betrifft, natürlich nicht so schnell erfolgen kann. Wir gehen davon aus, dass viele Ausbildungsinhalte natürlich immer „renovierungsbedürftig" sind – das gilt aber nicht nur für die Medizin. Aber gerade natürlich die Schmerztherapie als solches sollte ein ganz wichtiger Baustein werden in der Behandlung der Inhalte. Mir schielt die Medizin insgesamt – obgleich ich natürlich nicht aus der Medizin komme, ich sehe das von außen – viel zu sehr auf die Akutbehandlung und viel zu

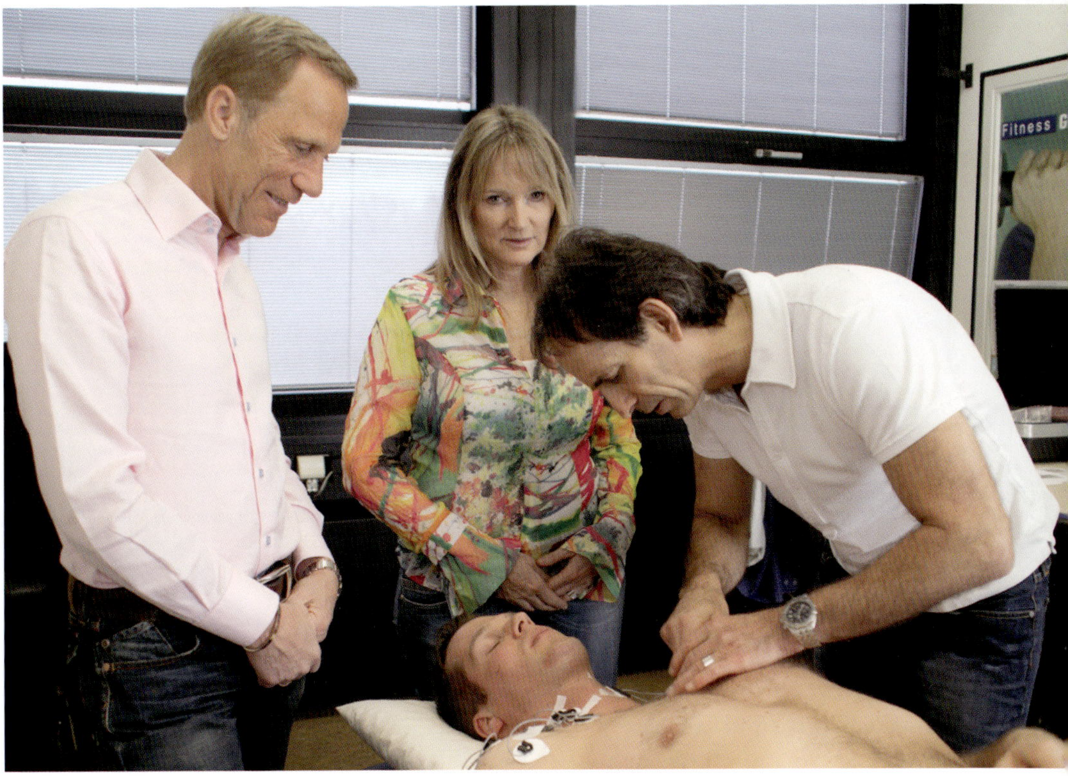


wenig auf die Nachsorge, die Rehabilitation, die Therapie oder gar auf die Prävention. Hier gilt es einiges umzumodeln."

**Was bedeuten Ihre aktuellen Untersuchungsergebnisse für die Schmerztherapie im Allgemeinen?**

**Prof. Froböse:** „Dass die Muskeln und ihre dazugehörigen bindegewebigen Strukturen wie Faszien viel mehr in den Mittelpunkt der Diskussion und der Behandlung rücken müssen. Dass man sich von der alleinigen Betrachtung von Bildern und der folgenden kausalen Zuweisung eines Problems lösen muss; dass man sehr viel kreativer in die Diagnosefindung hineingehen muss und das insgesamt auch viel individueller. Das Stichwort „personalisierte Vorgehensweise" sollte hier viel mehr Raum und Platz finden. Und das geht sicher nicht ohne die Muskeln. Denn Muskeln sind so persönlich wie ein Fingerabdruck. Jeder hat sie höchst individuell und dem sollte man mal auf die Spur gehen."

**Ist für Sie die Liebscher-Bracht-Methode jetzt hinreichend erklärt oder gibt es aus wissenschaftlicher Sicht noch wichtige offene Fragen, die überprüft werden müssten?**

**Prof. Froböse:** „Ich glaube, wir sind bei dieser Methode insgesamt erst in den An-

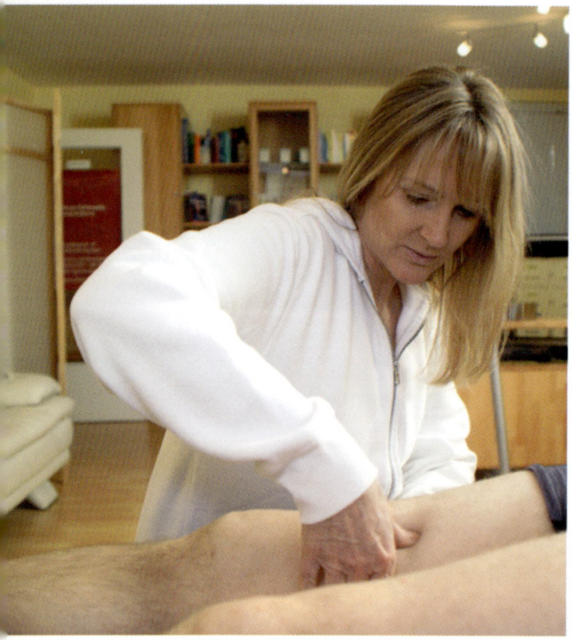

fängen. Wir haben einige Erfahrung – gerade die Akupunktur macht es deutlich –, wie lange eine therapeutische Innovation benötigen kann, um wirklich Anerkennung zu finden. Selbst die hat es immer noch nicht geschafft, obgleich diese Methode doch quasi seit vielen Jahrtausenden sehr erfolgreich ist. Und das gilt für alle grundsätzlich neuen Methoden. Alle stehen vor der Frage, welchen Nachweis kann ich erbringen, welcher Effekt steckt da drin und vor allen Dingen: Welche Konsequenzen leiten sich daraus ab? Und ich glaube, da gibt es eine ganze Reihe offener Fragen, die jetzt noch zu klären sind. Beispielsweise: Wenn ich einen Muskel behandle, was passiert eigentlich mit den umliegenden, wie reagieren die darauf? Muskeln sind Teamplayer, und gerade das Zusammenspiel von Muskeln verstehen wir überhaupt noch nicht. Wir sind hier in einem Entwicklungsprozess, meine ich, der die Muskulatur und ihre Strukturen in den nächsten 10 Jahren in den Mittelpunkt der Forschungsaktivitäten stellen wird – und das verdient."

**Zur SchmerzpunktPressur von Liebscher & Bracht gehören ja auch die so genannten EngpassDehnungen, die die guten Ergebnisse der Behandlung festigen sollen. Diese EngpassDehnungen sind eine Vorstufe der Bewegungslehre – LNB MOTION –, die Roland Liebscher-Bracht parallel zur Schmerztherapie entwickelt hat. Ist das – unter dem Präventionsgedanken – auch eine wichtige, zukunftsweisende Sache für Sie als Sportwissenschaftler?**

**Prof. Froböse:** „Also Prävention ist meines Erachtens das Allerwichtigste, was wir dem Gesundheitswesen andienen sollten, was wir jedem Patienten andienen sollten. Denn: Vorbeugung ist immer noch kostengünstiger als alles andere, als Behandlung. Und wenn wir die Menschen, durch was auch immer, zu einem selbstständigen Handeln bringen würden – und das kann zum Beispiel auch selbstständiges Mobilisieren, selbstständiges Dehnen, selbstständiges Aktivwerden sein – dann, glaube ich, haben wir es geschafft. Schaffen wir es dann nicht, sind wir mit unserem Behandlungskonzept in einem System, in dem wir immer nur korrigieren, wo wir immer nur reagieren, aber nicht agieren. Und Prävention ist für mich die einzige Maßnahme und Methode insgesamt, dem Gesundheitswesen einen neuen Kurs zu geben. Den sehe ich aber leider in der derzeitigen politischen Situation eben nicht auf uns zukommen."

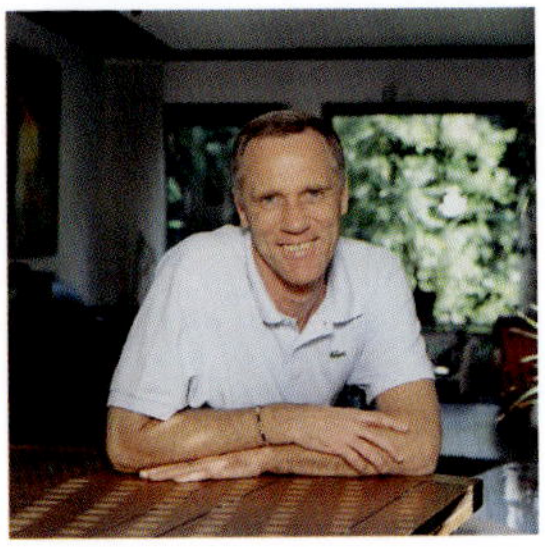

**Wenn Sie einen Blick in die Zukunft wagen: Was könnte sich durch die Liebscher & Bracht Schmerzbehandlung in 10, 15 Jahren im Gesundheitsbereich verändert haben?**

**Prof. Froböse:** „Also ich glaube, und ich möchte das mal zusammenfassen, dass wir im Bereich der therapeutischen Forschung noch viel aufzuholen haben. Ich gehe davon aus, dass diese Therapie bei der Behandlung der myofaszialen Schmerzsyndrome eine ganz wichtige ist. Dass dieses myofasziale Schmerzsyndrom viel mehr in den Blickpunkt der Forschung geraten muss und geraten wird. Die Aufgabe für diesen Zeitraum wäre, eine Umorientierung in den Gedankengängen zu schaffen. Zu sehen, dass da Forschung notwendig ist und diese auch zu neuen Ergebnissen führt, die dann auch in die Therapie münden sollten. So, dass wir Ergebnisse vor uns haben, die gerade im Sinne des Wohles unserer Patienten bei vielen Schmerzformen und Indikationen eine schnellere, kurzfristige und möglicherweise effizientere Behandlung möglich machen werden.“

Das Interview führte
Christiane Reissenberger

1

# Faszienforschung auf dem Vormarsch

Interview mit dem Ulmer Faszienforscher Dr. Robert Schleip.

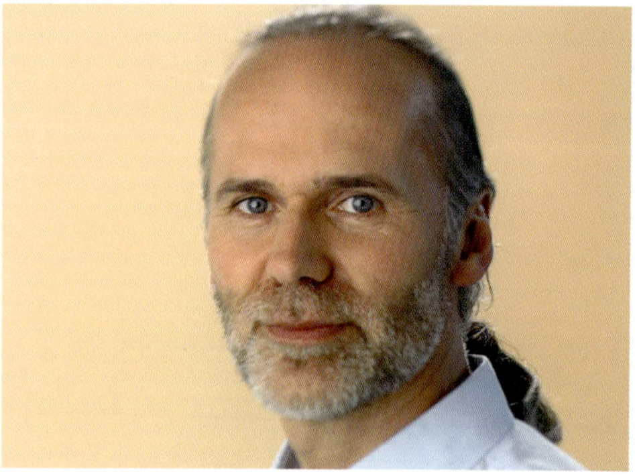

Dr. Schleip ist Humanbiologe und Psychologe. An der Universität Ulm leitet er das „Fascia Research Projekt". Am ersten Faszienkongress 2008 an der Harvard Medicine School war er führend beteiligt. Seit 30 Jahren wendet er die Rolfing-Methode an und bildet aus. Er entdeckte, dass Faszien von kontraktilen Zellen, so genannten Myofibroblasten, besiedelt sind, die den Faszien die Fähigkeit verleihen, sich unabhängig von der Muskulatur isometrisch zu kontrahieren und zu versteifen. Eine Entdeckung, die durch die Funktionsweise eine Brücke schlägt zur Schmerztherapie nach Liebscher & Bracht. Die Journalistin Christiane Reissenberger sprach mit Ihm darüber.

**Nachdem in den vergangenen Jahrzehnten das Bindegewebe und die Faszien in der Medizin über ihre Funktion als Halte- und Verpackungsmaterial im Körper nicht hinaus kamen, sind die Faszien fast schlagartig ins Zentrum des diagnostischen und therapeutischen Interesses gerückt. Auch zum Beispiel bei der Behandlung von Rückenschmerzen. Warum?**

**Dr. Schleip:** In den letzten Jahrzehnten hatte die Medizin immer die Bandscheiben im Fokus. Vermehrt stellte man aber fest, dass auch Patienten ohne Rückenschmerzen Bandscheibenvorwölbungen und -vorfälle haben. Auf der anderen Seite findet man bei vielen Rückenschmerzleidenden keinerlei strukturelle Schädigung. Wir vermuten, dass sich im muskulären Bindegewebe Antworten auf die bisher ungelösten Fragen der Entstehung der Rückenschmerzen finden.

**Sie haben Dr. Petra Bracht und Roland Liebscher-Bracht getroffen und sich über Faszien und deren Bedeutung für die Entstehung von Schmerzen ausgetauscht. Sie untersuchen in Ihrer wissenschaftlichen Arbeit genau die Strukturen, die in der Schmerztherapie nach Liebscher & Bracht im Mittelpunkt der manuellen Methode der SchmerzpunktPressur stehen. Wie schätzen Sie diese Vorgehensweise ein?**

**Dr. Schleip:** Ich hatte vorher schon von dieser neuen Schmerztherapie gehört. Bei dem Treffen mit den beiden konnte ich mich selbst von der Wirksamkeit dieser Behandlungsmethode überzeugen. Das war erstaunlich, denn wenn man die Wirkung am eigenen Körper spürt, kann man die Vorgänge im Körper besser nachvollziehen. Herr Liebscher-Bracht konnte mir in kurzer Zeit meinen schmerzenden Unterarm so entspannen, dass die Berührungsempfindlichkeit drastisch reduziert war.
Ich bin allerdings der Auffassung, dass die-

se hohe Wirksamkeit nicht, oder zumindest nicht ausschließlich, über den Golgi-Sehnen-Apparat zu erklären ist. Mein eigenes Empfinden dabei lässt mich vermuten, dass andere der insgesamt vier faszialen Mechanorezeptoren eine wesentlich größere Rolle spielen. Obwohl es natürlich für das Funktionieren der Therapie so gut wie keine Rolle spielt, ist es für die wissenschaftlichen Untersuchungen der physiologischen Abläufe bei der Schmerzreduzierung ausgesprochen wichtig zu wissen.

**Das klingt, als ob es noch vieles zu erforschen gilt.**

**Dr. Schleip:** Das kann man wohl sagen. Bei allem, was wir schon erforscht haben, stehen wir erst am Anfang. Es ist davon auszugehen, dass das Bindegewebe und die faszialen Strukturen eine sehr viel höhere Bedeutung für unsere Gesundheit haben, als bisher angenommen wird und vor allem, als es bisher in die angewandte Medizin eingeflossen ist. Es ist eine Bereicherung für uns als Forscher, wenn Ärzte mit ihren praktischen Erfahrungen unsere Forschungen bestätigen. Bei der vorliegenden Schmerztherapie war auch interessant, dass wir Informationen bekommen haben, die im völligen Widerspruch zur offiziellen Lehrmeinung stehen. Einfach dadurch, dass bei der wissenschaftlichen Untersuchung durch Professor Froböse bei Muskelspannungsmessungen mittels der Elektromyographie als Nebenprodukt bestimmte Messdaten auftauchten.

Sie sehen also: Die wissenschaftliche Forschung profitiert von praktischen Anwendungen ebenso wie umgekehrt. Dazu kommt natürlich noch meine Erfahrung mit der Rolfing-Methode, durch die mir manuelle Verfahren wie die SchmerzpunktPressur sehr nahe sind. Auch die wissenschaftliche Beschäftigung mit der von Herrn Liebscher-Bracht parallel zur Schmerztherapie konzipierten Bewegungslehre dürfte interessant werden. Ebenso die Gesundheitslehre, die Frau Bracht entwickelt hat, denn sie beinhaltet Möglichkeiten, den Zustand des Bindegewebes, in dem sich Stoffwechselabfallprodukte ansammeln, zu verbessern. Der Gesundheitszustand des Bindegewebes ist grundlegend für seine Funktion.
Sie sehen, es gibt viele Zusammenhänge und Einflüsse zu erforschen, und ich freue mich sehr auf den Austausch mit Liebscher & Bracht.

Das Interview führte
Christiane Reissenberger

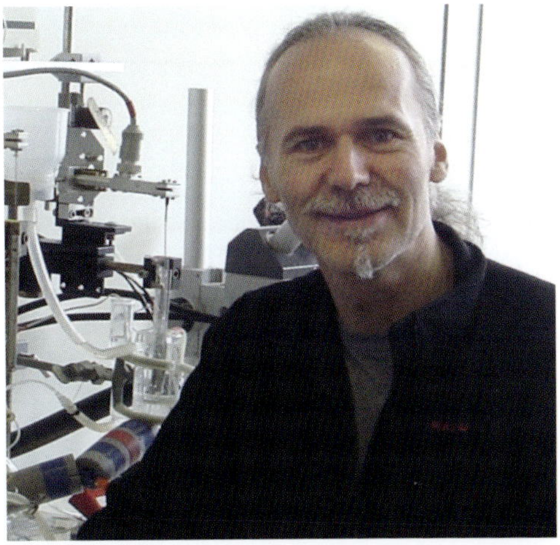

1

# Eindrucksvolle Demonstration der Schmerztherapie im Klinikum

**Primarius Univ. Prof. Dr. Günter Huemer, Leiter des Instituts 1 für Anästhesiologie und Intensivmedizin am Klinikum Wels-Grieskirchen**

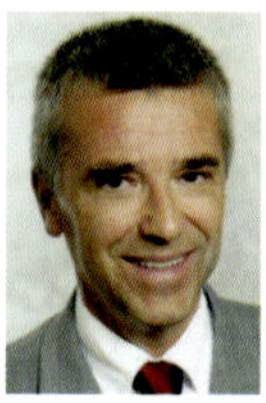

In unserem Klinikum wird die Behandlung von Patienten mit akuten und chronischen Schmerzen auf Basis eines multimodalen, interdisziplinären Therapiekonzepts unter Einbindung relevanter Fachdisziplinen wie Neurologie, Psychologie, Radiologie, Neurochirurgie, Physikalische Therapie etc. von Schmerztherapeuten des Instituts für Anästhesiologie und Intensivmedizin durchgeführt. Animiert durch Berichte über die Behandlungsmethode nach Liebscher & Bracht aus den Medien und schließlich auch infolge wachsender persönlicher Neugierde, entschloss ich mich, als Anästhesist, Intensivmediziner und praktizierender Schmerztherapeut, der sein Handwerk auf Basis der orthodoxen Schulmedizin ausübt, und mit einer guten Portion Skepsis im Rucksack, an einem 4-tägigen Ausbildungskurs teilzunehmen, um diese Methode näher kennen zu lernen.

Die Hypothese, einerseits Regulatoren (Sehnenspindeln) des Muskeltonus durch Druck zu stimulieren (SchmerzpunktPressur), um einen unmittelbaren Effekt der muskulären Entspannung und Schmerzreduktion bzw. Schmerzfreiheit zu erreichen, andererseits diese Effekte durch definierte EngpassDehnungen nachhaltig aufrecht zu erhalten, hörte sich spannend an. Für den schulmedizinisch orientierten Arzt, der in seinem Handeln grundsätzlich eine Absicherung des Wirkprinzips fordert, gibt es vorerst eine Menge an Zweifel; wenngleich die von Liebscher & Bracht beschriebene Methode einerseits durch die relative Einfachheit der Durchführung und auch durch die Berichte ihrer Wirksamkeit besticht.
Dieser Kurs wurde als äußerst intensiv und fordernd empfunden, da alle Kursteilnehmer neben der ausführlichen Präsentation der Methode, dem Erlernen der Schmerzpressurpunkte unter Supervision, auch mehrmals täglich, unter Anleitung von „MOTION Trainern“ an sich selbst die EngpassDehnungen ausgiebig trainierten.

In Summe brachten diese 4 Tage für mich als praktizierenden Schmerztherapeuten eine ganze Menge an neuen, positiven Erlebnissen und Erfahrungen; zum einen nahm ich an mir selbst eine Verbesserung meines Körpergefühls wahr; offensichtlich infolge der täglichen EngpassDehnungen. Weiters wurden die Effekte der Schmerzreduktion an vielen Kursteilnehmern, die selbst an chronischen Schmerzen litten und im Rahmen der Gruppenarbeit therapiert wurden, eindrucksvoll demonstriert.

In den folgenden Monaten wandte ich die SchmerzpunktPressur auch in meiner Ordination an und war erstaunt, dass es bei nahezu allen Patienten zu einer deutlichen Verbesserung ihrer Schmerzen gekommen ist. Auch bei bereits chronifizierten Schmerzbildern wie Migräne, Rückenschmerzen, Schmerzbildern an den Gelenken wie Schulter, Hüfte, Knie zeigten ein promptes Ansprechen auf die Behandlungsform.

Die SchmerzpunktPressur in Kombination mit den definierten EngpassDehnungen hat ein gewaltiges Potenzial, welches die Behandlung chronischer Schmerzpatienten grundlegend verändern könnte. Für die Zukunft dieser Methode wird es entscheidend sein, die zugrundeliegenden Mechanismen der SchmerzpunktPressur auch in einem wissenschaftlichen Setting zu ergründen und im Rahmen klinischer Untersuchungen deren Wirkung nachvollziehbar zu machen und abzusichern.

Unabhängig von der Behandlungsmethode (einer Reihe von Behandlungsmethoden fehlt ein klarer, im wissenschaftlichen Sinn nachgewiesener Effekt) geht es letztendlich darum, schmerzgeplagten Patienten zu einer Linderung ihrer Beschwerden zu verhelfen. Dabei sollte das Prinzip „Wer heilt, hat Recht" im Vordergrund stehen.
Ich bin überzeugt, dass die Methode nach Liebscher & Bracht sich in der Schmerztherapie etablieren, durchsetzen und einen festen Platz einnehmen wird, und wünsche den „Entdeckern" dieses erfolgreichen Behandlungsprinzips Kraft und Entschlossenheit, diesen Weg weiterzugehen, damit dieses effektive Therapiekonzept möglichst allen Schmerzpatienten angeboten werden kann.

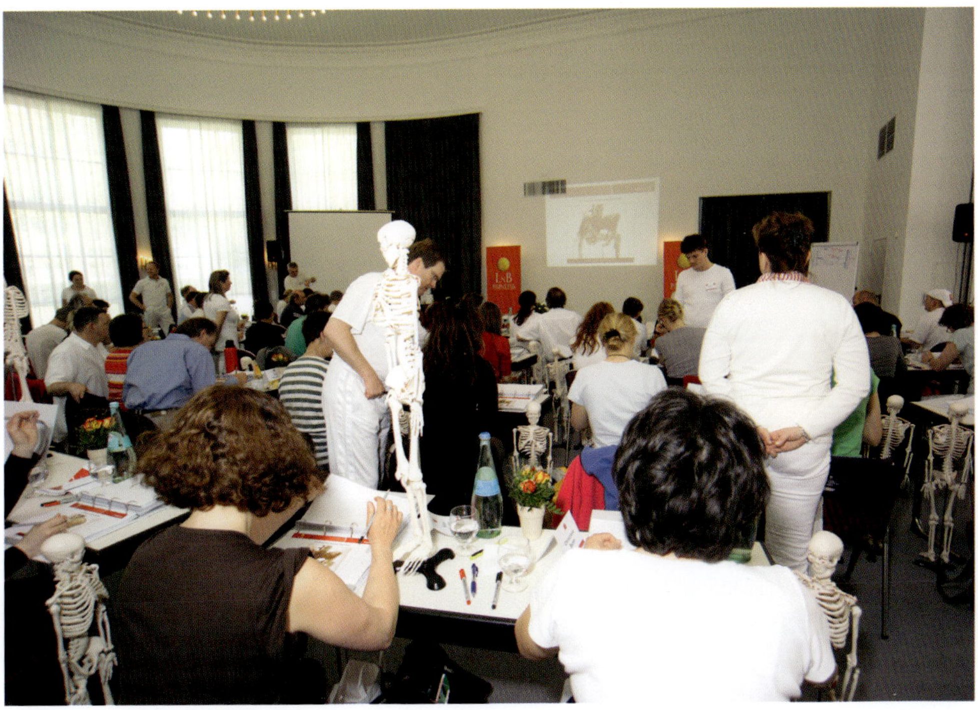

1

# Ohne Zweifel steckt die herkömmliche Schmerztherapie in einer Krise!

Das griechische Wort „krisis“ steht für Not und die Notwendigkeit einer Wende.

Schmerz ist ein nicht messbares Erlebensphänomen. Schmerz ist eine Geißel der Menschheit. Schmerz ist Leid. Doch: Was wäre, wenn der Schmerz eine Sprache des Körpers ist? Was wäre, wenn ein Schmerzprogramm evolutionär im System Mensch eingebaut ist? Und: Was wäre, wenn wir Verhandlungen mit dem Schmerz aufnehmen könnten? Dann wäre der Schmerz Chance und Wendepunkt zugleich!

Als eine der ureigensten Aufgaben des Arztberufes begreife ich die Heilung und Befreiung von Schmerzen. Als Facharzt der Inneren Medizin behandelte ich viele Schmerzpatienten sowohl im stationären Alltag als auch in meiner Tätigkeit als Notarzt und ebenso als verantwortlicher Arzt auf Intensivstationen. Im Rahmen eines Pilotprojektes erarbeitete ich Konzepte für eine auf allen Ebenen ansetzende, naturheilkundlich orientierte Schmerztherapie und etablierte diese auf einer Station mit 20 Betten. Parallel hierzu entwickelte sich durch meine Ausbildungen in vielen Disziplinen der Manuellen Medizin einer meiner heutigen Behandlungsschwerpunkte: die Diagnostik und das Heilen mit den Händen. Indirekt hierfür verantwortlich war unter anderem Roland Liebscher-Bracht, den ich vor ca. 18 Jahren in einem Kampfkunstverband traf. Von ihm lernte ich beiläufig die damalige „Basis-Version“ der SchmerzpunktPressur. Dieses Interesse an heilsamen Manipulationen führte mich später nach China zum Erlernen der Akupunktur und der chinesischen Heilmassage Tui-Na-An-Mo. Meine Reise ging weiter über die Ausbildung zum Chirotherapeuten bis hin zur Vollausbildung in Osteopathischer Medizin mit Diplomabschluss.

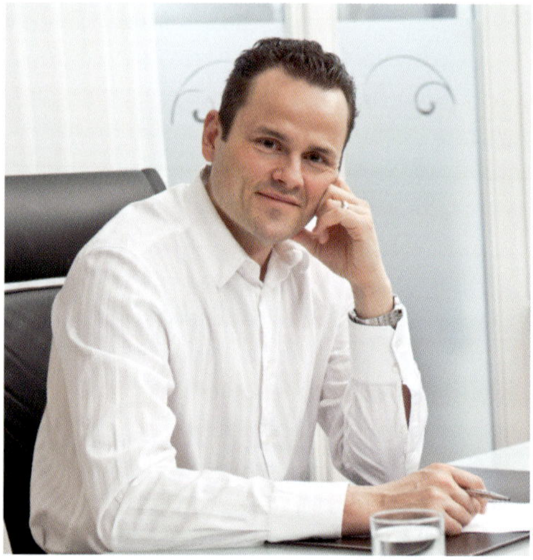

Bei einer Internet-Recherche nach qualitativ hochwertigen Bewegungssystemen (Yoga, QiGong und Pilates in allen Ehren, aber der Patient benötigt schnell spürbare Erfolge, nicht zuletzt für seine Motivation) landete ich Ende 2007 zufällig auf der Seite von Dr. Petra Bracht und Roland Liebscher-Bracht. Ich traute meinen Augen kaum, denn wir hatten über viele Jahre keinen Kontakt: Da hatten die beiden mittlerweile doch tatsächlich ein in sich geschlossenes Heilsystem entwickelt. Ich absolvierte zeitnah die Ausbildungen in den drei sich ergänzenden Sparten und war wirklich glücklich über diesen Wissenserwerb sowie die neuen Anregungen. Was beim Erstkontakt mit Roland vor vielen Jahren ein verblüffend gut funktionierender Prototyp war, ist mittlerweile zum ausgereiften Präzisionsinstrument geworden.

Geradezu revolutionär sind die ursächliche Herleitung und die Systematik der Therapie vor dem Hintergrund unserer evolutionären Entwicklung. Die Didaktik und Systematik der Ausbildung bereitet einen spielend leichten Zugang zu Diagnose und Therapie aller myofasziellen Schmerzsyndrome, den allermeisten ungeklärten Schmerzerkrankungen und der Beseitigung von Schmerzsyndromen, die meist einer falschen Diagnose zugeordnet werden. Meist wird der Name einer strukturell sichtbaren Veränderung, z.B. im radiologischen Bildbefund, aus Verlegenheit, Zeitgründen oder Unkenntnis zur ursächlichen Schmerz-Diagnose erklärt, ohne dass eine Kausalität auch nur annähernd bewiesen wäre. Dies ist in der heute verbreiteten Schmerztherapie zur Normalität geworden und wird leider trotz aller bekannten Unzulänglichkeiten nicht mehr hinterfragt.

Selbst ausgebildete Osteopathen, welche in der Öffentlichkeit und im eigenen Selbstverständnis zumeist als Referenz in der Manuellen Medizin angesehen werden, sind erstaunt über die Effizienz der Behandlung nach Liebscher & Bracht. Eine überragende Leistung ist sicherlich die Verzahnung der Therapieelemente: Die „SchmerzpunktPressur“ befreit den Schmerz aus seinem festgefahrenen Zustand, die „EngpassDehnungen“ schmel-

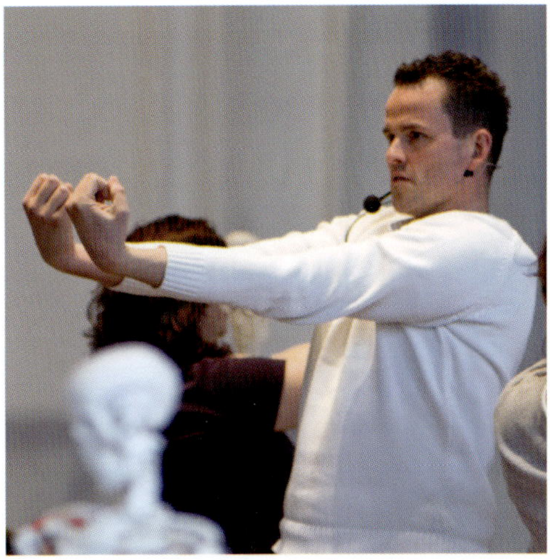

zen ihn weiterhin ab und beugen gleichzeitig seiner Neuentstehung vor. Die vom Schmerz geheilten Patienten, die an weiterer Verbesserung der Funktionen ihres Bewegungsapparates und darüber hinaus ihrer gesamten Gesundheit interessiert sind, finden in der dazugehörigen Bewegungslehre ein höchst wirkungsvolles Instrument. Neben der natürlichen „Wohlgespanntheit“ und der genetisch festgelegten Beweglichkeit mehrt sich die Lebensenergie spürbar. Die erheblichen Defizite des „Zivilisationsmenschen“ werden bewusst, der Weg zu körperlich-geistig-seelischer Gesundheit wird gebahnt. Nicht zuletzt erhält man so Zugang zu den Ressourcen für ein erfolgreiches Altern.

Es wird Zeit ...

Alexander Lay, D.O.M.,
Facharzt für Innere Medizin,
Osteopathischer Arzt

# Neue Erkenntnisse über den Schmerz

2

Was ist so neu, so anders an eurer Therapie, werden wir oft gefragt. Die meisten meinen, dass heutzutage alles, was zu erforschen ist, schon erforscht wurde, und können sich gar nicht vorstellen, dass es noch neue Erkenntnisse geben soll.

- Erkenntnisse, die dazu geeignet sind, große Teile der herrschenden Lehre in Frage zu stellen, in unserem Fall wichtige Teile der heute verbreiteten Schmerztherapie.
- Erkenntnisse, die dazu geeignet sind, die Fragen, die von der herrschenden Lehre nur unbefriedigend beantwortet werden, logisch und nachvollziehbar zu beantworten.
- Erkenntnisse, die dazu geeignet sind, statt der unendlichen Vielzahl von Theorien über die Schmerzentstehung eine einheitliche Schmerztheorie zu formulieren.
- Erkenntnisse, die den Schmerz nicht als negatives Leiden entlarven, sondern als einen positiven Hinweis unseres Körpers, besser mit uns umzugehen und Schädigungen zu vermeiden.
- Erkenntnisse, die in einer Schmerztherapie münden, deren schnelle und hohe Wirksamkeit so unvorstellbar ist, dass man es eigentlich nur glauben kann, wenn man es selbst erlebt hat.
- Erkenntnisse, die beweisen, dass Schmerzen völlig unabhängig von Schädigungen entstehen können und dass Schmerzen trotz vorliegender Schädigungen reduziert oder abgeschaltet werden können – und das auf völlig natürliche Art und Weise, ohne Medikamente oder Operationen.
- Erkenntnisse, die beweisen, dass in über 90 Prozent der Fälle, in denen Menschen an Schmerzen leiden, diese Schmerzen eine rein muskuläre Ursache haben.

## Daraus entstand das neue Verständnis vom Schmerz, das Neue Schmerzverständnis.

2

# VERSTÄNDNIS

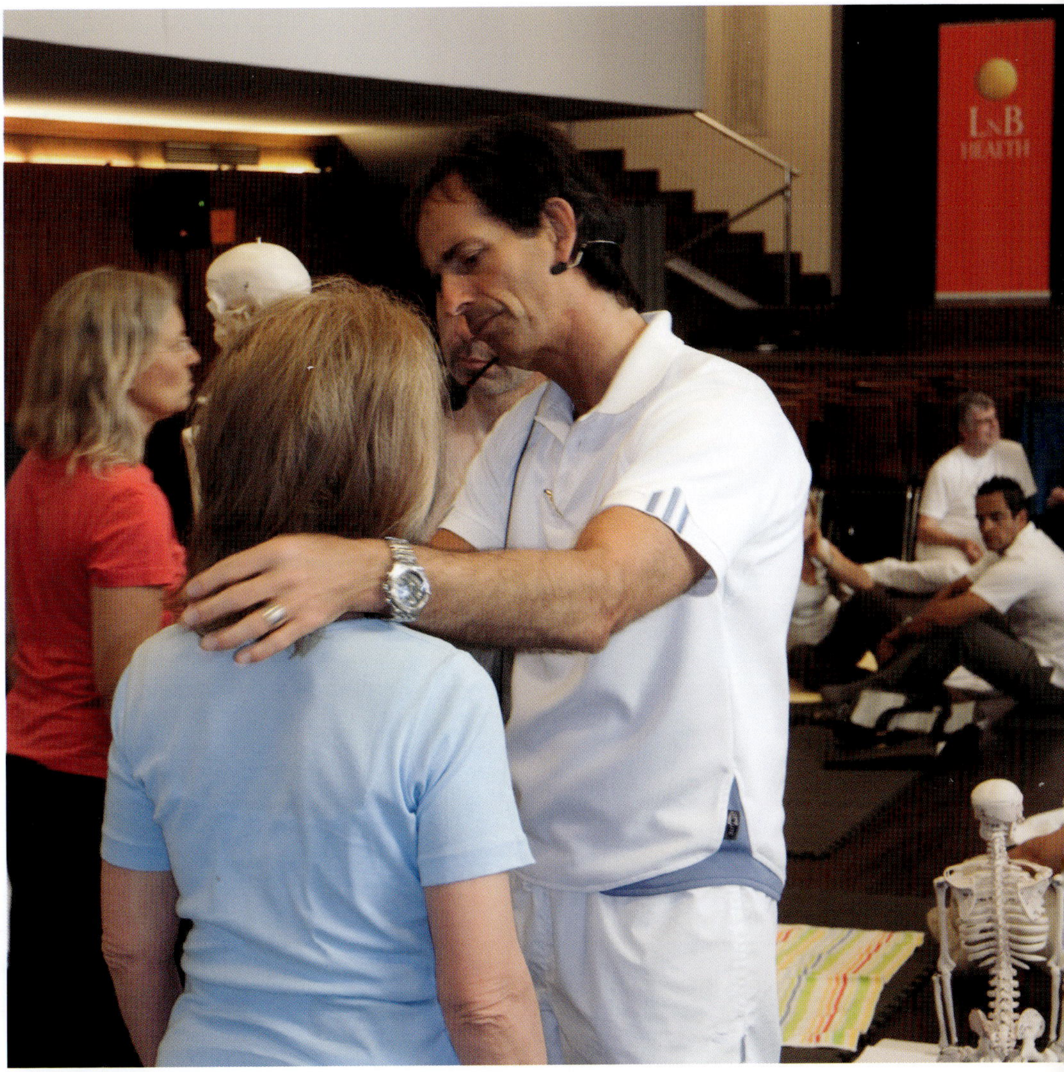

# Das neue Verständnis vom Schmerz

2

## Das alte Schmerzverständnis

Das alte Verständnis vom Schmerz besagt, dass Schmerz vor allem dann entsteht, wenn Schädigungen eintreten oder eingetreten sind.

- Bei Rückenschmerzen vermutet man eine Schädigung der Bandscheibe
- Bei Kopfschmerz und Migräne vermutet man über 200 mögliche Ursachen
- Bei Schulterschmerzen vermutet man Kalkablagerungen oder überstrapazierte Sehnen
- Bei Hüftgelenkschmerzen vermutet man Arthrose im Hüftgelenk
- Bei Knieschmerzen vermutet man einen eingerissenen Meniskus, Arthrose oder Bänderverletzungen
- Bei der Ischialgie, der Interkostalneuralgie oder der Trigeminusneuralgie vermutet man einen entzündeten oder gereizten Nerv
- Beim Schmerz des Karpaltunnelsyndroms vermutet man überreizte Sehnen, die keinen Platz mehr in ihrer Bindegewebsscheide haben, als Schmerzauslöser
- Beim Fersensporn vermutet man den Knochensporn als Schmerzauslöser

Wenn man bisher die vermuteten Schäden oder Veränderungen findet, dann sieht man sich in seiner Theorie bestätigt.

Wenn man heutzutage aber keine Schädigungen findet, dann nennt man die Ursachen psychisch, schreibt sie einem noch genau zu erforschenden Schmerzgedächtnis zu oder nennt sie, vor allem bei gehäuftem Auftreten, Fibromyalgie.

Beseitigt man die Schädigungen, die man gefunden hat, durch Arzneimittel oder Operationen oder durch Gelenkersatz und ist der Schmerz abgestellt, fühlt man sich bestätigt.

Beseitigt man die Schädigungen, die man gefunden hat, und der Schmerz bleibt dennoch bestehen oder taucht bald wie vorher oder gar verstärkt wieder auf, dann sind die Ursachen wieder psychischer Art, werden einem Schmerzgedächtnis zugeschrieben oder weiterhin Fibromyalgie genannt, die nicht heilbar sein soll.

Der Ablauf der verbreitet angewendeten, herkömmlichen Schmerztherapie besteht meist aus Abwarten, Ruhigstellen und Schonen, Schmerzmittel geben, bildgebende Verfahren einsetzen, neurologisch untersuchen, operieren.

Beim alten Verständnis vom Schmerz leidet der Betroffene schuldlos, er ist eben krank geworden, er muss daher seinen Schmerz ertragen.

Beim alten Verständnis vom Schmerz ist der Betroffene hilflos, er selbst kann nichts ändern, er muss zum Therapeuten, der für ihn etwas ändern soll.

Beim alten Verständnis vom Schmerz nimmt man hin, dass die Bewegungsstrukturen des Körpers mit zunehmendem Alter immer schmerzhafter werden und Verschleiß unvermeidlich ist.

## Das Neue Schmerzverständnis

Das neue, unser Verständnis vom Schmerz besagt, dass Schmerz vor allem dann entsteht, wenn der Körper uns vor drohenden Schädigungen warnen und schützen will.

- Rückenschmerzen schützen die Wirbelsäule und die Bandscheiben
- Kopfschmerz und Migräne schützen die Halswirbelsäule oder sind Reaktionen überlasteter Muskeln
- Schulterschmerzen schützen den Gelenkknorpel und die Strukturen der Schulter
- Hüftgelenkschmerzen schützen vor Arthrose im Hüftgelenk
- Knieschmerzen schützen vor Arthrose, Meniskusschäden und Überlastungen
- Ischialgie, Trigeminusneuralgie und Interkostalneuralgie sind meist ein Missverständnis: Nicht der Nerv „brennt“, sondern ein Muskel
- Die Schmerzen des Karpaltunnelsyndroms sind muskulär bedingt
- Die Schmerzen des Fersensporns sind muskulär bedingt

Mit dem Neuen Schmerzverständnis versteht man die Sprache des Körpers, den Alarmschmerz, und gibt dem Körper die muskulären Veränderungen, die er benötigt, um nicht mehr warnen zu müssen.

Mit dem Neuen Schmerzverständnis weiß man, um was es sich bei Schädigungen handelt: um Symptome, die entstanden sind, weil der Betroffene nicht früh genug auf die Sprache des Körpers – den Alarmschmerz – gehört hat.

Mit dem Neuen Schmerzverständnis benötigt man kein Schmerzgedächtnis, Fibromyalgie oder psychische Auslöser als Verlegenheitsdiagnose.

Mit dem Neuen Schmerzverständnis ist es meist nicht nötig, Schädigungen, die man gefunden hat, zu beseitigen, denn sie haben mit dem Schmerz nichts zu tun, da man ihn muskulär beseitigen kann.

Mit dem Neuen Schmerzverständnis wird bewusst, dass der Betroffene seine Schmerzen selbst herbeigeführt hat, ohne es zu wissen.

Mit dem Neuen Schmerzverständnis versteht der Betroffene, warum sein Körper Schmerzen erzeugt.

Mit dem Neuen Schmerzverständnis ist der Betroffene handlungsfähig, er bekommt erklärt und weiß, was er tun muss, um seine Schmerzen nie wieder zu bekommen.

Mit dem Neuen Schmerzverständnis weiß man, dass jeder selbst dafür sorgen kann, auch mit zunehmendem Alter frei von Schmerzen und Gelenkverschleiß zu bleiben und seine volle Beweglichkeit zu erhalten.

2

# Die Schmerztherapie nach dem Neuen Schmerzverständnis in Anwendung

## Aus der Sicht des Schmerzleidenden

Sie haben seit einigen Tagen Schmerzen. Sie schlagen sich seit längerem mit Schmerzen herum, waren aber bisher noch nicht beim Arzt, weil der Schmerz manchmal besser zu sein scheint. Leider wird es dann auch immer wieder schlimmer. Sie haben seit einigen Monaten Schmerzen, nehmen inzwischen auch Schmerzmittel, man hat aber bisher „noch nichts gefunden". Sie haben seit längerem Schmerzen, bei der Aufnahme beim Radiologen kam heraus, dass Sie einen Bandscheibenvorfall, Kalkablagerungen oder eine deutlich sichtbare Arthrose haben, weswegen man Ihnen, falls keine Besserung eintritt, zu einer Operation rät.

Sie haben seit Jahren Schmerzen, sind von „Pontius zu Pilatus" gelaufen, haben die unterschiedlichsten Diagnosen gestellt bekommen, die unterschiedlichsten Therapien ausprobiert, haben sich vom Neurologen durchchecken lassen, der Ihnen auch keine Erklärung liefern konnte. Heute trauen Sie sich nicht mehr zum Arzt, weil Sie spüren, dass er keine neuen Ideen mehr hat. Vielleicht haben Sie auch schon daran gedacht, einmal zum Gesprächstherapeuten zu gehen, und sind verzweifelt, weil Ihr ganzes Leben beeinträchtigt ist.

Sie leiden seit vielen Jahren an Schmerzen, haben eine Operation hinter sich oder ein künstliches Gelenk eingebaut bekommen, vielleicht waren die Schmerzen zunächst besser und wurden dann wieder so schlimm wie vorher, oder sie waren direkt nach der Operation genauso schlimm wie immer. Nun sollen Sie Geduld haben, „Das geht nicht von heute auf morgen". Sie lei-

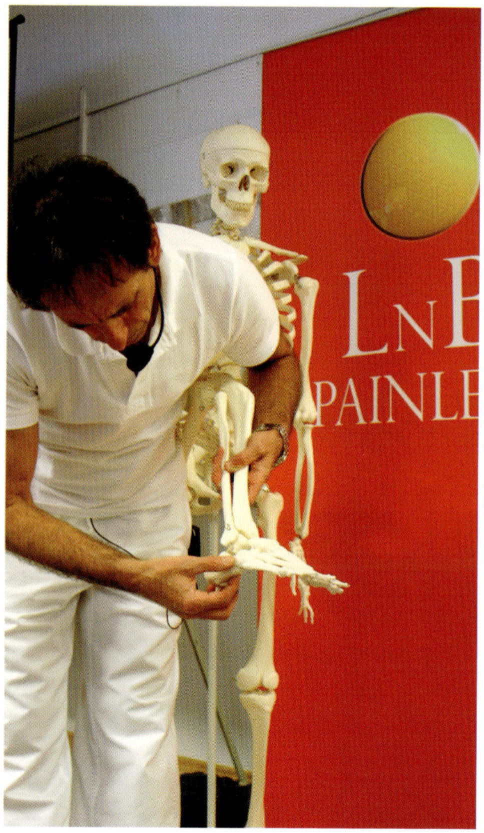

den schon so lange, haben alles probiert, die Schmerzmittel helfen kaum noch, Sie leiden zusätzlich unter den Nebenwirkungen, Ihre Familie leidet mit, Ihr Lebenspartner hat Verständnis, aber Sie spüren, auch er weiß nicht mehr weiter. Sie fragen sich, was das alles noch soll.

## Hoffnung durch die neue Schmerztherapie

Gleichgültig, in welcher dieser Beschreibungen Sie sich wiederfinden: Jetzt kommt das ins Spiel, worum es sich in diesem Buch dreht und worauf Sie hoffen können: Sie gehen zu einem von uns ausgebildeten Therapeuten, weil Ihnen jemand von einer neuen Therapie erzählt hat, die schon einigen in ausweglosen Fällen geholfen haben soll. Sie glauben eigentlich nicht daran, denn Sie haben doch schon alles versucht. Aber ein letztes Mal wollen Sie es noch wissen – vielleicht gibt es ja doch jemanden, der Ihnen helfen kann. Also packen Sie Ihren Aktenordner voll Diagnosen, Bildern und Operationsberichten zusammen und gehen zum ausgemachten Termin. Zu Beginn möchten Sie loslegen und alle Ihre Diagnosen erzählen, was Sie schon alles gemacht haben, welcher Professor welche Theorie entwickelte. Der Therapeut hört sich das an, möchte aber eigentlich nur wissen, wo es Ihnen weh tut, in welchen Körperpositionen oder durch welche Umstände der Schmerz ausgelöst wird und wodurch er stärker wird. Dann bittet er Sie, in sich hineinzufühlen und, den akut vorhandenen Schmerz mit einer Prozentzahl von 100 Prozent gleichzusetzen und sich diesen Schmerz zu merken. Sie legen sich auf die Liege. Nun drückt der Therapeut auf verschiedene Punkte Ihres Körpers,

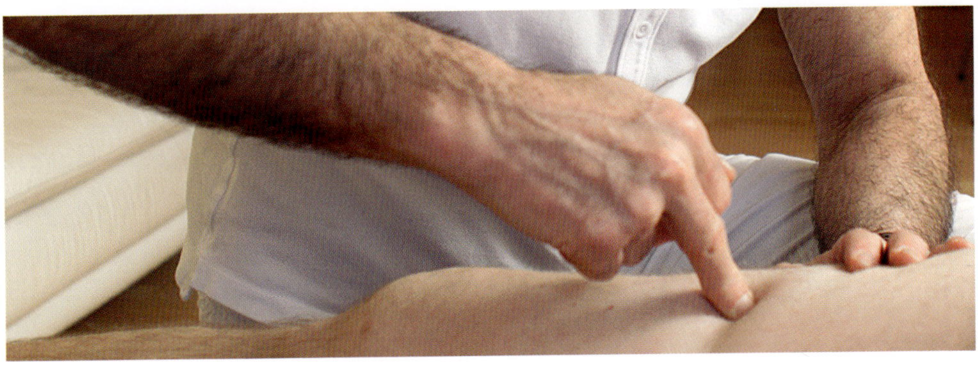

die zu Ihrem Erstaunen oft gar nichts mit Ihrem Schmerz, an dem Sie leiden, zu tun haben, die aber schmerzhaft sind. Er nennt das SchmerzpunktPressur. Er bittet Sie darum, ihm sofort zu sagen, wenn sein Druck auf Ihren Körper zu unangenehm wird. Sie sollen ihm auf einer Empfindungsskala von eins bis zehn sagen, wie deutlich Sie seinen Druck wahrnehmen. Eins heißt, Sie spüren ihn nur ganz leicht. Zehn heißt, es tut so weh, dass Sie es nicht aushalten möchten. Immer wenn Sie ihm acht oder neun angeben, merken Sie, dass er den Druck nicht weiter verstärkt. Sie merken dabei einen deutlichen Druckschmerz, der aber irgendwie angenehm, also positiv ist. Sie können der Bitte des Therapeuten, sich zu entspannen und möglichst tief zu atmen, dabei gut Folge leisten.

Nach einiger Zeit bittet er Sie, aufzustehen und in sich hineinzufühlen. Sie bemerken in Ihrer Bewegung schon, dass sich alles irgendwie anders anfühlt, Sie können es aber noch nicht so richtig einschätzen. Er fragt Sie nun, wie sich Ihr ursprünglicher Schmerz, wegen dem Sie zu ihm kamen, anfühlt. Ob er sich irgendwie verändert hätte,

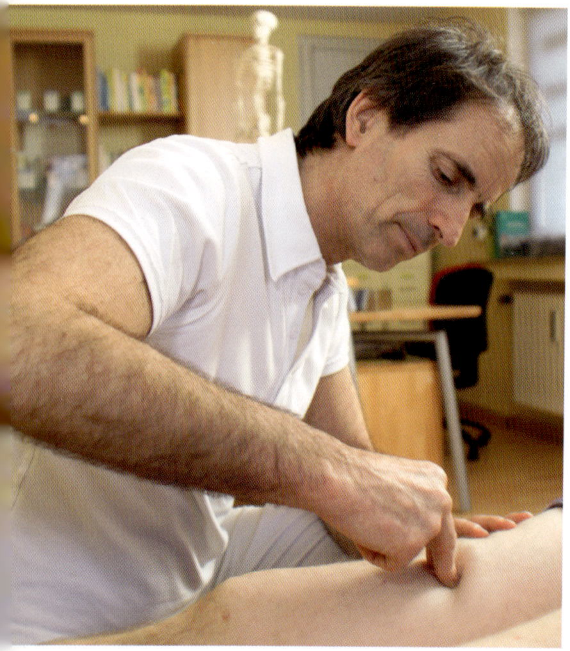

um wieviel Prozent er weniger geworden sei. Er möchte auch, dass Sie zwischen den Stellen, die er gedrückt hat und die Sie vielleicht noch spüren, und Ihrem Schmerz, den er therapieren möchte, unterscheiden. Er lässt Sie einige Bewegungen machen, damit Sie besser wahrnehmen können, wie sich Ihr Schmerz verändert hat. Wenn Sie zu den über 90 Prozent der Patienten gehören, die auf diese Therapie positiv reagieren, dann stellen Sie verblüfft fest, dass der Schmerz, unter dem Sie seit kurzem oder auch schon seit 20 Jahren litten, viel weniger geworden ist. Dass Sie vielleicht noch einen Rest von 30 Prozent (gemessen an den 100 Prozent vor der Behandlung) oder auch gar nichts Schmerzhaftes mehr spüren.

Sie können es nicht fassen, da Sie doch schon so viele Therapien versucht haben, da Sie doch wirklich alle diese Schädigungen (Arthrose, Bandscheibenvorfall, Verkalkung, Entzündung, Nervenreizung) tatsächlich haben. Der Therapeut erklärt Ihnen, dass das meist Missverständnisse sind und dass Sie diese Schädigungen zwar haben können, diese aber in den allermeisten Fällen nichts mit dem Schmerz zu tun haben. Er erklärt Ihnen die Theorie und dass Ihr Körper Sie unter Zuhilfenahme des Schmerzes warnen möchte, damit keine Ihrer Strukturen neu oder noch mehr geschädigt werden. Es ist die einzige Sprache Ihres Körpers, auf die Sie hören können: die Schmerzsprache. Die Sie aber nicht verstanden haben und dass Sie deswegen leiden mussten.

Sie können all das gar nicht glauben. Aber Sie spüren ganz deutlich, dass der Schmerz tatsächlich viel besser geworden ist. Jetzt, einige Minuten später, ist er – falls er nicht vorher schon auf null Prozent war – noch einmal heruntergegangen. Die Therapie wirkt offensichtlich noch nach.

Der Therapeut erklärt Ihnen nun, dass er falsch ablaufende Muskelprogramme gelöscht hat, weswegen der Körper nun keinen Schmerz mehr schalten muss. Nun aber müssten Sie ihm als Therapeuten und sich, Ihrem Körper, helfen, diese falsch ablaufenden Muskelprogramme nicht mehr entstehen zu lassen. Er zeigt Ihnen eine Übung, die Sie gut nachvollziehen und ausführen können, und gibt diese als Hausaufgabe. Sie bekommen ein Übungsblatt mit Fotos und ausführlichem Text, damit Sie den Ablauf der Übung – er nennt sie „EngpassDehnung" – zu Hause gut nachvollziehen können. Er bereitet Sie auch darauf vor, dass es in Ausnahmefällen passieren kann, dass es zu einer sogenannten Erstverschlimmerung kommt, wie man es öfter aus der Naturheilkunde kennt. Muskeln seien wie Menschen, erklärt er. Wenn sie an etwas gewöhnt sind und sich im Überforderungsstress befinden, dann reagieren sie auf Ungewohntes mit Protest und lehnen sich zunächst dagegen auf. Irgendwann aber reagieren sie sich auch wieder ab. Falls das passieren würde, sollten Sie sich in eine wohltuend warme Badewanne legen, damit würden Sie den Muskeln helfen, sich zu beruhigen.

Da Sie noch nicht so richtig glauben können, was eben passiert ist, macht er Sie auf eine wichtige Tatsache aufmerksam. Auch wenn es Ihnen schwer fällt zu glauben, dass das alles wahr ist und dass Sie trotz Ihrer Schädigungen so stark im Schmerz reduziert sind, sagt er: „Bitte machen Sie sich klar: Wenn Ihr Schmerz jetzt auf nur noch 20 Prozent ist und wir das nur dadurch erreicht haben, dass wir kranke Anspannungsprogramme Ihrer Muskeln gelöscht haben, dann ist das der Beweis dafür, dass Ihre Schmerzen zu mindestens 80 Prozent von Muskeln verursacht werden. Das bitte dürfen Sie nicht vergessen. Sie spüren es

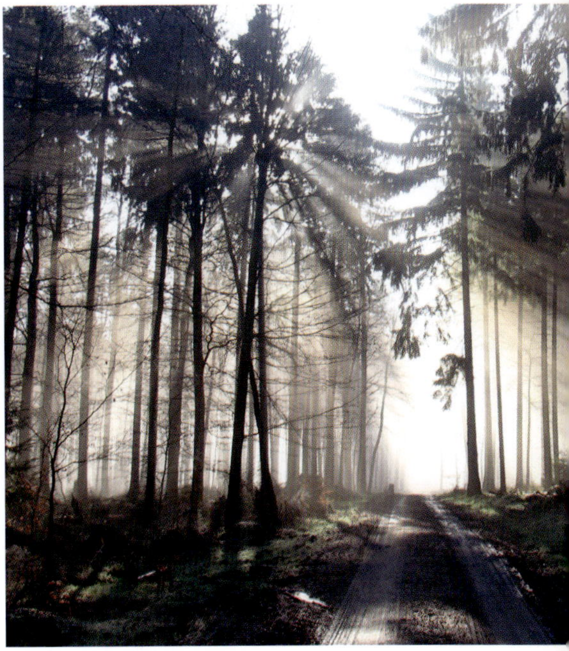

selbst, glauben Sie sich selbst und dem, was Sie spüren."

In leichten Fällen gehen Sie noch ein weiteres Mal zu ihm. In schweren Fällen vielleicht noch drei oder vier Male. Mehr als zehn Behandlungen waren noch nie nötig, auch nicht in den Fällen, in denen Menschen 30 Jahre an chronischen Schmerzen litten. In jeder Behandlung wiederholt sich die SchmerzpunktPressur und Sie bekommen ein speziell auf Ihre Verfassung und Ihren Schmerzzustand zugeschnittenes EngpassDehnungs-Programm. Diese Übungen, die Sie nicht mehr als 15 Minuten am Tag kosten, festigen Ihre erreichte

Schmerzfreiheit immer mehr, damit sie langfristig erhalten bleiben kann.

Möchten Sie keine Übungen machen? Haben Sie keine Zeit dazu? Dann können Sie in diesen Phasen alle paar Wochen zu Ihrem Therapeuten gehen und sich mit der SchmerzpunktPressur behandeln lassen. Das ist auf jeden Fall viel besser, als permanent oder immer wieder Schmerzmittel mit all ihren Nebenwirkungen einzunehmen. Vielleicht freunden Sie sich aber immer mehr damit an, die Sache doch in die eigene Hand zu nehmen und mehr und mehr dazu überzugehen, die „verordneten" Übungen regelmäßig in eigener Regie zu machen. Sie wundern sich bald darüber, wie „süchtig" Sie danach werden, das Wohlgefühl hinterher zu genießen.

## Die neue Schmerztherapie aus Sicht des Therapeuten

Die andere Seite: Sie haben die Intensivausbildung in der Schmerztherapie nach Liebscher & Bracht hinter sich gebracht. Sie können es noch nicht so richtig nachvollziehen, was in diesen vier Tagen passiert ist. Sie waren dabei, haben es mit eigenen Augen gesehen oder vielleicht sogar an sich selbst fühlen dürfen. Auch wenn Sie vor der Ausbildung noch skeptisch waren, jetzt haben Sie es selbst gesehen. Vielleicht können Sie noch nicht so richtig glauben, dass das alles wahr ist – je nachdem, wie intensiv Sie sich schon vorher mit wirksamen Manualtherapien beschäftigt haben. Es ist vielleicht noch zu nah, um die erlebten Erfahrungen ganz an sich heranzulassen.

Sie haben sich die Aufforderung der Ausbilder zu Herzen genommen, sich für die Tage nach der Ausbildung sofort diejenigen Schmerzpatienten einzubestellen, die als austherapiert gelten, seit vielen Jahren an chronischen Schmerzen leiden und bei denen Sie mit Ihren bisherigen Methoden an Ihre Grenzen gestoßen sind. Diese Patienten kommen nun erneut zu Ihnen. Sie therapieren Sie mit der SchmerzpunktPressur und erleben Schmerzreduzierungen, die Sie nie für möglich gehalten hätten. Vor allem erleben Sie immer wieder, wie Schmerzen, die eigentlich durch Schädigungen erklärt werden, massiv reduziert werden können. Auch wenn diese Schädi-

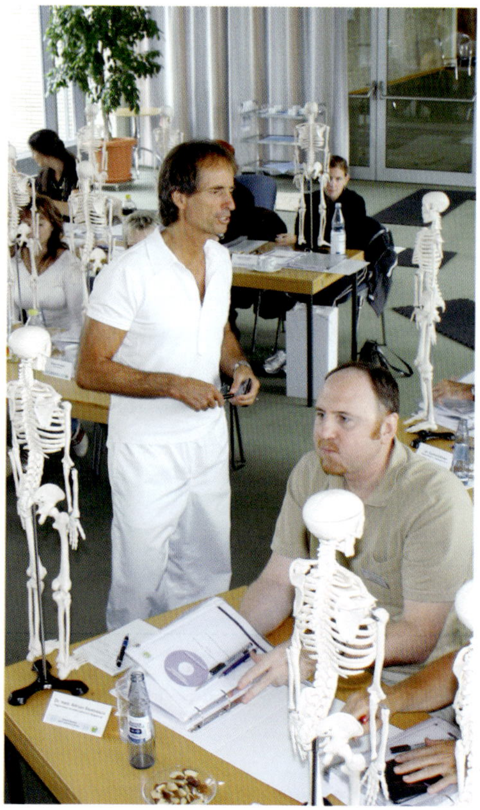

gungen zweifelsfrei vorliegen, Sie selbst sie gesehen haben.

Mit jedem Schmerzpatienten, dem Sie helfen können, steigt Ihre Sicherheit, dass es funktioniert. Etwas Erstaunliches passiert: Sie beginnen, sich auf Schmerzpatienten zu freuen! Sie freuen sich, weil das Arbeiten plötzlich Spaß macht. Sie freuen sich darüber, dass Sie den Menschen auf so einfache Art so sehr helfen können. Und Sie beginnen damit, Ihren Schmerzpatienten die EngpassDehnungen nicht nur zu zeigen, sondern Sie machen sie zwecks besserer Erklärung gleich selbst vor, mit Ihrem Patienten zusammen, denn Sie bemerken, wie gut das Ihrem eigenen Körper tut. Sie freuen sich, wenn Sie morgens im Terminkalender einen Kniepatienten, gefolgt von einem Rückenschmerzpatienten und dann einen Schulterpatienten entdecken. Denn abgesehen davon, dass Sie schon vorher wissen, dass Sie diesen Patienten mit sehr hoher Wahrscheinlichkeit helfen können, haben Sie auch wieder Gelegenheit, sich beim Zeigen der EngpassDehnungen gesund zu bewegen.

## Für jene, die vorbeugen und keine Schmerzen bekommen möchten

Sie haben verstanden, worum es beim Neuen Schmerzverständnis geht. Dass über 90 Prozent der heute verbreiteten Schmerzzustände Alarmschmerzen sind, die der Körper schaltet, um Strukturen unseres Bewegungssystems zu schützen. Und dass diese Alarmschmerzen letztendlich muskuläre Ursachen haben, denn die muskulären Fehlspannungen bedrohen die Bewegungsstrukturen mit Schädigung und Verschleiß.

Sie möchten also Ihren muskulären Zustand so erhalten oder so auf Vordermann bringen, dass Sie möglichst nie Schmerzen bekommen. Damit Sie bis ans Ende Ihres Lebens von Gelenkverschleiß und Bandscheibenschäden verschont bleiben. Damit Sie volle Beweglichkeit haben, alle Sportarten, die Sie lieben, uneingeschränkt betreiben können. Damit Sie über eine maximale Energie verfügen, denn von der Ihnen zur Verfügung stehenden Energie gehen dann keine Anteile durch die „innere muskuläre“ Reibung verloren. Damit Sie letztendlich die positiven Gesundheitsreize für alle miteinander vernetzten Funktionsebenen Ihres Körpers und Geistes setzen, auf die wir genetisch angewiesen sind.

Sie machen deswegen regelmäßig Sport, das heißt Sie bewegen sich auf eine bestimmte Art und Weise. Sie trainieren ein- oder zweimal wöchentlich LNB MOTION, die Bewegungslehre nach Liebscher & Bracht. Diese Bewegungslehre enthält neben den EngpassDehnungen, die Schmerzpatienten als Hausaufgabe bekommen, um ihr Bewegungssystem dauerhaft auf „gesund“ zu programmieren, ein vollständiges Übungssystem, um Ihren ganzen Körper immer fitter und funktionsfähiger zu machen. Sie können es mit einem vollständigen Yoga-System oder anderen hochwertigen Bewegungssystemen vergleichen. LNB MOTION geht aber weit über die bekannten Bewegungslehren hinaus, denn es hat eine besondere Eigenschaft:

Die Bewegungsdehnungen, Ansteuerungsübungen und Beweglichkeitskräftigungen orientieren sich durchgängig am roten Faden der genetisch erforderlichen Bewegungsprinzipien. Dieser rote Faden konnte nur zum Konstrukteur dieser Bewegungslehre werden, weil diese Prinzipien aus der Theorie des Neuen Schmerzverständnisses abgeleitet werden konnten.

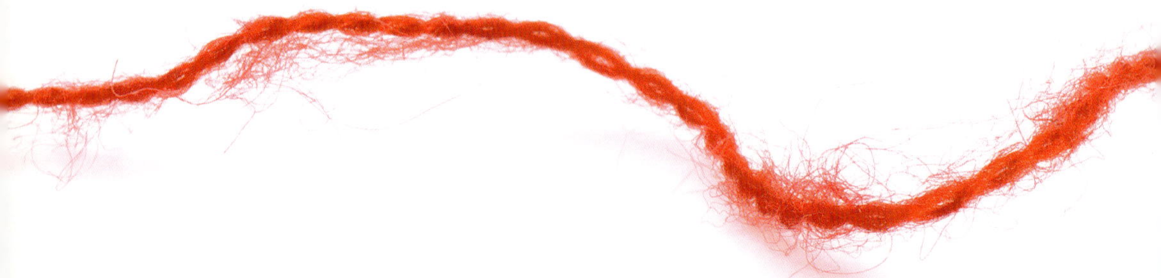

2

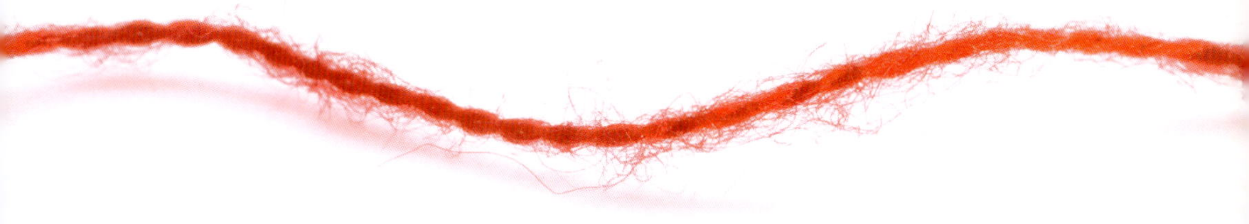

# Der akzeptierte Schmerz

3

Sie sind keine Ausnahme, eher die Regel: Mehr als zwei Drittel der Bevölkerung leiden an ihnen – leichter und vorübergehend bis chronisch und schwerst quälend.

Da es den meisten so geht – je älter, desto mehr – werden Schmerzen als unausweichliche Begleiterscheinung hingenommen, wie das Wetter.

Und obwohl all die Betroffenen, die leiden, wissen, dass viele Freunde, Familienangehörige, Nachbarn, Bekannte und Verwandte genauso leiden, ist den wenigsten bekannt, zu welch schockierenden Zahlen sich das in der Gesamtbevölkerung aufsummiert.

**Realisieren Sie diese bedrohliche Entwicklung!**

# SCHMERZEN

3

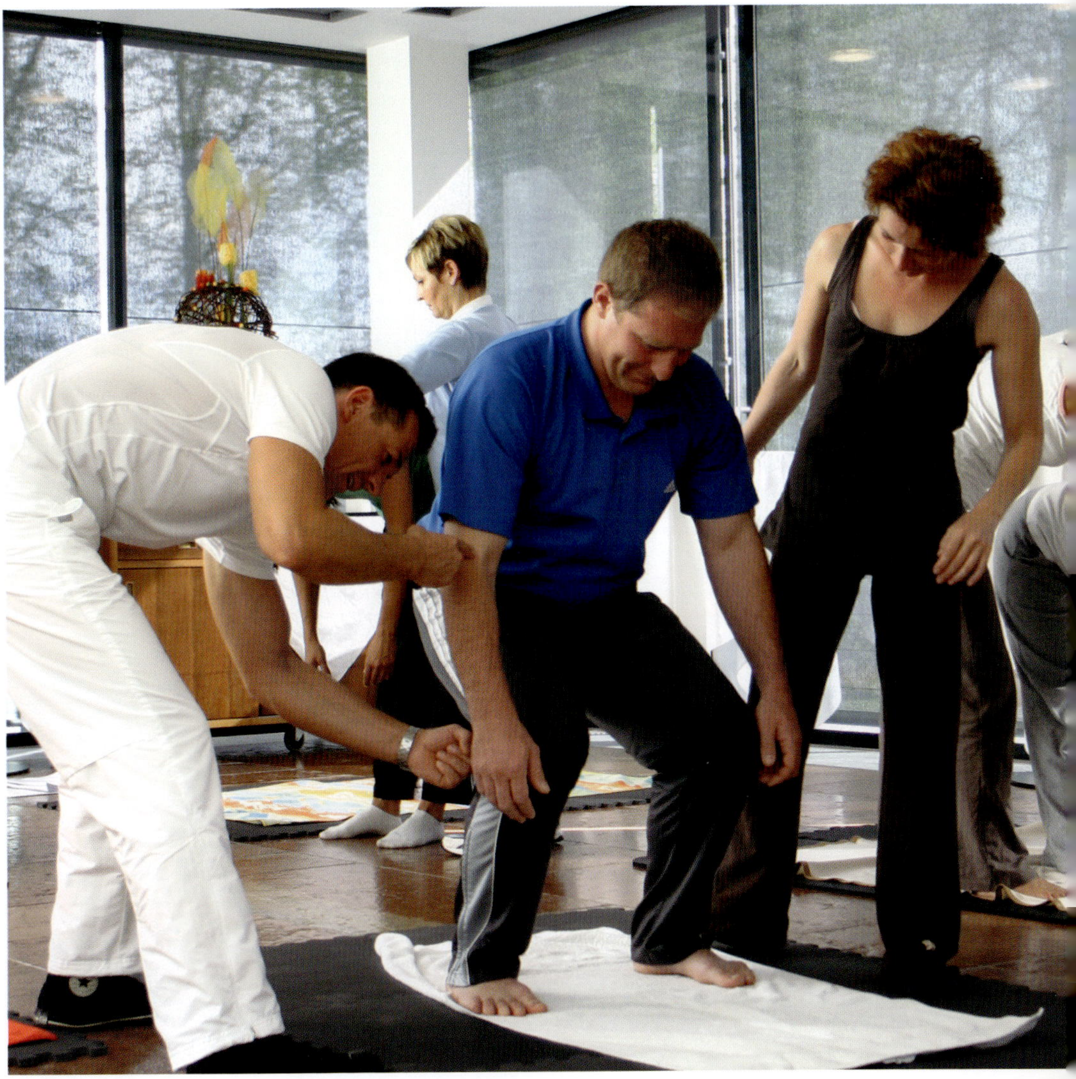

# Erschreckende Fakten zum Thema Schmerz

3

## Das Wichtigste auf einen Blick

- In Europa leiden 75 Millionen Menschen an chronischen Schmerzen.
- Ca. 70 Prozent der Bevölkerung in Deutschland leiden unter Rückenschmerzen.
- Bei ungefähr jedem fünften Deutschen (das entspricht 20 Prozent) sind diese Rückenschmerzen chronisch.
- Es gibt ungefähr 3.000 Selbstmorde jährlich wegen Schmerzen (ohne Dunkelziffer).
- 63 Prozent der Bevölkerung geben an, innerhalb der letzten 4 Wochen starke körperliche Schmerzen gehabt zu haben.
- Wiederkehrende Rückenschmerzen nahmen von 1998 bis 2006 um 30 Prozent zu. Die Zahl derer, die täglich starke Rückenschmerzen haben, hat sich in dieser Zeit verdoppelt.
- 10 Prozent der Erwachsenen haben Migräne, 30 Prozent der Erwachsenen haben monatlich Kopfschmerzen, ungefähr 60 Prozent haben regelmäßig Kopfschmerzen.
- 2 Millionen Deutsche haben öfter als jeden zweiten Tag starke Spannungskopfschmerzen.
- 25 Prozent der Krankheitstage aller Arbeitnehmer sind durch Rückenschmerzen bedingt.
- Arbeitsunfähigkeitstage wegen Schmerzen sind auf Platz 1.
- Arbeitsunfähigkeit und Frührente wegen Schmerzen verursachen Kosten von über 25 Milliarden Euro jährlich.

# FAKTEN

3

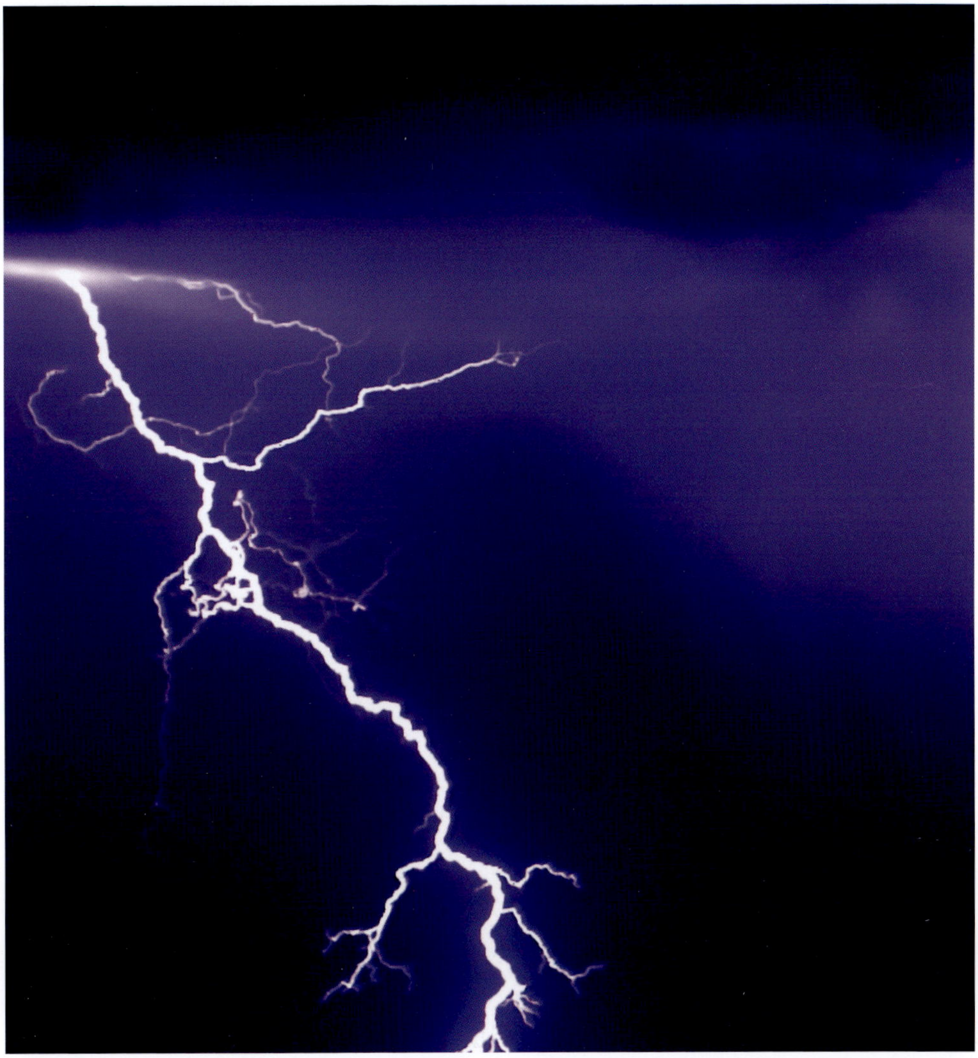

# Die herkömmliche Schmerztherapie hat kapituliert: Das akzeptierte Leiden zeigt ihre ungenügende Wirksamkeit

3

Wir schauen so weit mit hoch entwickelten technischen Hilfsmitteln ins Weltall wie niemals zuvor. Wir entdecken mit hochauflösenden Elektronenmikroskopen kleinste Teilchen, die schon jenseits der Materie anzusiedeln sind. Wir bauen technische Großgeräte wie Tunnelbohrer, Tagebaukohleförderer und Flugzeugträger. Wir fliegen zum Mond und noch viel weiter. Wir „ersetzen" unersetzbare Bestandteile des Körpers durch technische Bauteile. Viele Seiten könnten wir jetzt noch Revue passieren lassen, die beschreiben, zu welchen Wunderleistungen es menschlicher Geist und Erfindungsgabe gebracht haben. Gibt es irgendetwas, was wir noch nicht wissen?

Überraschenderweise ja. Obwohl wir auch über den menschlichen Körper so viel wissen und täglich neue seiner fast unendlich vielen Funktionen nachvollziehen können, so gibt es einiges am Menschsein, das uns völlig unbekannt ist. Über das wir zwar Theorien haben, unbewiesene Annahmen, die wir einfach akzeptiert haben und über die wir nur bei bewusstem genauerem Hinsehen und Nachfragen stolpern.

Im großen Bereich der Medizin und der Therapie gibt es solch eine Annahme. Sie ist zwar nicht ausformuliert, führt aber in der heute angewendeten, herkömmlichen Schmerztherapie zu den uns allen wohl vertrauten Vorgehensweisen. Diese sind schnell beschrieben: Schmerzmittel, Röntgen und andere Bildgebende Verfahren, Operation und all das flankiert – aber nicht richtig integriert – von der Physiotherapie. Die Annahme, an der sich diese Vorgehensweise ausrichtet, besagt, dass Schmerzen entstehen, wenn eine Struktur verletzt oder geschädigt ist oder Krankheiten vorliegen. Schauen wir uns an, welche Auswirkungen diese Annahmen auf die Realität haben. Denn die Realität zeigt, wie wirkungsvoll diese herkömmliche Schmerztherapie ist. Sie zeigt deren Ergebnisse!

## Die bittere Realität

In Europa leiden 75 Millionen Menschen unter chronischen Schmerzen. 20 Prozent der Erwachsenen über einen Zeitraum von 20 Jahren.

In Deutschland sind es 20 Millionen, die an chronischen oder immer wiederkehrenden Schmerzen leiden. 15 Millionen von ihnen empfinden die Qual dieser Schmerzen sogar täglich. 2 Millionen dieser Fälle werden von ihren Therapeuten als sehr problematisch eingestuft. Bei 8 Millionen Menschen ist das Leben aufgrund von nicht therapierbaren Schmerzen stark eingeschränkt. Von denen, die an chronischen Schmerzen leiden, haben 73 Prozent Bewegungseinschränkungen, 65 Prozent sind so eingeschränkt, dass sie sich zuhause aufhalten müssen. 64 Prozent haben starke Schlafstörungen. 50 Prozent sind sexuell stark eingeschränkt. 20 Prozent haben Depressionen. 30 Prozent der Menschen mit chronischen Schmerzen können kein unabhängiges Leben führen.

Aus all diesen rekrutieren sich vermutlich auch diejenigen, die sich dazu entschließen, diese Qualen nicht mehr aushalten zu wollen. Die keine Lebensqualität mehr haben. Die, obwohl sie alle verfügbaren Behandlungsmethoden ausprobiert haben, keine Hilfe fanden, die mit allen Schmerzmitteln und Drogen wie Opiaten vertraut sind, teilweise abhängig geworden sind und trotzdem keine Erleichterung erleben. In Deutschland begehen deswegen jährlich 3.000(!) Menschen Selbstmord wegen Schmerzen! Diese 3.000, so schockierend diese Zahl schon ist, sind aber nur die Fälle, die sich nachvollziehbar wegen ihrer nicht mehr zu lindernden Schmerzen das Leben nehmen. Wir können nur darüber spekulieren, wie hoch die Dunkelziffer ist, wie viele Fälle es in Wirklichkeit sind.

Rückenschmerzen spielen in diesem Geschehen eine herausragende Rolle. 40 Prozent der Erwachsenen leiden aktuell unter ihnen. 70 Prozent der Erwachsenen klagen einmal im Jahr über sie. 80 Prozent der Deutschen haben mindestens einmal in ihrem Leben Rückenschmerzen. In den letzten 8 Jahren nahmen sie um 30 Prozent zu. Die Prozentzahl derjenigen, die ständig darunter leiden, verdoppelte sich.

**Von 1994 bis 2007 stieg die Zahl der Gelenkerkrankungen um das ungefähr Dreifache.**

Die Schmerzen verteilen sich inklusive Doppelbenennungen wie folgt: 45 Prozent Rücken und Nacken, also Wirbelsäule. Das ist fast die Hälfte! Kopfschmerzen und Migräne 27 Prozent. Knieschmerzen 23 Prozent und Schulterschmerzen 20 Prozent.

10 Prozent der Erwachsenen leiden an Migräne. 30 Prozent haben einmal monatlich Kopfschmerzen und 50 Prozent leiden unregelmäßig darunter. Sehr bedrohlich finde ich, dass inzwischen auch Kinder und Jugendliche, nämlich 50 Prozent der Mädchen und 25 Prozent der Jungen, häufig unter Kopfschmerzen leiden.

60 Prozent der Deutschen über 65 Jahre haben Arthrose im Knie. 25 Prozent der Deutschen über 55 Jahre haben an 25 Tagen im Monat Schmerzen im Knie.

Aus all dem resultierend nehmen die Deutschen pro Kopf und Jahr 50 Schmerztabletten ein. Das ist für jeden, Babys und Jugendliche mitgerechnet, ein Verbrauch von fast einer Tablette pro Woche. Das sind 4,5 Milliarden Tabletten. Daraus resultiert ein Schmerzmittelumsatz in Deutschland von ungefähr 500 Millionen Euro jährlich. 7 der 20 meistverkauften Schmerzmittel sind dazu rezeptfrei!

Jährlich gibt es in Deutschland 630.000 Frühberentungen wegen Rückenschmerzen und Fibromyalgie. Diese verursachen Kosten von 8 Milliarden Euro. Die ambulante und stationäre Behandlung kostet 10 Milliarden Euro pro Jahr. 25 Prozent der Frühberentungen insgesamt kommen durch Muskel-Skelett-Leiden zustande. Die Arbeitsunfähigkeitstage wegen Muskel-Skelett-Leiden sind auf Platz 1. Es gibt 220 Millionen Krankschreibungstage jährlich wegen Schmerzen. Allein wegen Rückenschmerzen sind es 30 Millionen. 25 Milliarden Euro kosten chronische Schmerzen jährlich wegen Arbeitsunfähigkeit und Frühreente.

Diese Zahlen sind Fakten; die Quellen finden Sie am Ende dieses Buches. Wir wussten seit Jahren aus meiner eigenen Erfahrung, dass sehr viele Menschen an Schmerzen leiden und ihnen nicht geholfen wird, dass viele arbeitsunfähig sind oder sich frühberenten lassen. Und natürlich war uns klar, dass all das immense Kosten verursacht. Dass die konkreten Zahlen aber dermaßen erschreckend hoch sind, dass sich so viele Menschen wegen Schmerzen umbringen, dass mittlerweile immer mehr Kinder und Jugendliche betroffen sind und dass die Zunahme an Schmerzen so schnell geht, das wurde uns erst, nachdem die Recherche abgeschlossen war, richtig bewusst.

## Resümee

Halten wir uns noch einmal vor Augen: Trotz all des Fortschritts in der Medizin, der Apparatetechnik, all des Wissens, das wir mehr und mehr ansammeln: Die herkömmliche und herrschende Schmerztherapie – schulmedizinisch oder naturheilkundlich – ist offensichtlich nicht in der Lage, den Schmerzgeplagten wirksam zu helfen. Darüber hinaus ist sie augenscheinlich nicht in der Lage, die permanente Verschlimmerung der Situation aufzuhalten. Besonders bedrohlich zeigt sich das an den Kindern, die zunehmend über Schmerzen klagen. Wo bleibt unsere Vorbildfunktion? Warum können wir zunehmend noch nicht einmal unsere Kinder davor bewahren, auf den gleichen scheinbar unausweichlichen Leidensweg zu geraten, der älteren Erwachsenen droht?

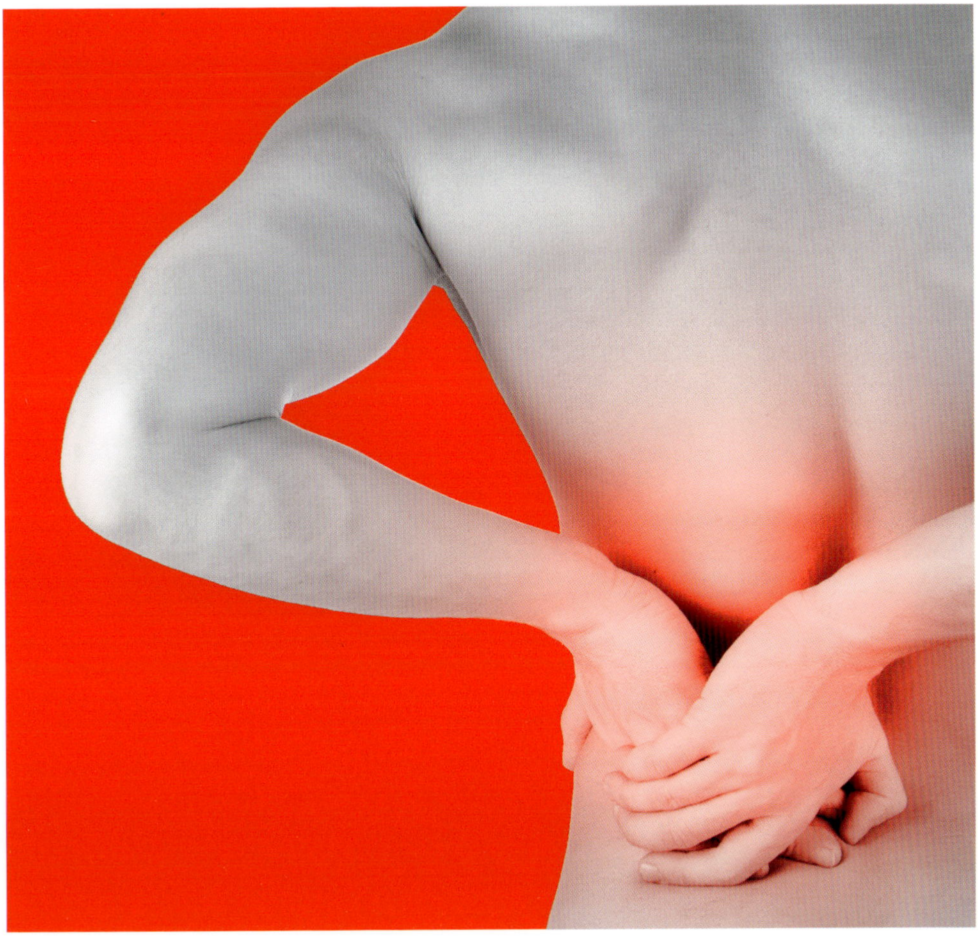

# Fachwissen kann zu Blindheit führen



Wenn man von außen mit dem gesunden Menschenverstand hinschaut, gibt es überraschend viele Widersprüche und Ungereimtheiten in der herkömmlichen Schmerztherapie.

Die meisten Therapeuten bemerken das nicht, denn Menschen neigen dazu, Situationen, die unveränderbar zu sein scheinen, als gegeben hinzunehmen. Je spezialisierter Spezialisten sind, umso betriebsblinder werden sie, das ist bekannt und auf gewisse Art auch logisch.

Man kann es ihnen genauso wenig vorwerfen wie ihren Schmerzpatienten. Ärzte lernen an der Universität, Heilpraktiker in ihren Ausbildungsstätten, Physiotherapeuten, Chiropraktiker und all die anderen Therapeuten in ihren jeweiligen Ausbildungseinrichtungen.

Sie alle lernen von Professoren und Lehrern, die ihrerseits bei ihren Ausbildern gelernt haben. Und Schmerzpatienten lernen von ihren Therapeuten.

Sie alle bewegen sich innerhalb ihres Fachwissens – eine logische Folge der Spezialisierung. Doch was ist, wenn Probleme eines Fachgebietes nicht mit dem herkömmlichen Wissen dieses Fachgebietes zu lösen sind?

Lassen Sie uns genau hinschauen!

# WIDERSPRUCH



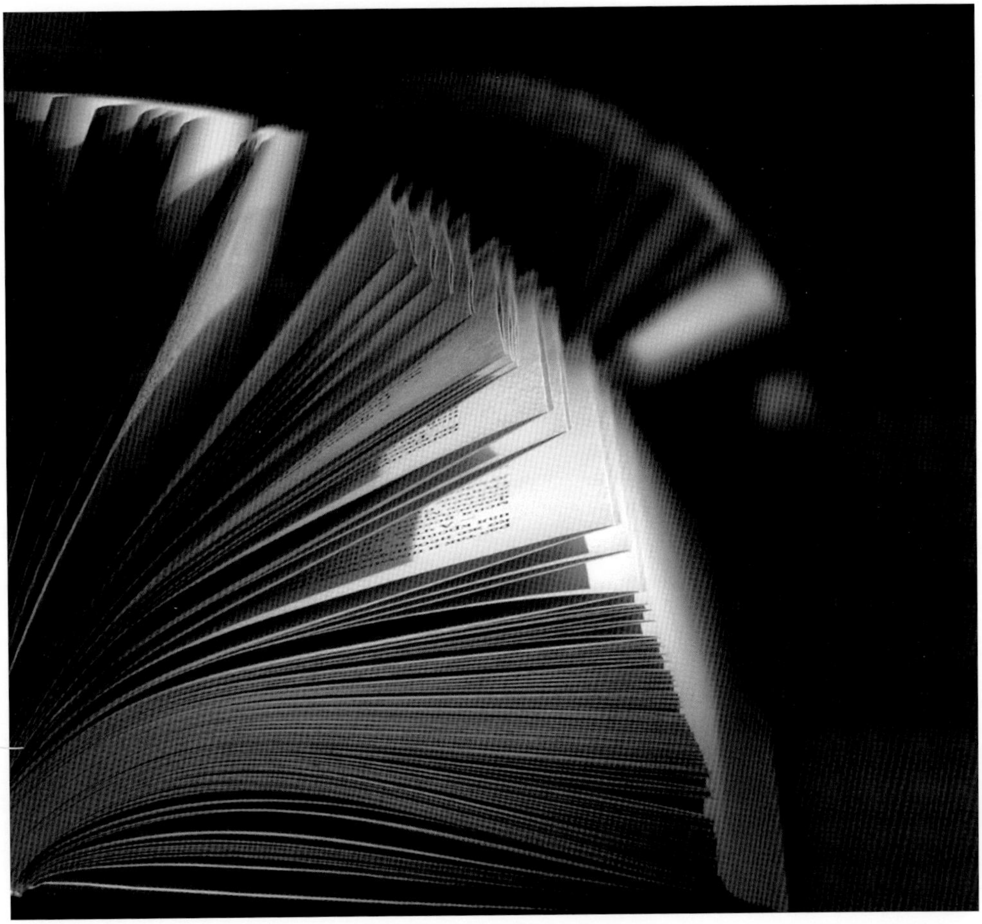

# Diese Fragen und Aussagen zeigen: Da stimmt etwas nicht!

- Wenn Rückenschmerzen durch Schädigungen ausgelöst werden, warum sind dann häufig keine Bandscheibenvorfälle oder andere Schädigungen zu finden?

- „In 90% der Fälle finden wir keine körperlichen Ursachen für Rückenschmerzen“; so Privatdozent Dr. med. Veihelmann, Präsident der deutschen Gesellschaft für Wirbelsäulentherapie.

- Bei weniger als 5 Prozent der Rückenschmerzen sind Nervenreizungen, nur bei 2 Prozent sind Tumore oder Infektionen nachweisbar.

- Warum entdeckt man zufällig bei Routineuntersuchungen Bandscheibenvorfälle und andere Schädigungen der Wirbelsäule, die Patienten sind aber schmerzfrei?

- 1,6 Millionen Fibromyalgiekranke haben eine „erfundene“ Krankheit, die darin besteht, therapieresistente Schmerzen zu haben. Diese Diagnose bringt all die ansonsten nicht nachvollziehbaren Schmerzzustände „unter Dach und Fach“, löst aber nicht das Problem.

- „Das Wichtigste ist, dass der Arzt dem Patienten Klarheit vermittelt: Er leidet an einer Krankheit, die nicht heilbar ist, deren Ursachen unbekannt sind“; so Dr. Wolfgang Brückle, Fibromyalgieexperte.

- Die Theorie des „Schmerzgedächtnisses“ soll erklären, warum Patienten unerklärliche Schmerzen haben. Macht das Sinn, dass die Evolution Schmerzen installiert, die ohne Grund Menschen leiden lassen?

- Inzwischen wird definiert und unterschieden zwischen „guten“ Schmerzen, diese sind erklärbar, und „schlechten“ Schmerzen, diese sind unerklärbar für die herkömmliche Schmerztherapie.

- Die zunehmende „subjektive Schmerzempfindlichkeit“ soll unerklärbare Schmerzen erklären. Übersetzt: Der Patient, der sich vor 10 Jahren körperlich genauso fühlte wie heute, ist aus unerklärbaren Gründen jetzt so empfindlich geworden, dass er über Schmerzen klagt.

- Warum gibt es einerseits immer jüngere Patienten und Bewegungsfaule mit Arthrose?

- Und andererseits 80-Jährige und Leistungssportler, die frei von Gelenkverschleiß sind? Wenn doch Knorpelverschleiß mit der „Kilometerlaufleistung“ des Gelenks in Verbindung gebracht wird?

- Arthrose verursacht Schmerzen, so meinen alle zu wissen. Warum gibt es dann Menschen mit Arthrose, die völlig schmerzfrei sind? Und andere, die weder Arthrose noch andere Schädigungen, aber schlimmste Schmerzen haben?

- Und überhaupt: Wie kann Arthrose schmerzen, wenn es im Knorpel doch bewiesenermaßen keine Schmerzrezeptoren gibt?

- Warum können Gelenke, die durch künstliche ersetzt sind, nach der Operation genauso oder gar schlimmer schmerzen? Künstliche Gelenke enthalten nun wirklich keine Schmerzrezeptoren.

- Wenn Schmerzen schützen, warum wird diese Schutzfunktion dann durch Schmerzmittel unterdrückt? (Zunehmend wird Ärzten die zu geringe Gabe von Opiaten vorgeworfen).

- Wenn Schmerzen durch dauerhaft vorhandene Zustände wie Arthrose, Bandscheibenvorfälle und Verkalkungen ausgelöst werden, wie kann es dann zeitweise sehr wehtun und Tage später für Wochen wieder nicht?

- Wie kann es sein, dass sich bei einer dreijährigen Studie herausstellt, dass die Therapieerfolge bei operierten Kniepatienten exakt so sind wie bei Kniepatienten, denen man eine Operation nur vorgaukelte?

- Es gibt in der herkömmlichen Schmerztherapie, der Schmerztheorie und der Verschleißtheorie jede Menge Widersprüche und Ungereimtheiten. Lange Zeit wurden diese einfach hingenommen oder übergangen. Was nicht sein durfte, das war nicht existent, wurde ausgeblendet. Erst seit ungefähr 10 Jahren findet man mehr und mehr Kommentare von Vertretern der herkömmlichen Schmerztherapie, die sich kritisch mit diesen offensichtlich falschen Einschätzungen auseinandersetzen.

# Widersprüche und Ungereimtheiten in der herkömmlichen Schmerztheorie und -therapie

4

## Die Realität: Bei den meisten Rückenschmerzen sind keine Schädigungen zu finden

Diese öffentliche Aussage von PD Dr. med. Andreas Veihelmann, die noch vor einigen Jahren undenkbare Nestbeschmutzung gewesen wäre, zeigt die Realität der Rückenschmerztherapie. In 90(!) Prozent der Fälle sind keine körperlichen Schädigungen nachweisbar. Auf Deutsch: Es sind keine Anzeichen dafür zu entdecken, dass ein Bandscheibenvorfall auf eine Nervenwurzel drückt! Das aber ist nach der alten, herkömmlichen Meinung die am meisten vermutete Ursache der Rückenschmerzen. Deswegen werden jährlich allein in Deutschland an die 160.000 Bandscheibenoperationen vorgenommen. Wobei bekannt ist, dass 15 bis 30 Prozent der operierten Patienten direkt nach der Operation die gleichen oder schlimmere Schmerzen haben oder die Schmerzen mit zunehmender Zeit wieder auftauchen. Je länger man den Beobachtungszeitraum wählt, desto größer wird die Wahrscheinlichkeit. Dass an der Theorie mit den Bandscheiben etwas hochgradig faul ist, zeigt auch eine Untersuchung, die ergab, dass nur in weniger als 5 Prozent der Fälle Nervenreizungen nachweisbar sind. Tumore und Infektionen, die ebenfalls für Schmerzen verantwortlich sein können, sind nur in 2 Prozent der Fälle nachweisbar.

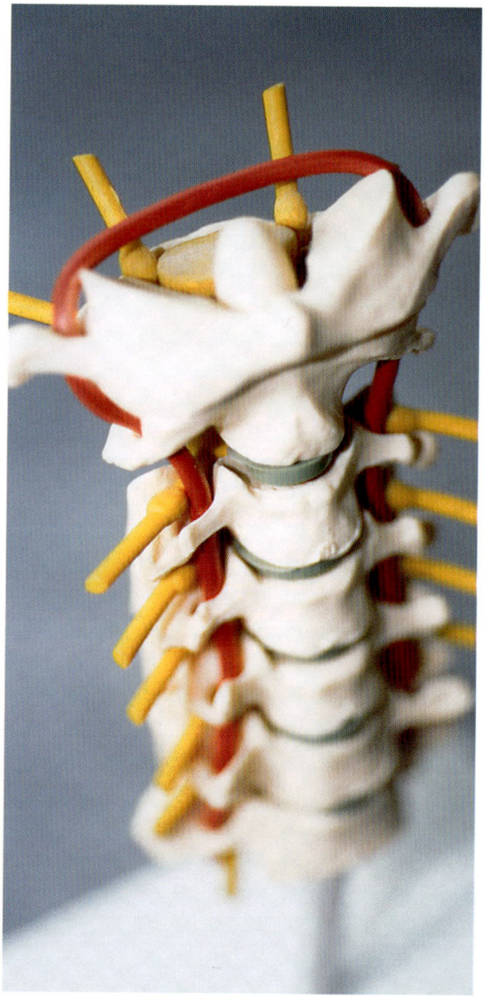

## Gefährlich: Die Überbewertung von Röntgen- und anderen Bildern

Sehr gut erinnere ich mich an einen Artikel im *Focus*, der schon 1995 erschien (Nr. 36, 4. September, Titel Rückenschmerzen, Volkskrankheit Nr. 1). Er berichtete von einem Kongress in Finnland, an dem zweihundert Orthopäden teilnahmen. Der einladende Vorsitzende hatte die Teilnehmer gebeten, Kernspinaufnahmen der eigenen Wirbelsäule mitzubringen. Bei der Auswertung zeigte sich, dass die Wirbelsäulen von Anwesenden deutliche Veränderungen bis hin zu Bandscheibenvorfällen zeigten, die Betroffenen aber keinerlei Schmerzen hatten. Können Sie sich vorstellen, wie nachdenklich die Teilnehmer dieses Kongresses nach Hause fuhren? Was dieser Kongress den anwesenden Ärzten bewusst gemacht hatte, zeigt sich im schmerztherapeutischen Alltag immer wieder: Man entdeckt Bandscheibenschäden oder Vorwölbungen, ohne dass Patienten Rückenschmerzen haben. Die andere Seite der Medaille sind die schon erwähnten Patienten mit Rückenschmerzen, bei denen man verzweifelt nach einer Schädigung sucht, welche die Schmerzen nach der herrschenden Schädigungstheorie erklären könnten, diese aber nicht findet.

## Fibromyalgie, die erfundene Krankheit

Jahrzehntelang hatten Schmerzpatienten, und haben es teilweise noch heute, ein großes Problem. Sie gehen mit ihren Schmerzen zu ihrem Therapeuten. Nachdem Schmerzmittel nicht helfen, beginnt zunächst die Suche nach der körperlichen Ursache. Diese kann oft nicht gefunden werden. Das Blut ist in Ordnung, die Aufnahmen zeigen keine Schädigungen. Was tun? Meist wird als Konsequenz die Dosierung der Schmerzmittel erhöht und zum Neurologen überwiesen. Dieser findet ebenfalls nichts. Der ursprünglich behandelnde Therapeut, meist der Hausarzt, bekommt Erklärungsnot. Aussagen und Fragen wie: „Wir können nichts finden. Ihre Schmerzen dürften eigentlich gar nicht sein. Haben Sie vielleicht Stress oder Beziehungsprobleme?“ und Überweisungen zum Gesprächstherapeuten oder Psychologen bilden dann den Höhepunkt dieser Entwicklung. Der Patient ist hilflos, fühlt sich nicht ernstgenommen, verzweifelt, weil ihm keiner sagen kann, warum er so leiden muss, geschweige denn ihm helfen kann, diese quälenden Schmerzen zu reduzieren. Diese Entwicklung macht nachvollziehbar, warum es jährlich wegen Schmerzen 3.000 Suizide gibt. Denn wenn zur körperlichen Qual noch die psychische Verzweiflung kommt und dann noch unausgesprochen im Raum schwebt, man würde sich das alles nur einbilden, man hätte gar keinen Grund so zu leiden und diese Situation vielleicht sogar jahrelang anhält – wie soll solch ein Mensch noch Sinn in einem Leben sehen, das er sowieso nicht mehr so führen kann wie er möchte? Er ist arbeitsunfähig, schlimmstenfalls wird er noch vom Partner verlassen oder hat niemanden. Da bleibt nur Verzweiflung und Resignation und schließlich der Wunsch, die Qual zu stoppen.

Das ist die Situation, in der eine Krankheit wie Fibromyalgie in Erscheinung tritt. Plötzlich werden all die Schmerzen erklärbar, die vorher nicht erklärbar waren. Die behandelnden Therapeuten können endlich eine Diagnose stellen. Die betroffenen Patienten atmen auf: Man kennt endlich die Ursache ihres Leidens.

Wer hat Fibromyalgie? Ganz einfach. Ab einer bestimmten Anzahl von Schmerzzuständen, die allesamt nicht herkömmlich erklärbar sind – was nichts anderes bedeutet, als dass keine Schädigungen oder andere krankhafte Zustände gefunden werden können – ist klar, dass es sich um Fibromyalgie handelt.

Und so lesen wir weiter: Die Therapeuten sollen dem Patienten Klarheit vermitteln. Diese besteht darin, ihm mitzuteilen, dass er an einer unheilbaren Krankheit leidet, deren Ursachen unbekannt sind! Vorher litten die Patienten an Schmerzen, die unheilbar und deren Ursachen unbekannt sind. Und nun leiden sie an Fibromyalgie, die unheilbar ist und deren Ursachen unbekannt sind.

## Ein typisches Erlebnis zur Fibromyalgie

Ich werde nie vergessen, als Petra und ich im Sommer des Jahres 2002 eingeladen waren, einen Vortrag auf einer Fibromyalgieveranstaltung in Offenbach am Main zu halten. Wir kamen in den Raum, in dem ungefähr 400 Zuhörer saßen und einem Vortrag lauschten. Der Großteil der Anwesenden waren Fibromyalgiekranke. Ein bekannter Professor, dessen Namen ich hier nicht nennen möchte, stellte sein neues Fibromyalgie-Arzneimittel vor. Petra und ich hörten noch zu und sahen uns die Produkte einiger anwesender Aussteller an. Ich entdeckte einen Flyer, auf dem Fibromyalgie definiert war, und traute meinen Augen kaum. Ich las, dass diese Krankheit dann vorliegt, wenn 6 verschiedene Körperzonen druckempfindlich sind. Später werden Sie die Zusammenhänge besser verstehen. Für mich war damals unzweifelhaft klar, dass es sich bei dieser Krankheit um einen Irrtum handelt. Denn ich wusste aus Erfahrung mit unserer Therapie, dass und vor allem warum diese Körperzonen schmerzempfindlich auf Druck reagieren. Ich konnte es kaum erwarten, meinen Teil des Vortrages zu halten, denn ich war mir schon damals sicher zu wissen, wie diese Schmerzen zu reduzieren sind. Kaum an der Reihe, verkündete ich frohen Herzens und voller Naivität, dass ich wüsste, wie Fibromyalgie zu heilen sei, und dass sie eigentlich gar nicht existiere, zumindest nicht in der vermuteten unheilbaren Form.

Ich werde nie vergessen, was passierte, nachdem ich diese Sätze ausgesprochen hatte. Hinten rechts stand plötzlich eine Frau auf und schrie mich völlig empört an. Was ich Schnösel mir einbilden würde, wie ich einen solchen Unfug erzählen könnte und was mir einfallen würde, so unverschämt zu sein, den noch anwesenden Professor so zu brüskieren? Andere stimmten in das Protestgeschrei ein. Ich war völlig geschockt, brach meinen Vortrag ab und Petra übernahm, um mit ihrer wunderbaren ruhigen Art die Wogen zu glätten.

Ich ging benommen an den Rand, wo die Aussteller ihren Platz hatten, und versuchte zu begreifen, was da eben passiert war. Plötzlich sprach mich eine Frau an und fragte mich, ob ich ihr helfen könne. Ich fragte, was sie hätte und sie erklärte mir, dass sie seit vier Jahren unter Schmerzen in der linken Wade leide und dass vor zwei Wochen nun endlich ein Arzt herausgefunden hätte, dass sie an Fibromyalgie leidet.

Sie hätte aber meinen kurzen Vortrag sehr interessant gefunden, fühle sich außer ihren Wadenschmerzen auch kein bisschen krank und wüsste gerne, ob ich ihr helfen könne. Ich überlegte kurz, sah meine Chance, den Zuhörern zu beweisen, dass meine Behauptungen begründet waren und behandelte sie. Ich ließ mir Zeit und schickte innige Stoßgebete zum Himmel. Nach ungefähr fünfzehn Minuten ließ ich sie aufstehen und probieren, ob sich an ihrem Schmerz etwas verändert hatte. Sie machte einige Schritte, schaute sehr verblüfft und sagte fassungslos, dass der Dauerschmerz, den sie seit vier Jahren lang hatte, vollständig verschwunden sei. Ich fragte sie, ob sie bereit sei, das dem anwesenden Publikum zu erzählen, womit sie sich gerne einverstanden erklärte und dann auch tat. Nachdem sie ihre Krankengeschichte kurz erzählt und das Behandlungsergebnis verkündet hatte, brach Tumult aus. Die Veranstaltung spaltete sich in zwei Lager. Die eine Gruppe umringte mich, jeder stellte Fragen zu seinen Schmerzzuständen. Ein Herr erklärte mir, er würde am nächsten Tag in die Praxis kommen und er wäre sicher, dass ich in einigen Monaten weltberühmt sei.

Die andere Gruppe umringte den Herrn Professor und demonstrierte Solidarität. Eine ältere, eigentlich gebildet wirkende Dame kam auf mich zu, beleidigte und beschimpfte mich. Was mich überraschte, war die Tatsache, dass beide Lager ungefähr gleich groß waren.

Damals wurde mir zum ersten Mal klar, dass es offensichtlich auch einen nicht geringen Teil Schmerzleidende gibt, die durch die herkömmliche Therapie so einseitig geprägt sind, dass sie an die Möglichkeit ihrer Heilung von den Schmerzen nicht glauben können oder aus den unterschiedlichsten Gründen vielleicht auch nicht wirklich daran interessiert sind.

## Die Erfindung des Schmerzgedächtnisses

Das Schmerzgedächtnis, das in den letzten Jahren immer mehr in den Vordergrund tritt, schätzen wir aufgrund unserer Erfahrung ähnlich ein wie Fibromyalgie. Wie wird das Schmerzgedächtnis erklärt? Ein Mensch hat einen Schmerz, dessen Ursache bekannt ist. Die Nervenzellen schalten, so dass der Schmerz empfunden wird. Hält der Schmerz zu lange an, chronifiziert er sich, indem die Nervenzellen, die lernfähig sind wie das Gehirn, auf immer geringere Auslöser reagieren. Dieser Effekt soll laut der Funktion des Schmerzgedächtnisses die Erklärung dafür sein, dass Menschen Schmerzen haben, bei denen keine Ursache gefunden werden kann. Natürlich wird darüber geforscht, vor allem in den Nervenzellen und im Gehirn. Bei Schmerzzuständen werden Messungen gemacht und durchaus Veränderungen des Zustands der Nervenzellen und des Gehirns nachgewiesen. Wodurch nun der Zusammenhang erwiesen ist, dass diese Veränderungen im Gehirn und Nervensystem die Ursache für die empfundenen Schmerzen sind. Wer tritt den Beweis an, dass dieses Auftreten verschiedener Zustände in einem kausalen Zusammenhang steht? Und wie kommt es, dass ein Schmerzgedächtnis, wenn es doch vorhanden ist, durch muskuläre Veränderungen innerhalb von weniger als dreißig Minuten „gelöscht“ werden kann? Was ist der Sinn, der es in der Evolution nötig gemacht haben könnte, einen Menschen, der unter Schmerzen litt, für die es eine Ursache gab, später, nach dem Wegfall dieser Ursache, noch weiter an Schmerzen leiden zu lassen?

## „Gute“ Schmerzen, „schlechte“ Schmerzen und die „subjektiv zunehmende Schmerzempfindlichkeit“

Deutlicher geht es kaum mehr: Die störenden Schmerzen, die nicht zu erklären sind, die Stress mit den Patienten verursachen, weil dieser an den Fähigkeiten seines Therapeuten zweifelt, die dem Therapeuten selbst manchmal die Lust an seiner Arbeit nehmen, da er mit einigen Schmerzpatienten seit Monaten einfach nicht mehr weiterkommt und er nicht weiß, was er ihnen noch erzählen soll – diese Schmerzen werden als „schlechte“ Schmerzen bezeichnet. Die „guten“ Schmerzen sind passenderweise diejenigen, die der Therapeut irgendwie in den Griff bekommt oder die er zumindest irgendwie begründen kann, wodurch der Patient dann selbst dafür verantwortlich ist. Denn für den Zustand des Patienten kann der Therapeut ja nichts: „Sie haben ihr Knie so ausgeleiert, damit müssen Sie jetzt einfach leben, da ist nichts mehr zu machen“.

Das erinnert ein wenig an die bösen Viren und Bakterien, die über Patienten herfallen und für all seine krankhaften Zustände verantwortlich gemacht werden. Der Patient kann nichts dafür, dem Therapeuten ist nichts vorzuwerfen, allein der Erreger ist schuld und muss vernichtet werden. Dass Patienten, die gut mit sich umgehen, keine Grippe bekommen, und andere, die schlecht mit sich umgehen, an ihr erkranken wird zwar wahrgenommen, aber die konsequente Umsetzung fehlt. Sonst gäbe es keine Grippeimpfungen.

Die „subjektiv zunehmende Schmerzempfindlichkeit“ ist das Nachfolgemodell der Vorgehensweise, den Patienten zum Psychotherapeuten zu schicken, nur weil man nicht dazu in der Lage ist, dessen Schmerzen zu lindern. „Sie haben nichts, sie sind kerngesund. Aber sind Sie vielleicht überlastet? Sprechen Sie doch mal mit einem Spezialisten“. Wie muss ein Patient sich vorkommen, der seine Schmerzen genau fühlt – sie quälen ihn doch! Was hilft es diesem Patienten, wenn er sich anhören muss, dass er sich all das nur einbildet, dass er jetzt viel empfindlicher ist als vor einigen Jahren, als er sich nicht über Schmerzen beklagte. Ähnlich wie bei der „Fibromyalgie“ hat die „subjektiv gestiegene Schmerzempfindlichkeit“ für Therapeuten die angenehme Eigenschaft, nicht weiter nach Lösungen suchen zu müssen, weil der Schmerzpatient selbst doch dafür verantwortlich ist.



## Hat der Befund absolut nichts mit dem Befinden zu tun?

Lassen Sie sich von der gängigen Praxis der heute üblichen Kassenmedizin nicht ins Bockshorn jagen. Die herrschende Überzeugung vieler Ärzte, Therapeuten und Patienten verhindert regelrecht eine Genesung! Unverständliche und **schädigungsorientierte** Informationen zementieren ein mechanistisches Schmerzverständnis. Zu nennen wären Sätze wie „Mit dieser Wirbelsäule hätte ich auch Schmerzen ... Ihre Schmerzen sind Folge Ihrer Arthrose (Gelenkdegeneration)/ Ihrer Protrusio (Bandscheibenvorwölbung)/Ihres Prolapses (Bandscheibenvorfall)/Ihrer tendinösen Calcifikation (Kalk-Sehne)/Ihrer Meniskopathie (Meniskus-Erkrankung) ...

Die Wahrheit ist: „Ein Röntgen-Bild kann nicht weh tun“. Und so sollte jeder auch kritisch seine eigenen Befunde hinterfragen. Vorwölbungen, Einrisse und Vorfälle der Bandscheiben mehren sich nämlich im Laufe der Zeit genauso wie die Falten in unseren Gesichtern! Gelenkflächen sind von der Natur so gebaut, dass sie nicht wehtun können: sonst würde ja jeder Schritt und jede Bewegung schmerzen. Bandscheibendegenerationen in der Kernspintomographie sowie Vorwölbungen und Vorfälle mäßigen Ausmaßes sind überaus häufig und verursachen keine Schmerzen! Es gibt keine (!) valide Untersuchungen über den Zusammenhang zwischen Degeneration und Schmerzen.

Im Alter von nur 50 Jahren haben 85–95 Prozent aller Menschen bei Autopsien den Nachweis degenerierter Bandscheiben. In einer Studie der Universität Bern wurden 2 Gruppen von Menschen radiologisch untersucht. In jeder Gruppe wurden von den Spezialisten bis zu 85 Prozent relevante (z.B. degenerative) strukturelle Bildbefunde erhoben. Interessant und entscheidend ist jedoch, dass nur eine Gruppe tatsächlich Schmerzen angab, die andere Gruppe bestand aus vollkommen schmerzfreien Probanden.

Lediglich 5 Prozent der Bandscheibenvorfälle verursachen Schmerzen.

Die gängige Praxis in unserem Gesundheitssystem sieht anders aus: Selbst eine symptomorientierte Untersuchung ist nicht die Regel. Die Verordnung eines Schmerzmittels erfolgt rasch, auch ohne die zugrunde liegende Ursache zu kennen. Bildgebende Untersuchungen (Röntgen, CT, Kernspintomographie), die bis zu mehreren hundert Euro kosten, können ohne Begrenzung veranlasst werden. Dieser Weg eines blinden und kostentreibenden Aktionismus wird meist gewählt. Der Arzt hat dann ja schließlich etwas getan und der Patient glaubt im Ergebnis der Untersuchung eine Erklärung für seine Schmerzen gefunden zu haben.

So sind beide Parteien erst einmal „zufriedengestellt". Dies führt zu einem regelrechten Diagnose-Kult. Gewinner dieser Misere sind die technischen Leistungserbringer und die Hersteller von Schmerzmitteln und Antidepressiva (Stimmungsaufheller). Ein ärztliches Gespräch wird mit ca. 15 Euro brutto (ab-)gewürdigt, eine manuelle Untersuchung einschließlich der Therapie erbringt gerade mal fünf bis sieben Euro brutto. Abgesehen davon wird hierfür eine Zusatzqualifikation benötigt; diese Leistungen können nur zweimalig innerhalb von 3 Monaten abgerechnet werden.

Eine Ausbildung in rationeller (angemessener) Diagnostik findet nicht statt. Psychische Komorbiditäten (Begleiterkrankungen) werden ebenfalls zu wenig berücksichtigt. So kommt es, dass die diagnostischen Anstrengungen eine unsinnige Vielzahl irrelevanter Diagnosen und Zufallsbefunde erzeugen. Hierauf folgende Operationen können in ein Desaster führen. Im Gegensatz zu den sehr begrenzten Erklärungsmöglichkeiten für chronische Schmerzen steht wie gesagt auch die Erwartung des Patienten an den Arzt als Vertreter einer technisch immer aufwändigeren Medizin. Schätzungen zufolge lässt sich nur in 15 bis 30 Prozent der Fälle eine eindeutige organische Schädigung als Ursache bei chronischen Kreuzschmerzen finden, bei Kopfschmerzen geht man sogar nur von 5 bis 10 Prozent aus.

Trotzdem wird nahezu immer der Name einer strukturell sichtbaren Veränderung im radiologischen Bildbefund aus Verlegenheit, Zeitgründen oder Unkenntnis zur ursächlichen Schmerz-Diagnose erklärt, ohne dass eine Kausalität auch nur annähernd bewiesen wäre. Dies ist selbstredend ganz und gar unwissenschaftlich und schreit nach Aufklärung und Umbruch des gängigen medizinischen Paradigmas.

*Alexander Lay*

## Wie entsteht Arthrose? Und kann sie wehtun?

„Sie haben Arthrose." Diesen Satz bekommen Hunderttausende von Patienten zu hören, die Schmerzen im Bereich irgendwelcher Gelenke haben. Er wird in diesem Zusammenhang so oft gesagt wie kaum ein anderer. Doch was verbirgt sich dahinter? Arthrose klingt gefährlich. Man kann nichts dagegen tun, heißt es. Und wer sie hat, wird sie nicht mehr los, denn ein Knorpel kann sich nicht mehr aufbauen, so heißt es.

Da Arthrose für eine Verschleißerscheinung gehalten wird, die durch die Nutzungshäufigkeit des Gelenks ausgelöst wird, scheint es logisch, betroffenen Schmerzpatienten den Rat zu geben, die Bewegungshäufigkeit einzuschränken, „damit die Arthrose aufgehalten wird". Wenn aber eine Röntgenaufnahme oder andere Bilder vom betroffenen Gelenk gemacht werden, kommt oft Erstaunliches heraus.

Da gibt es alte Patienten oder Leistungssportler, Menschen also, die ihre Gelenke schon sehr lange intensiv benutzt haben, die also eine hohe Kilometerlaufleistung auf dem „Tachometer" haben. Die alten Menschen, weil sie schon siebzig oder mehr Jahre mit diesen Gelenken laufen, die Leistungssportler, weil sie sich sehr viel mehr als andere bewegen. Häufig sind sie aber entgegen aller Erwartung völlig frei von Gelenkverschleiß. Je größer der auf der Aufnahme zu sehende Gelenkspalt ist, desto dicker ist der Knorpel. Auf der anderen Seite gibt es immer mehr junge Menschen und auch sogenannte „Couchpotatoes", Menschen also, die sich ihr Leben lang nie mehr als unbedingt notwendig bewegt haben, die nie Sport machten, meist auf der Couch lagen, bei denen man häufig und deutlich Arthrose feststellen kann. Das sieht man daran, dass fast kein Gelenkspalt mehr vorhanden ist, sich die Knochen also schon sehr einander angenähert haben. Offensichtlich ist die Menge der absolvierten Bewegung nicht der ausschlaggebende Grund, denn bei beiden Letztgenannten sind nur wenige Kilometer auf dem „Tacho". All diese Effekte auf die genetische Disposition zu beziehen, die immer wieder dann herhalten muss, wenn Erklärungsnotstand herrscht, ist sicherlich zu einfach. Oft kommt beim Röntgen heraus, dass Patienten, die an schlimmen Schmerzen leiden, keine extreme Arthrose haben. Andererseits gibt es immer wieder Fälle, in denen aus anderen Gründen geröntgt wird und dabei eine schwere Arthrose sichtbar wird, in denen die Untersuchten aber über keinerlei Schmerzen berichten. Vor allem bei Hüftgelenken wird das oft beobachtet. Die Betroffenen hatten nie größere Schmerzen, es ist aber kaum noch Knorpel vorhanden. Offensichtlich besteht dieser unterstellte Zusammenhang zwischen Arthrose und Schmerzen also nicht.

Üblicherweise werden für das Entstehen von Schmerz Schmerzrezeptoren verantwortlich gemacht, die dann das Signal über Nerven transportieren. Stellen Sie doch einmal ihrem Therapeuten die Frage, wie Arthrose denn überhaupt wehtun kann, wenn doch im Knorpel überhaupt keine Schmerzrezeptoren vorhanden sind! Viele unserer Kampfkunst-Schüler bekamen daraufhin entweder keine oder eine unwirsche, ausweichende Antwort. Ein Chirurg, langjähriger Schüler in unserer früheren Frankfurter Kampfkunstschule, mit dem wir uns oft über die Diskrepanz zwischen unseren Beobachtungen und seinem erlernten medizinischen Wissen austauschten, begründete den Schmerz der Arthrose mit der entzündeten Gelenksinnenhaut. Dies könnte man vielleicht als Begründung bei sehr weit fortgeschrittener Arthrose nicht ganz ausschließen. Aber was ist beim weitaus größten Teil der Schmerzzustände, bei denen kein oder nur sehr geringer Knorpelabbau vorhanden ist?



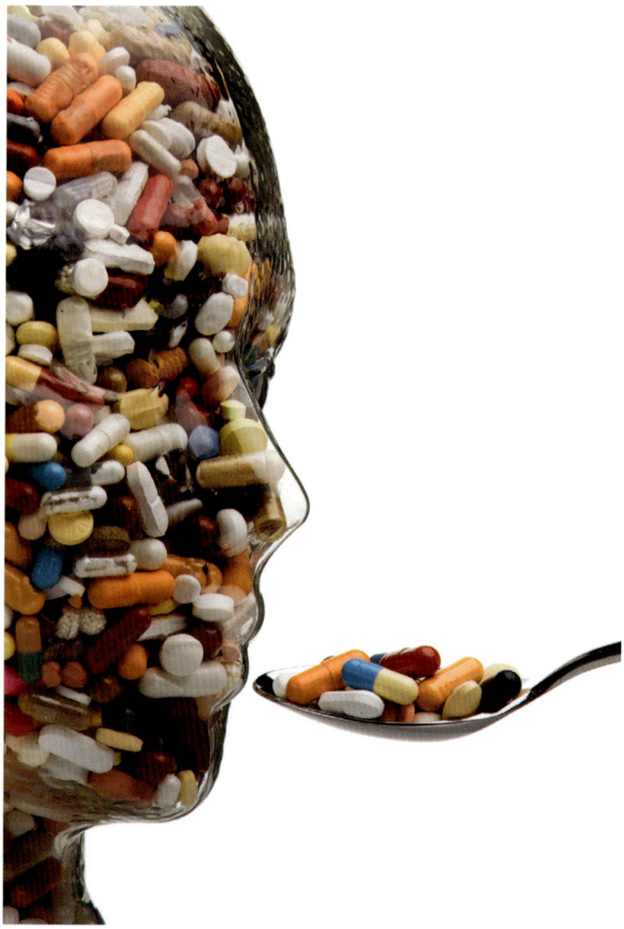

## Schaden NSAR mehr als Pralinen?

Wussten Sie, dass die am meisten verordneten Schmerzmittel weltweit die sogenannten NSAR sind? NSAR ist eine Abkürzung und steht für „Nicht-Steroidale-Anti-Rheumatika“ oder „nicht steroidale antientzündliche Substanzen“. Typische Vertreter sind z.B. Diclofenac, Ibuprofen, Indometacin und Acetylsalicylsäure (ASS). Eine neuere Gruppe bilden die Coxibe.

NSAR wirken analgetisch (schmerzlindernd) und antiphlogistisch (entzündungshemmend).

Das ist ihre gewünschte Wirkung. Organversagen und lebensbedrohliche gastrointestinale Blutungen (Magen-Darm-Blutungen) können ihre unerwünschten Nebenwirkungen sein.

Bei jährlich 960 Millionen(!) verordneten Tagesdosen in Deutschland erfolgen ungefähr 30 Krankenhauseinweisungen pro Tag wegen gastrointestinaler Komplikationen. Bis zu einer viertel Milliarde Euro kostet die gesetzlichen Krankenkassen die Korrektur und Prophylaxe dieser Nebenwirkungen. Welche Verschwendung. Nach Schätzungen lassen sich 3 % der akuten Niereninsuffizienz (Nierenversagen) und 30 Prozent der chronischen Niereninsuffizienz auf die Einnahme von NSAR zurückführen. Die jährliche Todesrate wird auf 1.500 (vermeidbare) Fälle in Deutschland geschätzt. Die Dunkelziffer liegt wahrscheinlich höher. Die Einnahme von „ASS“, welches noch stärker Blutungen hervorrufen kann, ist hier noch gar nicht berücksichtigt. Diese Zahlen sollen weniger abschrecken als vielmehr sensibilisieren.

Die Einnahme kann äußerst gefährlich sein. Weiterhin können arterielle Hypertonie (Bluthochruck) und Verschlechterung der Nierenfunktion die Folge sein. Zu wenig beachtet werden die Verschlimmerung einer Herzinsuffizienz (Herzschwäche) durch Wasserüberladung sowie das Auftreten von Verwirrtheitszuständen, vorwiegend bei älteren Menschen. Bei regelmäßiger Einnahme verlieren Schmerzmittel zudem an Wirkung, es tritt ein Toleranzeffekt (Gewöhnung) ein. Sie können dann paradoxerweise auch selbst Schmerzen hervorrufen. Gravierend und unüberschaubar werden die Wechselwirkungen von NSAR bei gleichzeitiger Einnahme weiterer Medikamente. Wichtig zu wissen: Polypragmasie durch schnelles Rezeptieren (Quantität statt Qualität) entsteht vermehrt im Zuge zu kurzer Arzt-Patienten-Kontakte. Kurzsichtige und dilettantische Gesundheitsreformen sowie wirtschaftliche Interessen forcieren diese Entwicklung. Es erfolgt oft eine zu schnelle Verschreibung. Es sollte vielmehr der Grundsatz gelten: Ein weggelassenes Medikament verhindert möglicherweise viele (unerwünschte) Arzneimittelreaktionen. Und: Wenn wir davon ausgehen, dass unsere schmerzenden Körperteile am besten heilen, wenn wir sie naturgemäß benutzen, dann sollten wir uns so wenig wie möglich betäuben. Gefährliche Nebenwirkungen können so vermieden werden. Es gilt: Beseitigung der Schmerzursache vor der ungerichteten Betäubung von Symptomen. Medikation wird dann oft überflüssig.

*Alexander Lay*



## Das Phänomen der Schmerzen nach dem Einbau eines künstlichen Gelenkes

Immer wieder klagen Patienten über Schmerzen, auch nachdem sie sich ein künstliches Hüft- oder Kniegelenk einsetzen ließen. Wie kann das sein? Ein künstliches Gelenk verfügt zweifelsfrei nicht über Schmerzrezeptoren. Und auch die entzündete Gelenksinnenhaut kann nun nicht mehr für die Schmerzen verantwortlich gemacht werden, denn die Knorpelverschleißvorgänge, die diese Entzündung hervorrufen sollen, finden ja nicht mehr statt.

Über Petra bekam ich Kontakt mit einem Professor in Frankfurt, der sich auf künstliche Kniegelenke spezialisiert hat. Wir arbeiteten eine Weile zusammen, da er von Petras und meinen Vorgehensweisen sehr angetan war. Als wir eines Tages zusammensaßen, kamen wir auf dieses Thema. Für ihn war es nicht nachvollziehbar, dass ein Teil seiner Patienten noch über Schmerzen klagte oder sie ihre Schmerzen nach einiger Zeit wieder bekamen, nachdem er ihnen ein künstliches Gelenk eingesetzt hatte. Für ihn lief das unter der Rubrik: ohne Erklärung. Als ich ihn in unsere Theorie einweihte, die das logisch erklärt, war er sehr überrascht und sagte: „Wenn das wirklich stimmt, dann kann ich ja vieles von dem, was ich gelernt habe und an das ich glaube, vergessen“. Leider vergaß er lieber meine Erklärung, was ich aber verstehen kann, denn er hätte wirklich fast alles, was sein Berufsleben und seine Karriere ausmachte, an den Nagel hängen müssen. Auch die Anerkennung seiner Kollegen.

## Warum Schmerzen unterdrücken, wenn sie doch schützen?

Seit einigen Jahren mehren sich die Stimmen, dass in Deutschland die Möglichkeiten modernster Schmerztherapie nur unzureichend genutzt würden. Diese Tatsache sei unter anderem dafür verantwortlich, dass in Deutschland viel zu viele Menschen unnötig leiden. Mit den Mitteln der modernen schmerztherapeutischen Medizin könne all dieses Leiden abgestellt werden. Die Therapeuten, die dafür verantwortlich seien, müssten endlich diese Möglichkeiten nutzen.

Wissen Sie, was mit den modernsten Mitteln der Schmerztherapie gemeint ist? Schmerzmittel, wenn nötig der stärksten Sorte, wie Opiate und verwandte Drogen. Sicherlich ist es angebracht, Menschen mit Krankheiten im Endstadium solche Mittel zu verabreichen, wenn man keine anderen Möglichkeiten hat, damit sie in ihrem letzten Lebensstadium nicht unnötig leiden müssen. Aber doch bitte nicht Patienten, die ihr ganzes Leben noch vor sich haben.

Patienten, die im eigentlichen Sinne nicht krank sind, sondern die lediglich Schmerzen – wenn auch schlimmste – haben. Ist es nicht nachvollziehbar, dass verantwortungsbewusste Therapeuten zurückhaltend mit solchen „Geschossen“ sind? Wohl wissend, dass die Patienten nach längerer Einnahme unter den übelsten Nebenwirkungen zu leiden haben und körperlich wie auch psychisch abhängig werden? Und genau diesen Therapeuten wird mehr und mehr verantwortungsloses Verhalten vorgeworfen, genau denen, denen das Wohl ihrer Patienten am Herzen liegt.

Setzen wir unseren gesunden Menschenverstand ein. Eigentlich sind sich alle, ob Therapeuten oder Patienten, grundsätzlich darüber einig, dass Schmerzen eine Funktion haben. Sie sollen schützen. Warum bitte, wenn das so ist, sollen sie dann unterdrückt werden? Die Antwort liegt auf der Hand. Sie sollen nicht unterdrückt werden weil das therapeutisch Sinn macht. Sie sollen unterdrückt werden, weil man keine anderen Möglichkeiten kennt, wie sie abzustellen oder zu lindern sind. Wüsste man, wie Schmerzen ursächlich behandelt werden können, wäre das Unterdrücken unnötig.

## Wie können kurzfristig unveränderbare körperliche Zustände zu permanent wechselnden Schmerzzuständen führen?



Therapeuten wie Patienten kennen die Abläufe nur zu gut. Nachdem Schmerzzustände vereinzelt auftauchten, dann immer weiter zunahmen, wurde der Therapeut aufgesucht. Durch entsprechende Untersuchungen wurde ein Bandscheibenvorfall, eine Verkalkung oder Arthrose zweifelsfrei festgestellt. Doch obwohl diese Zustände fest sind und sich nur langsam verändern können, ist das Schmerzerleben des Patienten ein anderes. Er hat Schmerzen, die auf unterschiedlichste Art und Weise wechseln. Die zwischendurch für Tage oder Wochen fast oder ganz verschwunden sein können, dann wieder auftauchen, schlimmer werden. Das zeigt ganz deutlich, dass es andere Einflussgrößen geben muss als eben diese festen Zustände der Struktur und ihres nicht kurzfristig veränderbaren Zustandes.

## Resümee dieses Kapitels

Sie können spätestens jetzt nachvollziehen, dass die vordergründig so heile Erklärungswelt der Schmerztherapie an allen Ecken und Enden Ansätze für Zweifel oder zumindest berechtigte Nachfragen bietet. Patienten erzählen immer wieder, dass sie das Gefühl hatten, sich in der Diagnose und Erklärung ihres Therapeuten nicht wiederzufinden, das Gefühl zu haben, dass irgendetwas daran nicht stimmen kann. Dass sie sich aber letztendlich gezwungenermaßen damit zufriedengaben oder abfanden, weil ihnen einfach die Alternative fehlte. Therapeuten erzählen, dass sie unterschwellig immer wieder darüber nachdachten, wie Therapieresistenzen zu erklären seien. Dass sie schon seit langem immer wieder zweifelten, weil ihnen Dinge auffielen, die einfach nicht zusammenpassten. Einige berichten davon, dass sie immer das Gefühl hatten, es müsse noch irgendetwas geben. Irgendetwas, das den Knoten mit den vielen unbeantworteten Fragen löst, das es ihnen ermöglicht, ihren Schmerzpatienten endlich besser helfen zu können.

**Lassen Sie sich in den nächsten Kapiteln berichten, wie es dazu kam, dass eine Schmerztherapie entstand, die all diese Fragen logisch beantwortet. Die all die Widersprüche und Ungereimtheiten, die wir jetzt aufgeworfen haben, auflöst und erklärt.**

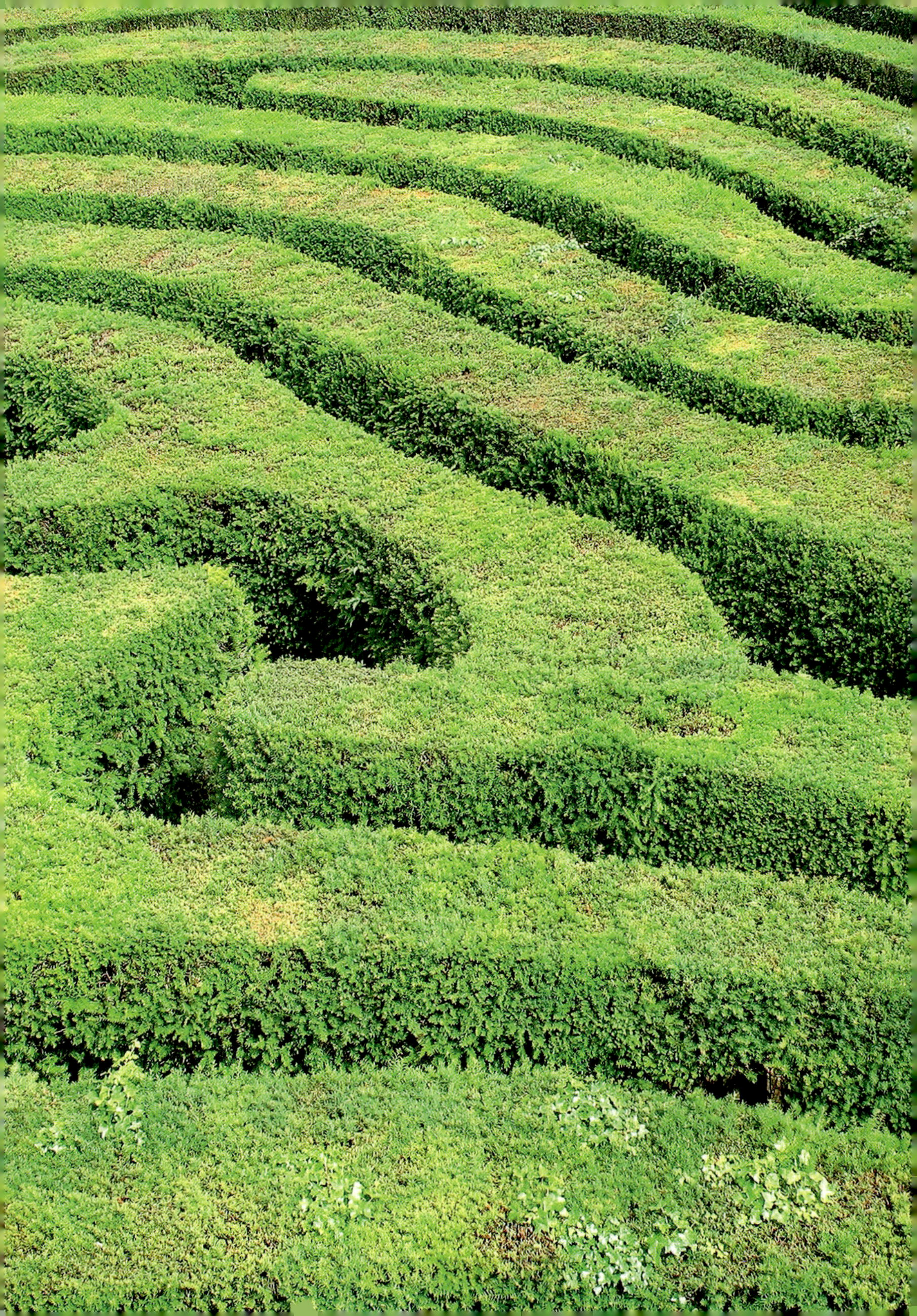

# Was nicht sein darf, das nicht sein kann – oder: Ungewohntes hat es schwer

Einstein sagte: „Ein Vorurteil ist schwerer zu spalten als ein Atom".

Wenn einige Generationen von Therapeuten die herrschende Lehrmeinung, die die Vorgehensweisen der Therapie bestimmt, verinnerlicht haben, dann gilt das als die unumstößliche Wahrheit.

„Wer seid Ihr, die Ihr meint Euch anmaßen zu dürfen, Dinge zu behaupten, die letztendlich diametral dem widersprechen, was weltweit einige Millionen von Therapeuten für das Richtige halten? Meint Ihr nicht, wenn das stimmen würde was Ihr behauptet, dann wären schon viele andere vor Euch darauf gekommen?" Solche und ähnliche Bemerkungen hören wir öfter.

Wir sind uns absolut sicher, dass es überall auf der Welt Therapeuten gibt, die ähnliche Vorgehensweisen anwenden wie wir – einfach weil sie funktionieren und die Anwender durch ihre Erfahrung beim Therapieren darauf gestoßen sind. Warum es bisher nicht dazu kam, dass diese „anderen" Techniken und Vorgehensweisen überall Einzug hielten in die Lehrpläne und Ausbildungsstätten der Mediziner, der Heilpraktiker, der Physiotherapeuten oder anderer Therapeuten, darüber kann man nur spekulieren. Aber das Akzeptieren der herrschenden Meinung als einzige Wahrheit spielt sicherlich eine große Rolle.

Voraussetzung dafür, die von uns angewendeten Mechanismen für sich als therapeutische Vorgehensweise zuzulassen, ist deswegen eine gewisse Ungebundenheit, Freiheit im Denken. Dadurch, dass bei uns in der westlichen Welt die Ausbildungen meist sehr gut strukturiert sind – was ein Vorteil ist – ist die dadurch entstehende Identifizierung mit diesen fest strukturierten Denkmodellen die andere Seite der Medaille, ein Nachteil. Das macht es den in ihrem Fach ausgebildeten Therapeuten schwer, sich auf neue Sichtweisen einzulassen – vor allem, wenn diese vieles von dem, was man für richtig hielt, in Frage stellen.

Selbst für mich, die ich nach meinem Medizinstudium sehr offen für natürliche oder naturheilkundliche Vorgehensweisen war, erwies es sich für einige Jahre als sehr schwer, zu akzeptieren, dass man die herkömmlichen Wege der Schmerztherapie fast gänzlich verlassen muss, um Schmerzen ursächlich und wirksam behandeln zu können.

# ANDERS



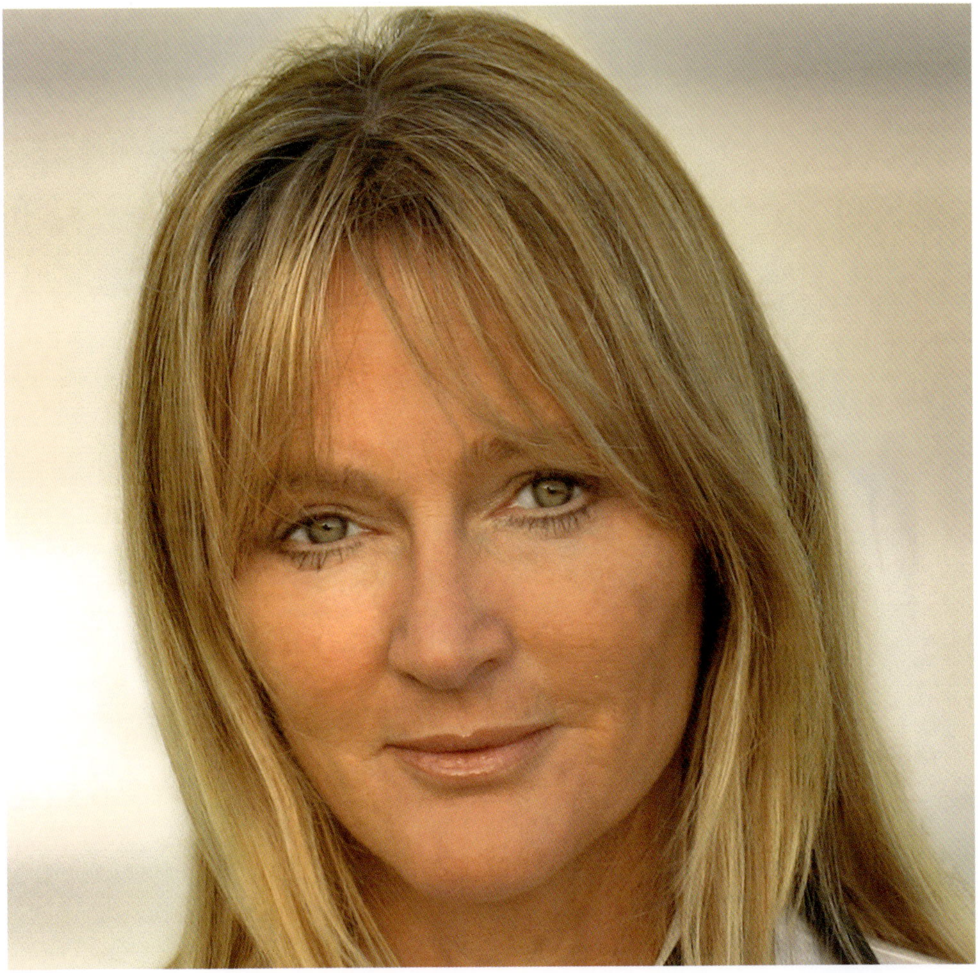

*Dr. med. Petra Bracht*

# Mein Weg zu einer völlig anderen Schmerztherapie



Ich absolvierte die ganz normale schulmedizinische Ausbildung. Schon als ich mit meiner ärztlichen Tätigkeit, zunächst in Krankenhäusern in Indien und Deutschland, begann, realisierte ich, dass ich gelernt hatte, Arzneimittel einzusetzen, nicht aber Ursachen zu erkennen und Heilungswege zu vermitteln. Auch die Schmerztherapie, die nur Symptome unterdrückte, empfand ich als sehr unbefriedigend. Ich hatte beim Einsatz von Schmerzmitteln immer das Gefühl, die vor einem Motorschaden warnende Ölkontrollleuchte mit dem Hammer auszuschlagen oder ein Pflaster darüber zu kleben, ohne die Ursache zu berücksichtigen. Ich hatte die beklemmende Ahnung, dem Schmerzpatienten damit zu schaden.

Deswegen schaute ich mich nach wirksamen Alternativen um. Ich lernte Akupunktur und Homöopathie und beschäftigte mich mit Triggerpunkten und anderen natürlichen Therapien. Ich begann sogar in einem Schmerzzentrum mit der Ausbildung zur Schmerztherapeutin, brach sie aber bald wieder ab, da sie vor allem darin bestand, Schmerzmittel zu verabreichen. All diese Horizonterweiterungen führten aber bei meinen Schmerzpatienten leider nicht zu für mich befriedigenden Erfolgen.

Neben meiner ärztlichen Tätigkeit suchte ich fortwährend weiter, denn ich spürte, dass es noch viele interessante Zusammenhänge zu entdecken galt. „Fit fürs Leben", der Bestseller, der damals viele Millionen Mal verkauft wurde, war schließlich mein Einstieg in die faszinierende Welt der Ernährungsmedizin. Logische Folge davon waren Entgiftungstherapien. Ich stellte fest, dass punktuelle schmerztherapeutische Erfolge durch Ernährungsumstellung, Ausleitung und Stoffwechseloptimierung eintraten. Vor allem bei Kopfschmerz, Migräne und Rückenschmerzen schlugen diese Maßnahmen öfter gut an. Jahre später sollte ich durch Rolands Entdeckungen verstehen, warum. Leider waren diese schmerzreduzierenden Effekte aber nicht durchgängig.

Zu dieser Zeit begann Roland in seinem Bewegungsunterricht Schmerzlinderungen bei seinen Schülern zu beobachten. Als ihm das auch bei einigen meiner Patienten gelang, denen ich selbst nicht helfen konnte und die seinen Unterricht besuchten, begann ich damit, Schmerzpatienten in seine Kurse zu schicken. Nach teilweise starken Erstverschlimmerungen, die ich therapeutisch begleitete, ging es vielen nach und nach immer besser. Ich hatte dafür zwar keine Erklärung, war aber sehr froh darum.

Als Roland dann begann, bestimmte Stellen am Körper manuell zu beeinflussen, was sich überraschend wirksam als Akutmaßnahme zur Schmerzlinderung oder sogar -beseitigung erwies, setzte ich ihn unter meiner Aufsicht und Anleitung in der Praxis bei den Schmerzpatienten ein, denen ich nicht helfen konnte.

Obwohl ich die Erfolge sah und die Technik teilweise selbst anwendete, kam ich als studierte Schulmedizinerin lange Zeit nicht damit klar. Ich hatte ganz einfach ein Problem damit, dass Roland, der aus meiner Sicht als Ärztin „nur" ein Sportler war, immer wieder bewies, dass die von mir an der Uni erlernten Zusammenhänge offensichtlich fehlerhaft waren. Dass die hohe Wirksamkeit der Therapie nicht nur für Schulmediziner, sondern auch für viele andere herkömmlich arbeitende Therapeuten nur schwer anzuerkennen ist, das konnte ich – und kann ich noch heute – aus eigenem Empfinden gut nachvollziehen.

Als ich selbst alte Kniebeschwerden, die mich seit meiner Kindheit plagten, loswurde, also erstmals am eigenen Körper erlebte, wie ein Schmerzzustand, den ich als therapieresistenten Dauerzustand akzeptiert hatte, geheilt werden konnte, geriet mein medizinisches Weltbild noch viel mehr ins Wanken, als es das bereits getan hatte. Mein Initialerlebnis aber hatte ich, als Roland mich eines Abends, kurz bevor ich einen Vortrag halten sollte, von einem Hexenschuss befreite. Seit diesem Abend bin auch ich mir sicher, dass die herkömmliche Medizin in der Schmerztherapie einem Jahrhundertirrtum unterliegt.

So ergeht es übrigens vielen Teilnehmern unserer Schmerztherapieausbildungen. Sie sind nach unserem Vortrag von der Logik fasziniert, können zwar noch nicht glauben, dass es real auch funktioniert, schließen es aber nicht aus und wollen es lernen. Erst nachdem sie in den vier Tagen am eigenen Körper erleben und bei den anderen Teilnehmern unzweifelhaft mitbekommen, wie die Schmerzzustände, die oft zehn Jahre und länger vorhanden waren, schmelzen wie das Eis an der Sonne, sind sie überzeugt.

Auch Patienten, die das Verschwinden ihrer Schmerzen selbst fühlen, haben teilweise größte Schwierigkeiten zu akzeptieren, dass nicht ihre Arthrose, der Bandscheibenvorfall, die Vorwölbung oder der Kalk in ihrer Schulter verantwortlich für ihre Schmerzen waren.

Etablierte Lehrmeinungen zu ändern, ist schwer. Aber es ist nicht unmöglich und wird umso leichter, je einleuchtender die Argumente sind, je direkter die Wirksamkeit des Neuen zu beweisen ist und je widersprüchlicher und unwirksamer das Alte ist. Wir haben also für die Einführung der neuen Schmerztherapie beste Voraussetzungen.

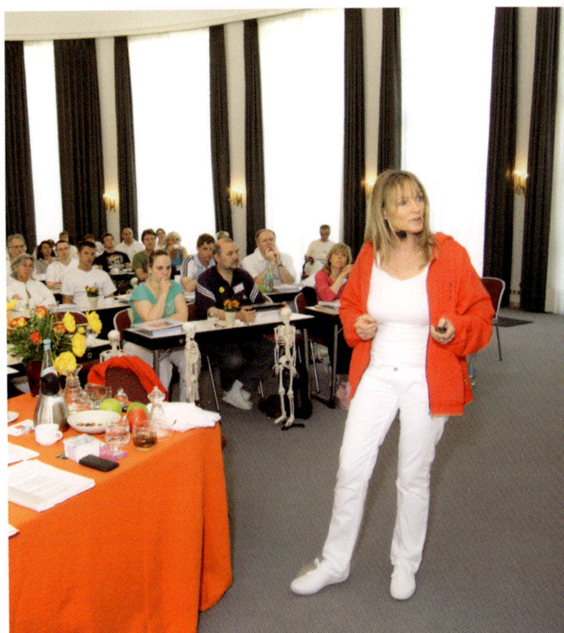

# Für diejenigen, die meine Entwicklung noch besser verstehen möchten

5

## Vielen Menschen helfen

Ich wurde am 11.10.56 in Frankfurt am Main geboren, absolvierte dort meine Schulzeit bis zur Mittleren Reife und machte dann ein soziales Jahr im Kindergarten, da ich sehr an der Arbeit mit Menschen, insbesondere mit Kindern, interessiert war. Anschließend besuchte ich die gymnasiale Oberstufe. Kurz vor meinem Abitur erkrankte meine Pflegemutter, die ich über alles liebte, schwer. Um ihr helfen zu können, diese Krankheit zu überwinden, begann ich mit dem Medizinstudium. Aber meine Pflegemutter starb. Ich konnte es nicht verhindern. Damals fasste ich den Entschluss, alles nur Erdenkliche zu tun, um später als Ärztin so vielen Menschen wie möglich bei ihrer Gesunderhaltung oder der Heilung ihrer Krankheiten helfen zu können.

## Die erste Ernüchterung nach dem Medizinstudium

Vor meinem zweiten Staatsexamen ging ich nach Indien, um dort mein erlerntes Wissen zum Wohle der Menschen, die sich keinen Arzt leisten können, einzusetzen. Nach fast einem halben Jahr medizinischer Tätigkeit in einem Krankenhaus in Vellore/Madras war ich völlig desillusioniert und kehrte nach Deutschland zurück. Ich hatte – abgesehen von der Notfallmedizin – das Gefühl, mit dem an der Universität erlernten Wissen den kranken Patienten nicht wirklich helfen zu können. Dieses Gefühl verstärkte sich während meiner Arbeit an der Uniklinik in Frankfurt immer mehr. Gleichzeitig war ich – die gerne positiv mit Menschen zusammenarbeitet – sehr befremdet über die Art und Weise, wie Ärzte, vor allem höher in der Hierarchie angesiedelte, oft mit Patienten und dem Pflegepersonal umgingen. So und in einem solchen Umfeld wollte ich nicht arbeiten.

## Nach dem Studium beginnt das Lernen von Neuem

Nach meinem dritten Staatsexamen – Roland und ich hatten uns inzwischen kennengelernt und kurze Zeit später geheiratet – begann ich neben meiner ärztlichen schulmedizinischen Tätigkeit nach anderer, wirksamerer Medizin zu suchen. Im Bereich der reinen Schulmedizin wurde ich nicht fündig. Deswegen begann ich bei Ärzten zu arbeiten, die sich auf andere, sogenannte alternative Verfahren spezialisiert hatten. Dadurch lernte ich Akupunktur, Homöopathie und bekam nach und nach Einblick in viele andere der gängigen Naturheilverfahren. Inzwischen hatte ich mich in Frankfurt am Main in eigener Kassenarztpraxis niedergelassen. Neben meiner ärztlichen Tätigkeit, die inzwischen aufgrund des Einsatzes der gelernten Naturheilkunde sehr viel befriedigender für mich war, erfüllte ich die Anforderungen für die Zusatzbezeichnungen „Ärztin für Allgemeinmedizin und Naturheilverfahren“ und promovierte zum Thema Herzmuskelentzündung.

## Die herkömmliche Schmerztherapie funktioniert nicht überzeugend

Schon von Beginn an stellten die unbefriedigenden Ergebnisse der herkömmlichen Schmerztherapie für mich ein Problem dar. Ich lehnte es intuitiv ab, den Schmerzpatienten schmerz- oder entzündungshemmende Mittel zu verschreiben oder sie auf den Leidensweg vom Röntgenarzt über den Neurologen zu Operationen zu schicken. Viel zu oft hatte ich die Erfahrung gemacht, dass die Schädigungen durch Nebenwirkungen der allopathischen Medikamente viel zu groß waren, die Schmerzen zwar betäubt, aber nicht ursächlich beseitigt wurden und die Operationen, vor allem der Bandscheiben, das Problem auf längere Sicht nicht lösen konnten, sondern oft sogar verschlimmerten. Beim Einsatz der immer mehr in den Vordergrund meiner Arbeit rückenden naturheilkundlichen Therapieansätze erkannte ich mehr und mehr, dass sie bei der Heilung vor allem bei Zivilisationskrankheiten, also auch den stark zunehmenden Schmerzzuständen, bessere und vor allem langfristigere Erfolge brachten als die Symptomunterdrückung mittels chemischer Substanzen. Vor allem bei Rückenleiden, Kopfschmerzen und Migräne beobachtete ich die Wirksamkeit von Entgiftungsmaßnahmen und ernährungsmedizinischen Umstellungen. Aber auch die Änderung belastender Lebensgewohnheiten wie übertriebenem Alkoholkonsum, Übergewicht, Stress, Überforderung oder die Reduzierung belastender Umweltfaktoren hatten immer wieder Schmerzlinderungen zur Folge. Völlig entgegen der schulmedizinischen Auffassung von der Entstehung und Behandlung von Schmerzen machte ich immer mehr die Erfahrung, dass meine Patienten durch Entgiftungsmaßnahmen und Ernährungsumstellung auch bei Rückenschmerzen oder sogar Migräne teilweise gut reagierten und die Schmerzen nachließen oder sogar verschwanden. Das geschah aber leider nur in Einzelfällen und nicht durchgängig.

## Schmerztherapeutische muskuläre Maßnahmen am eigenen Körper überzeugten

Damals ahnte ich noch nicht, dass Rolands Erkenntnisse über die Zusammenhänge von Bewegung und Muskelzuständen in Bezug auf Schmerzen Jahre später die Erklärung dieses Phänomens liefern würden. Seine schmerztherapeutischen Erfolge nahm ich zur Kenntnis, nutzte sie auch für meine Patienten, konnte sie aber zunächst nicht einordnen, obwohl Rolands Therapie es schaffte, meine alten Kniebeschwerden zu beenden. Eines Tages, als ich kurz vor einem öffentlichen Auftritt – einem Ernährungsvortrag in der Schule meiner beiden Söhne, der mir sehr wichtig war – unter starken Rückenbeschwerden litt und schon fürchtete, ihn absagen zu müssen, befreite Roland mich von diesen Schmerzen. So komisch es klingen mag:

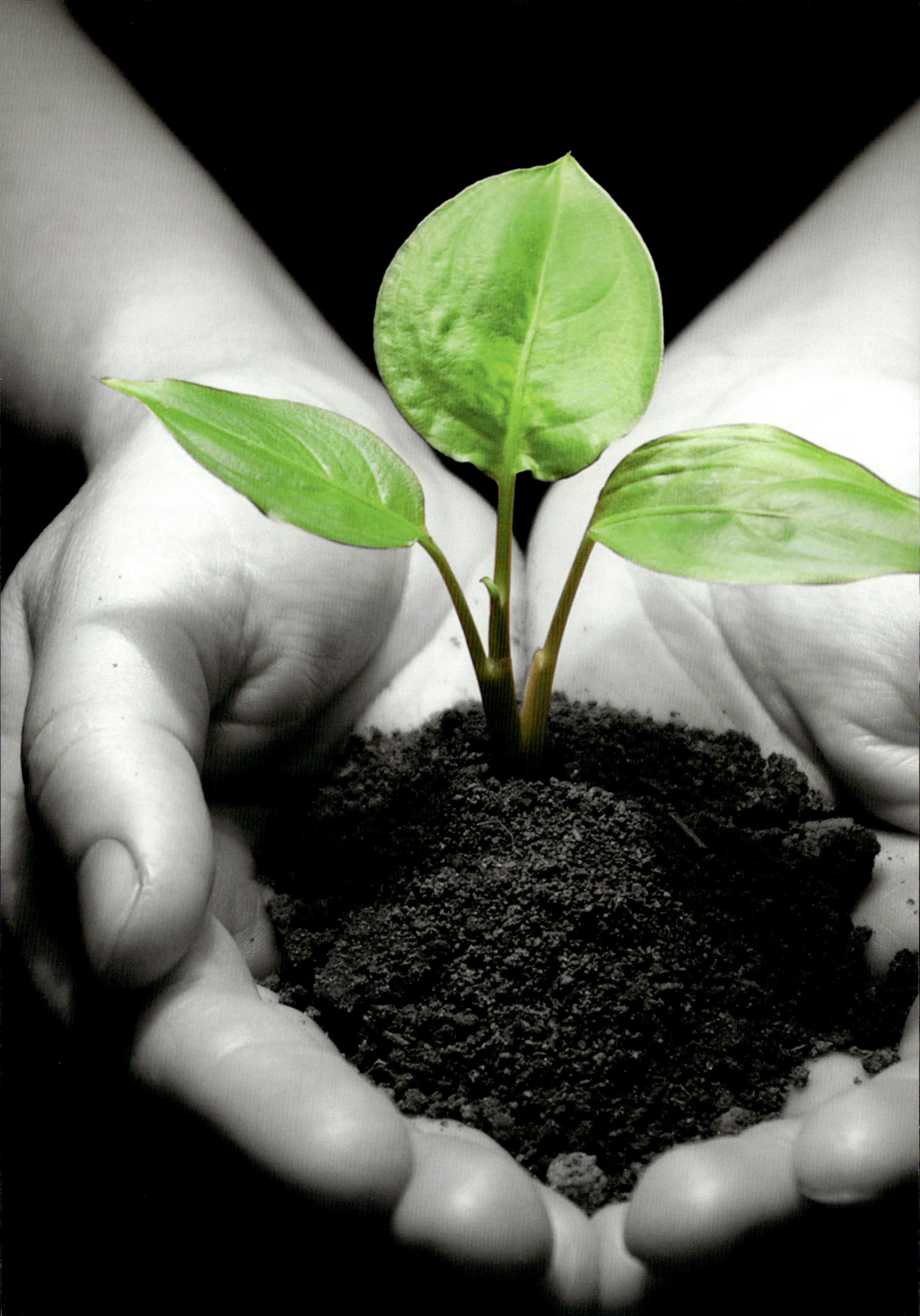

Vorher hatte ich irgendwie nie den vollen Zugang zu seinen Vorgehensweisen. Sicherlich spielte dabei auch eine Rolle, dass ich ja eigentlich die Ärztin war und nicht er, der Sportler! Doch nach dieser Erfahrung, nachdem ich selbst fühlte, wie er mir die Schmerzen „wegzauberte", war ich von seinen schmerztherapeutischen Fähigkeiten und der Wirksamkeit seines extra dafür entwickelten Bewegungssystems endgültig überzeugt.

## Die erste Zusammenfassung unserer Arbeit für die Öffentlichkeit: „Leichter leben"

Im Jahr 2000 erschien unser erstes Buch „BioTUNING - Leichter leben", in dem für Laien verständlich mein Therapiekonzept für natürliche Gesundheit beschrieben ist. Dieses Buch, von dem heute noch Leute sagen, es sei eines der am besten und verständlichsten geschriebenen Gesundheitsbücher, wurde ein Bestseller und aufgrund seines Erfolges 2006 in einer aktualisierten Version im Fischer-Taschenbuchverlag neu aufgelegt. Der Titel fasst das zusammen, was Roland und ich mit unserer Arbeit erreichen möchten: den Menschen Wege aufzeigen, leichter, glücklicher, gesünder leben zu können. Da Schmerzen heute einer der Hauptfaktoren sind, warum Menschen leiden und unglücklich sind, rückte die Ausarbeitung unserer ganzheitlichen Schmerztherapie immer weiter in den Vordergrund. Die inhaltlichen Zusammenhänge führten über unsere manualtherapeutische Maßnahme, der SchmerzpunktPressur, zu einer Verschmelzung der schmerzrelevanten Inhalte des Gesundheitssystems und des Bewegungssystems. In der Ausbildung der Schmerztherapie für Therapeuten sind deswegen neben der Akutmaßnahme der SchmerzpunktPressur auch die EngpassDehnungen aus Rolands Bewegungslehre und den Stoffwechsel optimierende Maßnahmen aus meiner natürlichen Gesundheitstherapie enthalten.

# Vom Ingenieurwesen und der Kampfkunst zur Schmerztherapie



Da ich weder Medizin studierte, noch - bevor ich Petra heiratete - Umgang mit Ärzten oder therapeutischen Inhalten hatte, war mir das Thema Schmerztherapie fern. Ich hatte aber seit meinem zehnten Lebensjahr diverse Kampfkünste trainiert. Diese Erfahrung mit Bewegung, Dehnung und muskulären Zuständen sollte die wichtigste praktische Grundlage für die Entwicklung unserer Schmerztherapie werden.

Das theoretische Wissen, das es mir ermöglichte, Denkweisen in schmerztheoretische Überlegungen einzubringen, die für herkömmliche Therapeuten völlig unüblich sind, hatte ich durch mein Studium des Wirtschaftsingenieurwesens, Fachrichtung Maschinenbau, erlangt.

Erst durch Petra kam ich in „engeren Kontakt" zu einer Medizinerin. Durch sie erfuhr ich, wie schulmedizinisch ausgebildete Menschen denken - selbst wenn sie sich wie Petra sehr zu den naturheilkundlichen Vorgehensweisen hingezogen fühlen.

Dadurch, dass seit 1984 wohl an die 10.000 Kampfkunst- oder Bewegungsschüler meinen Unterricht und den meiner Schulleiter besuchten und mir durch die schmerztherapeutische Arbeit unter Petras Aufsicht und Anleitung in ihrer Praxis die Behandlung von sehr vielen Schmerzpatienten möglich war, konnte ich während der vergangenen mehr als 20 Jahre permanent unsere Therapie optimieren.

# EFFEKT



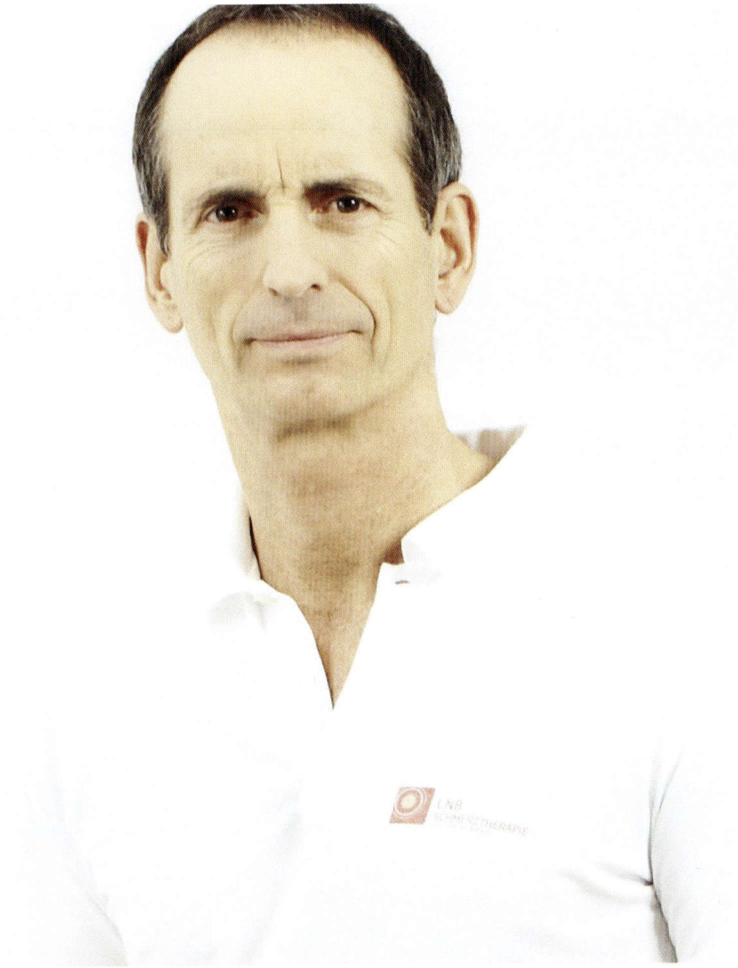

*Roland Liebscher-Bracht*

# So entstand das „Neue Schmerzverständnis“



Schon bei meinen Kampfkunstschülern und später dann beim Unterrichten gesunder Bewegung machte ich immer wieder die Entdeckung, dass sich bei Schülern und Ausbildern Schmerzzustände besserten. Und das sogar in den Fällen, in denen sie von behandelnden Ärzten oder anderen Therapeuten gewarnt worden waren, scheinbar belastende Bewegungen auszuführen.

Dieser Effekt faszinierte mich dermaßen, dass ich reine Gesundheitsklassen für Leute einrichtete, die nicht an Selbstverteidigung, aber an gesunder Bewegung interessiert waren. Dort unterrichteten wir ausgesuchte Bewegungen aus der Kampfkunst, die entsprechend der Beobachtung ihrer schmerzreduzierenden Wirkung immer weiter verändert wurden.

Damals wurde mir immer klarer, dass die Effekte nicht mit der Bewegung selbst, sondern mit deren Auswirkung auf die Muskelzustände, also den Trainingseffekten zusammenhingen. Schon lange hatte ich mich mit den DimMak-Punkten befasst, die laut asiatischer Kampfkunsttheorie in der Selbstverteidigung zum Ausschalten des Angreifers vorgesehen sind. Als ich dann in Kontakt mit verschiedenen Manualtechniken kam, bemerkte ich Zusammenhänge. Gleichzeitig aber wurde klar, dass viele die-

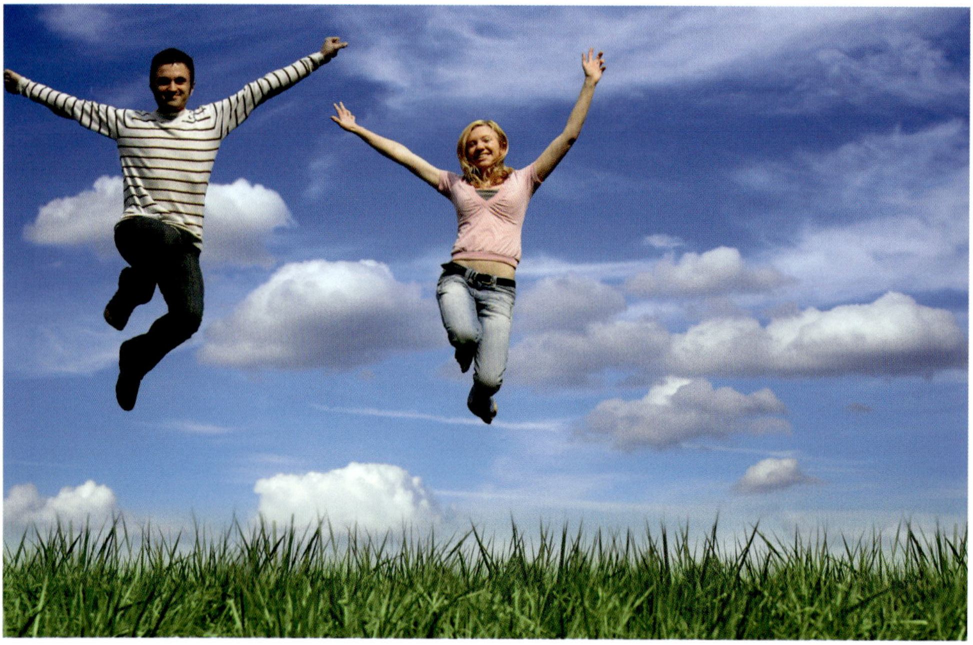

ser DimMak-Punkte wahrscheinlich nicht für die Anwendung im Kampf, sondern zur Schmerzreduzierung oder anderen therapeutischen Anwendungen gedacht waren.

Ich arbeitete mich ein, begann Anatomiebücher wie Romane zu lesen und bemerkte immer mehr Übereinstimmungen zwischen den verschiedensten Manualpunkten, deren Verbindung zu Muskeln, den dazu gehörigen Bewegungen und Schmerzreduzierungen in bestimmten Bereichen.

Als sehr hilfreich, wahrscheinlich sogar unerlässlich, erwies sich jetzt mein Studium des Wirtschaftsingenieurwesens. Die Maschinenbauinhalte, die 12 Semester lang mein Denken bestimmt hatten, hinterließen Spuren. Denn durch diese in „Fleisch und Blut" übergegangenen technisch-wissenschaftlichen Vorgehensweisen konnte ich das Bewegungssystem des Menschen ganz anders wahrnehmen, als Therapeuten normalerweise dazu in der Lage sind.

Verschleißvorgänge, Überbelastungen, Drehmomente, Hebelarme, Schwachstellen zu identifizieren, Fehler in solchen Systemen aufzuspüren und abzustellen, war in mechanischen Systemen Alltag für mich.

Es fiel mir nicht schwer, im Laufe der Zeit diesen Ingenieurs- und Mechanikerblick immer mehr auf das Bewegungssystem des Menschen zu fokussieren. Dadurch kristallisierte sich im Laufe der Jahre immer mehr eine Sicht der körperinternen Bewegungsvorgänge heraus, die bei der Betrachtung von Schmerzzuständen und Verschleißvorgängen ganz andere Fragen aufwarf und sich auf ganz andere Inhalte konzentrierte, als das in der herkömmlichen Schmerztherapie üblich ist.

Dadurch, dass wir über die Jahre von sehr vielen Patienten und Bewegungsschülern Rückmeldung bekamen, konnte unsere manualtherapeutische SchmerzpunktPressur als Akuttherapie und die bewegungstherapeutischen EngpassDehnungen (speziell von uns entwickelte Abläufe zur dauerhaften muskulären Umprogrammierung) immer mehr optimiert werden. Petras gesundheitstherapeutische Maßnahmen erwiesen sich als optimale Ergänzung, um die Schmerzreduzierung „von innen heraus" über den Stoffwechsel zu unterstützen und auf eine langfristig robuste Basis zu stellen.

Heute, nach über 20 Jahren Forschung und Anwendung, verfügen wir über eine vollständige Schmerz-Ursachen-Systematik, die den gesamten Körper einschließt. Viele Teilnehmer an unseren Ausbildungen sind sehr davon angetan, dass ihnen – auch wenn sie vorher aus persönlicher Erfahrung punktuell schon ähnlich therapiert haben – nun eine systematisch geordnete Behandlungsstruktur für die Schmerzzustände am ganzen Körper zur Verfügung steht.

# Wer es ganz genau wissen möchte: Der lange Weg zum Schmerzspezialisten



## Von Kindheit an zwei Leben: Kampfkunst und Schule

Ich wurde am 26.10.56 geboren und absolvierte meine 13 Schuljahre bis zum Abitur in Bad Homburg. Schon mit 10 Jahren begann ich mit dem Kampfsporttraining, zunächst Judo. Mit 17 wechselte ich dann zum Karate und trainierte das bis zu meiner Bundeswehrzeit, die ich als Vorbereitung auf mein Ingenieursstudium in der Kfz-Instandsetzung absolvierte.

## So geht es weiter: Kampfkunst und Studium

Anschließend studierte ich 12 Semester Wirtschaftsingenieurwesen, Fachrichtung Maschinenbau, und hängte zwecks Horizonterweiterung noch einige Semester Rechtswissenschaften, Betriebswirtschaftslehre und Volkswirtschaftslehre an. Mit dem Studium begann ich Taekwondo und Kickboxen in Frankfurt zu trainieren. Während der letzten Semester meiner Studienzeit baute ich mit meinem Schul- und Studienfreund Matthias Fester, einem Maschinenbauingenieur, der heute Kfz-Sachverständiger in Offenbach/Main ist, eine mittelständische Kfz-Reparaturwerkstatt auf. Auch das war eine gute Herausforderung, denn unsere Kunden bestanden zu 80 % aus Frankfurter Studenten, die immer das gleiche Problem hatten: Sie brauchten neuen TÜV für ihr Auto und hatten kein Geld, es in der Vertragswerkstatt reparieren zu lassen. Da unser Werbespruch lautete: „Wir machen es für die Hälfte“, waren wiederum viel Flexibilität, Ideen, Phantasie und Improvisationsvermögen gefragt, dieses Ziel auch bei guter Reparaturqualität zu erreichen. Durch die im Kampfsporttraining entwickelte Zielstrebigkeit, das im Maschinenbaustudium angesammelte technische Know-how, den im Betriebswirtschaftsstudium gelernten kaufmännischen Überblick und die jahrelange Bastelei an Fortbewegungstechnik hatten wir großen Erfolg und bald über 10 Angestellte. Viele ehemalige Frankfurter Studenten können sich noch gut an uns erinnern.

## Ein Traum geht in Erfüllung: Kampfkunstausbildung wie im alten China

Im Sommer 1983 lernte ich Petra kennen, die gerade ihr Medizinstudium absolviert hatte, und heiratete sie 3 Monate später. 1984 erfuhr ich von der Möglichkeit eines Vollzeitstudiums in der Kampfkunst WingTsun, des Stils, den Bruce Lee ursprünglich erlernt hatte. Sie wurde in Schloss Langenzell bei Heidelberg vom größten weltweit organisierten Kampfkunstverband angeboten. Da solch eine professionelle Kampfkunstausbildung schon immer mein Traum war und mich die Bewegungseffizienz und die bislang unbekannte Trainingsmethodik dieses

Stils faszinierte, wurde ich Privatschüler von Großmeister Kernspecht, der diesen weichen chinesischen Stil nach Europa gebracht hatte. Von da an vernachlässigte ich unsere Autowerkstatt völlig und trainierte wie ein Besessener an fünf Tagen die Woche, oft zusätzlich noch auf Lehrgängen am Wochenende. Ich fühlte, dass ich endlich etwas gefunden hatte, das die Bezeichnung „Berufung" verdiente, ahnte damals aber noch nicht, dass auch das nur ein weiterer Vorbereitungsschritt für meine eigentliche Aufgabe sein sollte.

## Kampfkunst als Beruf

Schon Ende 1985 eröffnete ich in Frankfurt meine erste Kampfkunst-Schule und verbreitete den Stil mit Franchise-Schulen, die durch von mir ausgebildete Trainer geleitet wurden, in den folgenden Jahren rings um Frankfurt immer weiter. Diese Tätigkeit machte mir sehr viel Spaß. Schon während der Schule konnte ich die Einseitigkeit des sitzenden Lernens nur ertragen, weil ich mehrere Male wöchentlich Judo trainierte und am Wochenende oft an Wettkämpfen teilnahm. Später hatte ich durch mein Kampfsporttraining die Bewegung, das Studium brachte mir die geistige Herausforderung und durch die Werkstatttätigkeit erlernte ich die technische Bastelei und Problemlösung.

Als Lehrer und Betreiber von Selbstverteidigungsschulen hatte ich nun endlich alles auf einmal: Die Bewegung für mich selbst, die Zusammenarbeit mit Menschen durch das Unterrichten, geistige Herausforderung durch die Entwicklung der neuen Bewegungslehre, das Verfassen von Texten und nicht zuletzt die Entwicklung von Marketingstrategien, um die neu gefundenen Inhalte auch möglichst vielen Menschen zugänglich machen zu können.

## Auswirkung von speziellen Bewegungen auf Schmerzen

Nachdem ich durch die „weiche" chinesische Kampfkunst WingTsun sehr früh die Zusammenhänge zwischen Bewegung und Gesundheit, insbesondere Schmerzen und Gelenkverschleiß, erkannte, spezialisierte ich mich neben der Ausbildung von Kampfkunst-Lehrern immer mehr auf die gesundheitlichen und schmerzreduzierenden Anwendungen von speziellen Bewegungsmustern. Anfangs waren das Originalbewegungen aus der Kampfkunst, später veränderte ich sie. Denn immer mehr kristallisierte sich heraus, dass deren Schmerz reduzierende Wirksamkeit massiv steigerungsfähig war. In der nächsten Stufe ersetzte ich die erweiterten und veränderten Kampf-Bewegungen durch völlig neue Bewegungsprofile, die sich immer mehr allein am roten Faden der genetisch erforderlichen Bewegungsreize orientierten. Da ich mich mehr und mehr mit Systemen zur Beeinflussung der Muskelzustände beschäftigte, bekam ich einen Überblick über verschiedenste manuelle Therapien wie Akupressur, Shiatsu und andere. Dadurch, dass mein Interesse immer weniger der Kampfkunst und immer mehr der Entwicklung gesundheitsfördernder, Gelenke entlastender und schmerzreduzierender Bewegung galt, arbeiteten Petra und ich zunehmend zusammen.

## Spezialisierung auf schmerzlindernde Bewegungen: Ein eigenes System

1990 lernte ich über Verbandskontakte Teile einer alten Manualtechnik kennen. Diese Herangehensweise hatte starke Ähnlichkeit mit den aus der asiatischen Kampfkunst bekannten „DimMak"-Punkten und den anderen Systemen, mit denen ich mich beschäftigt hatte. Beim DimMak handelt es sich um bestimmte Stellen am menschlichen Körper, an denen man Schmerzen zufügen, aber auch lindern kann. Ich erkannte zunehmend die systematischen Zusammenhänge zwischen den von mir zu dieser Zeit eingesetzten schmerzlindernden Bewegungsübungen und manuellen Beeinflussungsmöglichkeiten. In meinem Verband übernahm ich 1993/94 den Gesundheitspart der Schulleiteraus- und -weiterbildungen und unterrichtete die WingTsun-Lehrer und Ausbilder in schmerzreduzierender Bewegungstechnik. Durch meine Verbindungen in der Kampfkunstszene bekam ich Kontakt zu einem berühmten chinesischen Professor des QiGong, Professor Chu, der damals die Führungsriege der chinesischen Regierung mittels TCM (Traditionelle Chinesische Medizin) behandelte. Ich traf ihn während zweier Aufenthalte in Zentralchina, in Hongkong und auf seinen zahlreichen Besuchen in Deutschland. Dieser Professor konnte die schmerzreduzierenden Effekte nachvollziehen, bestätigte aber gleichzeitig, dass es in der TCM keine so direkt wirkende Methode gäbe und auch, dass das traditionelle QiGong nicht so schmerztherapeutisch zielgerichtet aufgebaut sei, da es andere Zielsetzungen, nämlich in erster Linie energetische, hätte.

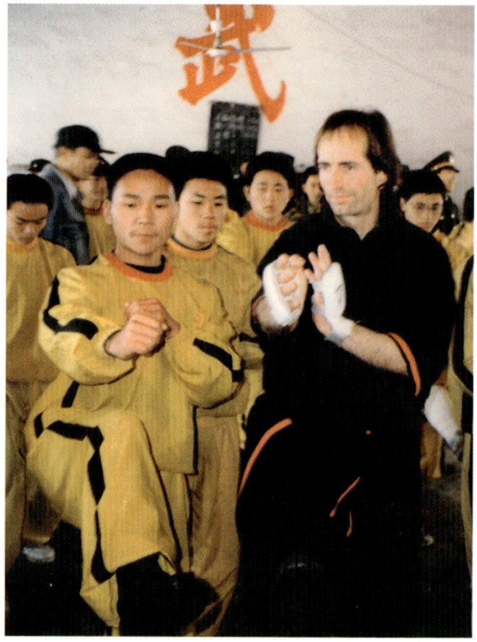


*Roland Liebscher-Bracht beim Unterrichten chinesischer KungFu-Schüler in einer der größten KungFu-Schulen Chinas nahe Loudi in der Provinz Hunan*

## Lange Beobachtung der Zusammenhänge zwischen Schmerzen und Muskelzuständen

Im Laufe der folgenden Jahre erarbeitete ich immer wirksamere Zusammenhänge zwischen manualtherapeutischen Manipulationen, bestimmten Bewegungsabläufen, neu gefundenen Zonen zur Beeinflussung und den heute verbreiteten Schmerzzuständen. Diese Erfahrung wendete ich bei meinen Schülern und in der Praxis meiner Frau bei deren Schmerzpatienten an. Die Ideen verschiedener anderer Ansätze und meine eigenen Erfahrungen, die ich durch die Bewegungsforschung machte, führten zu einer immer strukturierteren Manualtherapie, die ich später „SchmerzpunktPressur“ nannte. Angespornt und begeistert durch meine Erfolge bei den Schmerzpatienten meiner Frau und bei den Mitgliedern des Kampfkunstverbandes, strukturierte ich die bis dahin etwa zehnjährigen Erfahrungen und erstellte die erste Version meines auf Gesundheit und Schmerzfreiheit spezialisierten Bewegungssystems. 1995 unterrichtete ich erstmalig die unteren Ausbildungsstufen in der damaligen ersten Version. In Anlehnung an die Kampfkunst WingTsun nannte ich meine Bewegungslehre WingTsun-ChiKung.

## Eine neue Bewegungslehre für Schmerzfreiheit und Gesundheit

Von 1995 bis heute besteht neben der Weiterentwicklung der Manualtherapie meine Haupttätigkeit in der Weiterentwicklung der Bewegungslehre. Sie beinhaltet alle körperlichen und geistigen Übungen, um zunächst die muskulären Ursachen der heute verbreiteten Schmerzzustände zu beseitigen und damit den Bewegungsapparat mit allen beteiligten Strukturen bis ins hohe Alter gesund zu erhalten. Durch die ganzheitliche Funktionsweise hat das gesundheitsfördernden Einfluss auf die inneren Organe und alle anderen Funktionsebenen des Menschen. Die ganzheitlichen Aspekte von Bewegung interessierten mich schon lange Jahre. Bereits meine theoretische schriftliche Arbeit zum Erlangen des

6

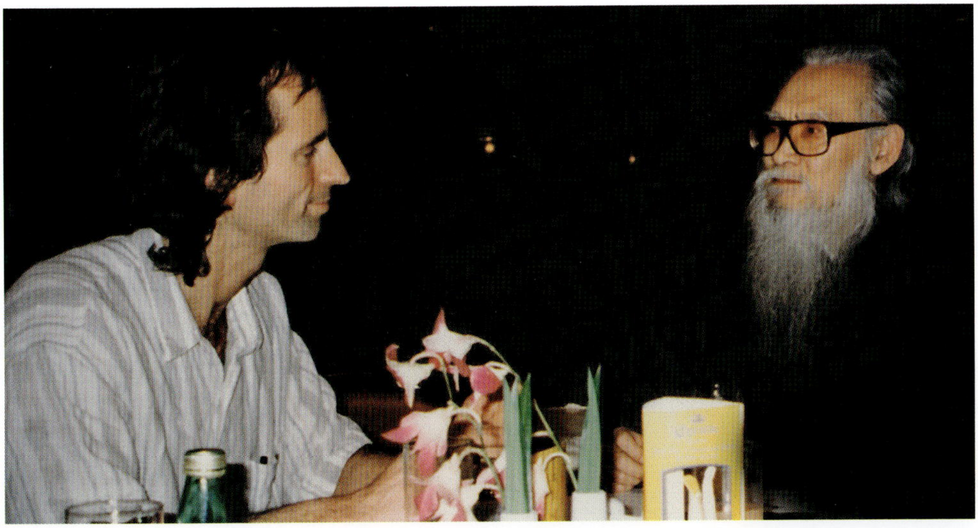

*Roland Liebscher-Bracht im Gespräch mit Professor Chu.*

ersten Meistergrades WingTsun bestand aus Bewegungsanalysen unserer Kampftechnik und der Untersuchung unserer Bewegungsformen auf energetische Effekte. Da die Energielehre in unserem Verband ein Schattendasein führte, verschlang ich eine Unzahl von Büchern zu diesem Thema und besuchte über einige Jahre Kurse verschiedener, meist asiatischer Energielehren. Dieses Wissen und das Training der entsprechenden Techniken bildete die Grundlage dafür, in der Kampfkunst, vor allem aber später in Entwicklung der Bewegungslehre für Gesundheit, die Anforderungen eines guten Energieflusses immer besser zu integrieren.

## Weiterbildung für Kampfkunst-Lehrer und verbandsinterne Ärzte und Therapeuten

Seit 1995 bildete ich in der neu geschaffenen Bewegungslehre, die aufgrund neuer Erkenntnisse permanent verändert und weiterentwickelt wurde, regelmäßig Lehrer des WingTsun-Verbandes aus. Ein nicht kleiner Teil der Kampfkünstler hatte Interesse daran, ihre kämpferischen Bewegungen durch gesunde Bewegungen auszugleichen und dies auch an ihre Schüler weiterzugeben. Die Angehörigen der Heilberufe, die bei uns Kampfkunst trainierten und an meinen Ausbildungen teilnahmen, setzten die damalige Version des Systems der SchmerzpunktPressur zur Schmerzbehandlung und Petras Erkenntnisse aus der Ernährungsmedizin bei ihren Patienten ein.

## Schicksalhafte Entwicklung seit dem Frühjahr 2007

Schon seit einigen Jahren hatten Petra und ich die Idee, unser Wissen im Bereich Gesundheit, Schmerztherapie und Bewegung auch an andere Therapeuten weiterzugeben. Irgendwie scheiterte das aber immer daran, dass wir selbst diese viele zusätzliche Arbeit nicht neben unserem schon mehr als großen Arbeitspensum hätten übernehmen können. Wir mussten uns also Helfer suchen. Diese enttäuschten uns leider so, dass wir es schließlich aufgaben, dieses große Projekt in Angriff zu nehmen.

Im Frühjahr 2007 sprach mich ein Frankfurter Kampfkunstschüler aus der Anfangszeit meiner WingTsun-Schule an, der ein Jahr zuvor an meiner Ausbildung teilgenommen hatte. Er fragte mich, ob mir eigentlich bewusst sei, dass ich es versäumen würde, meine Verantwortung gegenüber den Menschen wahrzunehmen. Ich war völlig perplex, denn Petra und ich hatten all die Jahre das Gefühl, mit unseren Vorgehensweisen sehr wohl den Menschen zu helfen. „Ja", war seine Antwort, das würden wir schon tun, aber nicht annähernd in dem Maße in dem das nötig sei um der Wichtigkeit der Sache auch nur im Ansatz gerecht zu werden. Denn so genial wie diese Schmerztherapie sei, müssten möglichst viele Menschen und vor allem Therapeuten davon erfahren.

Dann ging alles sehr schnell. Im Frühsommer planten wir die Vorgehensweise, während des Sommers schrieben wir alle notwendigen Texte und stellten die erste Version des Internetauftritts online. Im September schrieben wir die ersten Therapeuten in Deutschland an und luden sie zu unseren Vorträgen ein, im November 2007 fand in Bad Homburg die erste Ausbildung zum Schmerztherapeuten nach Liebscher & Bracht statt.

## Die große Nachfrage zeigt das dringende Bedürfnis nach einer wirksamen Schmerztherapie

Im Jahr 2008 explodierte die Nachfrage nach unserer Schmerztherapieausbildung. Wir selbst wissen ja seit langen Jahren, dass unser System „unglaublich" gut funktioniert. Was wir noch nicht einschätzen konnten, war, ob ein Therapeut, den wir ausbilden würden, dazu in der Lage wäre, vergleichbare Effekte zu erzielen. Nach der seitdem vergangenen Zeit, in der wir weit über tausend Therapeuten ausgebildet haben, wissen wir, dass es funktioniert. Natürlich haben diejenigen, die vorher schon manualtechnisch gearbeitet haben, einen Vorteil und natürlich muss geübt und im Praxisalltag all das Gelernte umgesetzt werden. Dadurch aber, dass die Vorgehensweise klar durchstrukturiert ist und exakte Behandlungsanweisungen mitgegeben werden, ist die Therapie von jedem, schon mit größtmöglichem Anfangserfolg, nach nur vier Tagen Intensivkurs durchführbar.

## Selbstständig und verbandsunabhängig seit September 2008

Im September 2008 beendete ich meine Mitarbeit im WingTsun-Verband, da dieser mir leider nicht mehr die Plattform bieten konnte, meine Bewegungslehre an alle Menschen vermitteln zu können und die von uns entwickelte Schmerztherapie an alle interessierten Therapeuten unterrichten zu können. WingTsun-ChiKung, wie meine Bewegungslehre seit 1995 hieß, existiert in dieser Form nicht mehr, da meine Inhalte konsequenterweise vollständig aus dem Unterrichtsangebot dieses Verbandes entfernt wurden.

Die Schmerztherapie, die Bewegungslehre und die natürliche Gesundheitstherapie werden seitdem unter der international geschützten Marke LNB, die für Liebscher & Bracht steht, verbreitet.

# Der Alarmschmerz – in seiner wirklichen Funktion bisher so gut wie unbekannt



Seit vielen Jahren verwenden wir in unserer Therapie den Begriff Alarmschmerz. Ich dachte mir nichts dabei und hielt das für völlig normal. Wie ist der Alarmschmerz zu definieren? Eine Warnung ist ein Zeichen oder eine Aufforderung, etwas zu tun oder zu lassen, damit nichts passiert. Damit nicht etwas Negatives eintritt.

Eine Warnung macht nur Sinn, wenn sie zeitlich vor dem Eintritt des schädigenden, negativen Ereignisses, vor dem sie warnt, ausgesprochen wird. Eine Warnung macht keinen Sinn, wenn das schädigende Ereignis schon eingetreten ist. Höchstens wenn nach dem Beginn der Schädigung noch weiter gewarnt werden muss, damit die Schädigung nicht schlimmer wird oder die Gefahr besteht, dass noch weitere Schädigungen hinzukommen.

Wie gesagt, arbeiten Petra und ich schon lange Zeit mit dem Begriff des Alarmschmerzes. Es ist noch nicht lange her, es war während einer Vortragstour im Frühsommer 2008, als wir den Schmerztherapie-Vortrag zum wiederholten Male überarbeiteten. Petra fragte mich, ob mir eigentlich bewusst sei, dass der Begriff des Alarmschmerzes, so wie wir ihn verwenden, in der herkömmlichen Medizin unbekannt sei.

Ich war völlig überrascht. Ich ging bis dahin davon aus, dass der Alarmschmerz, diese normalste Sache der Welt, jedem Schmerzpatienten, vor allem aber jedem Therapeuten, geläufig sei. Petra verneinte das.

Ich konnte es nicht glauben und rief deshalb einen Chirurgen an, der einige Zeit zuvor unsere Ausbildung besucht hatte. Ich bat ihn, alles zu vergessen, was er bei uns gelernt oder erfahren hatte, und stellte ihm die Frage, ob ihm die Bedeutung des Begriffes Alarmschmerz, einschließlich der Inhalte, mit dem wir ihn füllen, vor unserer Ausbildung bekannt gewesen sei.

Er verneinte das, war sich auch ziemlich sicher, dass er da kein Einzelfall sei. Ich war geschockt und Petra hatte ihre Wette gewonnen.

# WARNUNG

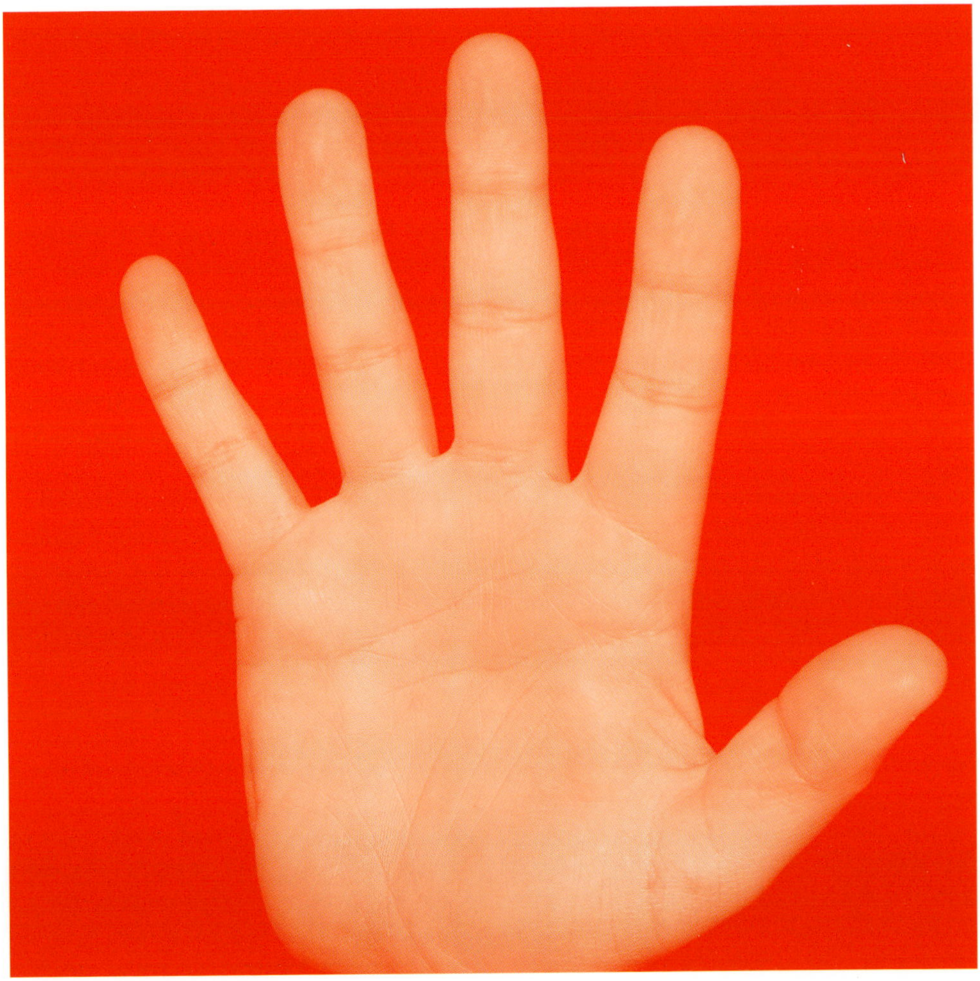

# Jahrzehntelange Erfahrungen widerlegen die herkömmliche Schmerztherapie



Immer wieder machten wir die Erfahrung, dass wir Schmerzen reduzieren konnten, die von anderen Therapeuten als therapieresistent eingestuft worden waren. An diese Situation gewöhnten wir uns langsam, auch wenn wir uns nicht erklären konnten, warum niemand oder nur so wenig andere die gleichen Prinzipien wie wir anwendeten.

Da wir zwischenzeitlich unsere eigene Theorie der Schmerzentstehung entwickelt hatten, waren diese schmerztherapeutischen Erfolge für uns auch logisch und nachvollziehbar. Uns fiel aber auf, dass es immer wieder Patienten gab, die ihre Schmerzen für nicht therapierbar hielten und die völlig überrascht waren, dass wir die Schmerzen reduzieren oder sogar ganz beseitigen konnten.

Irgendwann verstanden wir, warum das so war. Diese Patienten waren schon lange, bevor sie zu uns kamen, mit den unterschiedlichsten Techniken untersucht worden und es waren tatsächlich Schädigungen diagnostiziert worden. Sie hatten Bandscheibenvorfälle, mehr oder weniger fortgeschrittene Arthrose, Verkalkungen, Entzündungen, Beinlängendifferenzen, Nervenreizungen, Gleitwirbel, Morbus Bechterew oder andere ererbte Zustände. Ebenso wie ihre Therapeuten gingen sie fest davon aus, dass ihre Schmerzen von diesen real vorhandenen Zuständen verursacht wurden. Dies ist die herkömmliche Theorie der Schmerzentstehung: Schmerzen entstehen, wenn Strukturen geschädigt oder schädigend belastet werden. Schmerzrezeptoren übertragen diese Information der Verletzung über Nerven. Auf dieser Grundlage basiert die fragwürdige Maßnahme, bei Schmerzen, die herkömmlich nicht anders in den Griff zu bekommen sind, Nerven zu durchtrennen oder ganz zu entfernen.

Doch auch solche Schmerzen konnten wir so gut wie immer im Minuteneffekt deutlich reduzieren, viele schon in der ersten Behandlung ganz beseitigen. Was bedeutet das? Wenn wir einen Patienten haben, bei dem zweifelsfrei eine Schädigung vorliegt, er Schmerzen hat und wir diese Schmerzen massiv beeinflussen können, dann können diese Schmerzen nicht von den Schädigungen verursacht werden. Denn diese sind ja nach wie vor vorhanden.

Arbeitshypothese war also, dass es sich bei all diesen Schmerzen nicht um Schmerzen der geschädigten Struktur handeln kann. Es muss sich um eine andere Art von Schmerzen handeln. Die einzig logische Erklärung waren Alarmschmerzen. Projizierte Schmerzen, die die Aufgabe haben, vor etwas zu warnen, auf etwas aufmerksam zu machen.

Was könnte die Funktion dieser Alarmschmerzen sein? Eine logische Antwort wäre: der Schutz unseres Bewegungssystems. Denn die meisten dieser Schmerzen haben bekannterweise etwas mit ihm oder seinen Bewegungen zu tun. Vor was müsste das Bewegungssystem eines Bewegungstieres am meisten Angst haben? Natürlich vor Verschleiß! Denn ist der Bewegungsapparat geschädigt, die Bewegung oder die Beweglichkeit eingeschränkt, „läuft nichts“. Ein solches Individuum - wir - hätte im Laufe der Evolution nicht überleben können.

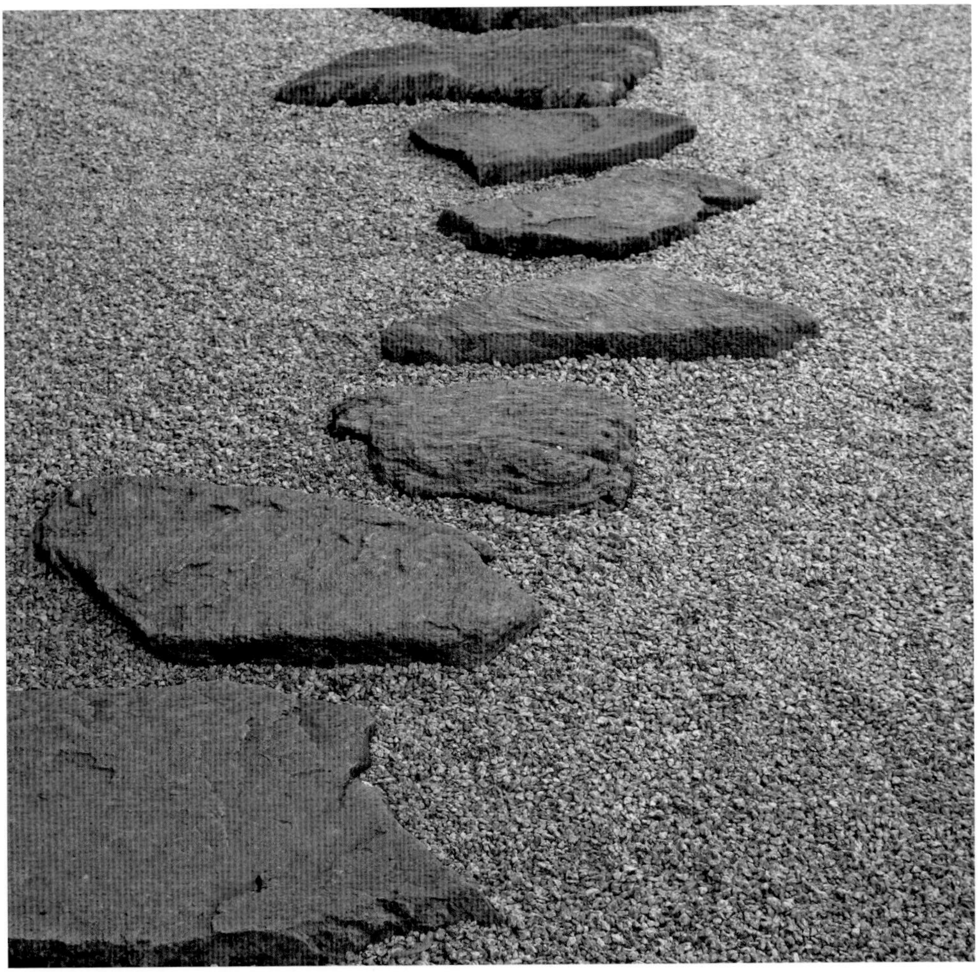

# Mein ganz persönlicher Umgang mit Schmerzen

## Schmerzen waren immer etwas Bedrohliches, Störendes



Ich erinnere mich noch genau, wie das vor langer Zeit mit den Schmerzen war. Denn als Kampfsportler hatte man häufig Schmerzen. Entweder von direkten Einwirkungen im Kampf oder einfach nur so. Jede Kampfkunst, die ich betrieb, hatte ihre typischen Schmerzen. Im Judo hatte ich häufig mit Verletzungen an den Zehen und Fingern sowie mit Schulter- und Handgelenkschmerzen zu tun. Bei Karate, Taekwondo und Kickboxen hatte ich häufig, auch teilweise langwierig, Knie- und Hüftgelenksprobleme. Meistens entstanden sie ohne erkennbaren Grund. Teilweise hielten sie sich eine ganze Weile, teilweise verschwanden sie schnell wieder. Ganz zu schweigen von den vielen Zerrungen, die man sich im Eifer des Gefechts zuzog.

Das Problem war immer das Gleiche: Soll man zum Arzt gehen, soll man röntgen lassen, soll man etwas einnehmen – oder einfach warten, was passiert, und so gut wie möglich weiter trainieren? Ich gebe zu, dass ich mich oft für Letzteres entschied. Der Gang zum Arzt war aufwändig, kostete Zeit und ich hatte schon einige Male die Erfahrung gemacht, dass der Verlauf sowieso der gleiche war. Man wartete – diesmal nun mit dem Einverständnis des Arztes –, bis die Schmerzen wieder nachließen. Von der ganzen Salbenschmiererei hielt ich nicht viel. Ich hatte nach vielen Versuchen das Gefühl, dass der Ablauf sich dadurch nicht wesentlich ändert.

## Wie Schmerzen sich verwandeln können

Irgendwann vollzog sich eine Veränderung. Ich vermute, mein Unterbewusstsein suchte einen Ausweg, um bei den häufigen Schmerzen zu verhindern, dass ich übellaunig wurde, da ich von Haus aus ein sehr positiver Mensch bin. Irgendwann begann ich, den Trainingskollegen und Freunden von meinen Schmerzen zu erzählen. Ich erwischte mich, dabei sogar etwas wie Stolz zu empfinden. Nach dem Motto: Wo gehobelt wird, fallen Späne. Oder: Seht her und bewundert mich, ich bin ein so toller, ernsthaft trainierender Kampfsportler, ich bin dauernd verletzt. Dass das eher peinlich war und ein Beweis dafür, dass ich meine Bewegungen oder auch den Angreifer nicht unter Kontrolle hatte, kam mir damals nicht in den Sinn. Ich hatte das Gefühl, als Kampfsportler umso vollwertiger zu sein, je mehr ich verletzt bin oder Schmerzen habe. Meine Trainingskollegen verhielten sich ähnlich und so überboten wir uns noch in der Schilderung unserer heroischen Schmerzzustände. Eine ähnliche Angewohnheit erleben wir immer wieder bei Patienten: Mein Knie, meine Schulter, meine Hüfte ... ist kaputt! Auch bei vielen Schmerzzuständen, bei denen gleichzeitig Schäden nachgewiesen sind, tun sich die Menschen damit keinen Gefallen. Denn wenn ich davon überzeugt bin und dauernd erzähle, dies oder jenes sei „kaputt", wie soll es meinem Körper gelingen, diesen Zustand wieder zu verbessern?

## Der Wandel vom störenden Schmerz zum hilfreichen Alarmschmerz

Wie bereits erwähnt, war ich gewohnt, dass intensives Ausüben des Kampfsports nach und nach immer mehr zu Schädigungen und damit verbundenen Schmerzen führt. 1984 begann ich dann mit einem anderen System, der „weichen", chinesischen Kampfkunst WingTsun. Da ich von Anfang an eine Berufsausbildung absolvierte, bei der ich acht Stunden täglich trainierte, war ich nicht ganz sicher, wie mein Körper – ich war ja inzwischen „schon" siebenundzwanzig Jahre alt – das verkraften würde. Interessanterweise bekam ich aber überhaupt keine Probleme. Ganz im Gegenteil fühlte ich mich trotz des enormen Trainingspensums sehr gut. Doch richtig aufmerksam wurde ich erst, als nach der Eröffnung meiner ersten Schule immer mehr meiner Schüler über nachlassende Probleme berichteten. Zu diesem Zeitpunkt begann sich mein Weltbild langsam zu verändern. War es vorher so, dass ich bei Schmerz die Bewegungen im betroffenen Bereich möglichst vermied, merkte ich mehr und mehr, dass es Bewegungen gab, die die Situation nicht verschlimmerten, sondern verbesserten. Als dann später die SchmerzpunktPressur hinzukam, wurde es noch deutlicher. Schmerzen veränderten sich immer mehr zu Informanten, welche Bewegung man jetzt zu tun hätte und welche Körperstellen zu behandeln wären. Die ganze Bedrohung, die vorher von Schmerzen ausging, die Angst, jetzt wäre etwas „kaputt" gegangen, drehte sich komplett herum. Jetzt ging es immer mehr darum, zu beobachten, was schmerzt, die richtigen Schlüsse daraus zu ziehen und dann entsprechende Gegenmaßnahmen für das Wohlergehen des Körpers zu ergreifen.



### Die wundersame Eigenheilung der Ischialgie und des Außenmeniskus

Ich werde nie vergessen, wie ich mir eines Abends im Training beim Geben eines Fußtritts gegen den Oberschenkel des Trainingspartners das Bein verriss. Am nächsten Morgen bemerkte ich schon beim Aufstehen, dass ich das rechte Knie kaum beugen konnte. Ich konnte nur humpelnd laufen und durfte beim Treppensteigen das Bein weder beugen noch voll belasten. Mein erster Gedanke war: Außenbandanriss oder Außenmeniskuseinriss mit Ischiasreizung, da der Schmerz an der Knieaußenseite ein Zentrum hatte und sehr peinigend den ganzen Oberschenkel hinaufstrahlte. Ich fand keine Position, in der ich schmerzfrei war. Ob ich lag, saß oder stand, es tat höllisch weh. Als es am nächsten Tag noch unverändert schmerzte, war ich kurz davor, zum Unfallarzt zu gehen, um eine entsprechende Aufnahme machen zu lassen und herauszufinden, was alles kaputtgegangen war. Obwohl ich damals anderen Leuten schon gut helfen konnte, kam ich zunächst auch nicht auf die Idee, mich selbst zu behandeln. Der Schmerz war so groß, dass ich automatisch das dachte, was wohl viele Therapeuten in solch einer Situation denken würden: Da ist etwas gerissen oder zumindest angerissen. Da ich, um den Schmerz irgendwie zu beruhigen, öfters mit der Hand am Bein entlangmassierte, bemerkte ich eine Stelle, die viel druckempfindlicher war als ihre Umgebung. Ich setzte mich in eine Position, in der ich sie gut erreichen konnte, und wendete dort die Schmerzpunkt-Pressur an. Diese Stelle kannte ich damals noch nicht, ich behandelte sie zum ersten Mal. Nach einigen Minuten der Behandlung war ich sehr gespannt auf das Ergebnis, da ich während der Therapie schon eine Änderung bemerkt hatte. Ich stand auf und versuchte vorsichtig zu laufen und mein Knie zu beugen. Ich bekam Gänsehaut, als ich merkte, dass ich fast völlig normal laufen konnte und der Schmerz an Knie und Oberschenkel so gut wie nicht mehr vorhanden war. Auf ähnliche Art und Weise fand ich im Laufe der Jahre entweder bei mir selbst oder auch bei Patienten immer wieder neue Behandlungszonen, die ich dann, nachdem sie sich bewährt hatten, in unsere Behandlungsstruktur aufnahm.

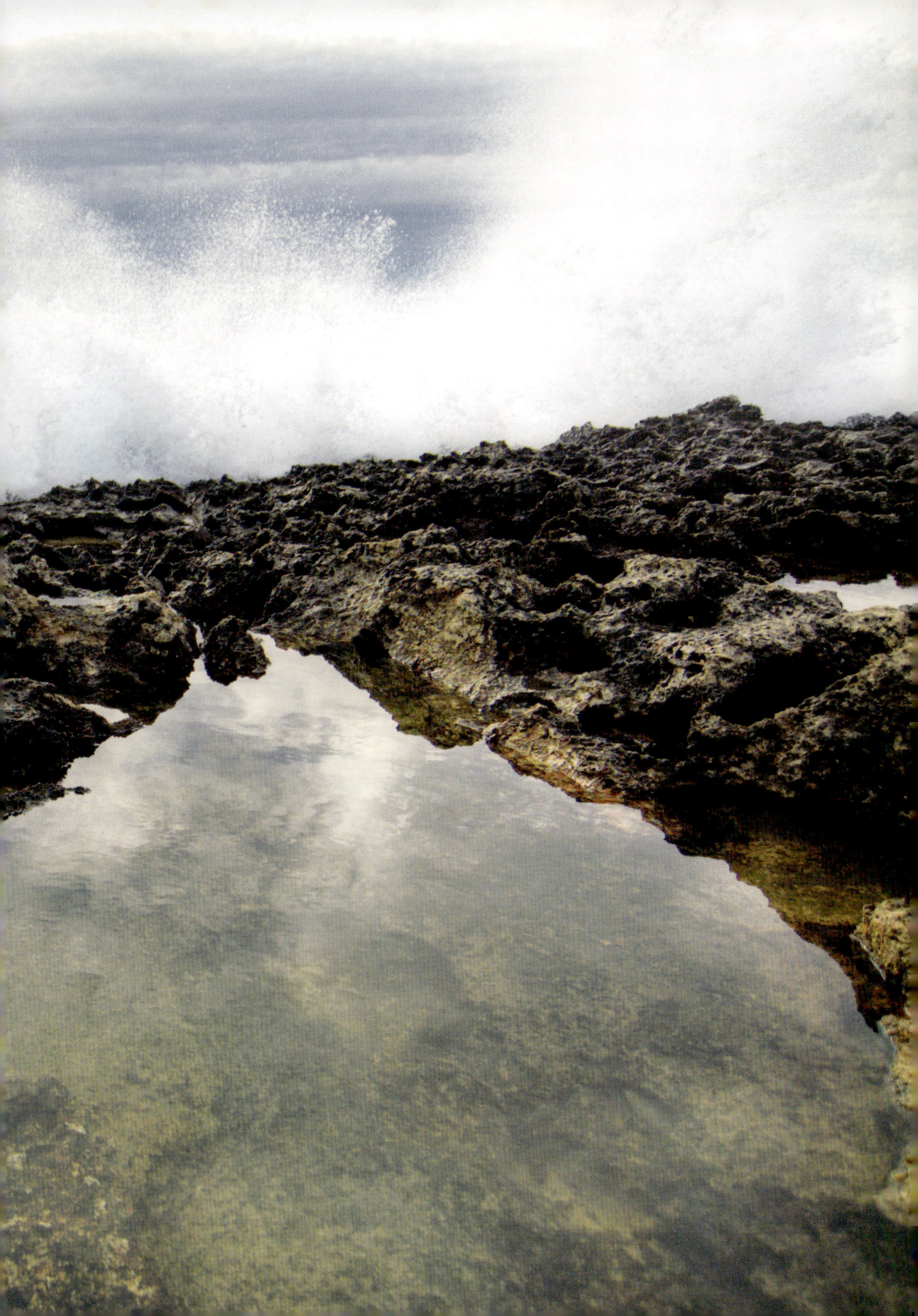

# Schütten Sie Ihr Glas aus

Die Chinesen sagen, man muss sein Glas ausschütten, bevor man frisches Wasser hineinfüllen kann. Auch wenn man es nicht vollständig leert, sollte man ausreichend Platz für Neues lassen. Denn je voller es ist, desto weniger passt hinein.

Leider ist bei vielen Menschen heute das Glas so voll, dass nichts Neues mehr hineinpasst. Sie sind so überzeugt von sich und ihrer Meinung, dass kein Platz, keine Bereitschaft mehr vorhanden ist, sich neue Dinge auch nur anzuhören. Oder dass sich viele Menschen neue Meinungen nur anhören, um sich selbst zu bestätigen, dass diese falsch sind, um beruhigt wie gewohnt weitermachen zu können.



Die wenigsten dieser Menschen machen sich klar, dass die Wahrheit von heute schon sehr oft der Irrtum von morgen war. Vor allem im Bereich der Medizin. Jede Lehrmeinung in jeder Epoche war zutiefst davon überzeugt, dass die jeweils herrschende Wahrheit unumstößlich sei. Wir wissen inzwischen, wie viele dieser Wahrheiten heute nur noch mitleidig als Irrtümer vergangener Zeiten belächelt werden.

Was macht uns heute so sicher, dass nach uns in der Zukunft nichts Neues mehr kommt?

Wenn Geschichte einen Sinn hat, dann den, dass man, wenn möglich, aus ihr lernen sollte. Sind Sie bereit dazu? Haben Sie Ihr Glas ausgeschüttet? Sie dürfen den alten Inhalt ruhig noch aufheben. Wenn sich das von uns sogenannte „Neue Schmerzverständnis“ als Unsinn entpuppen sollte, dann dürfen Sie die alte Flüssigkeit gerne wieder in Ihr Glas füllen. Wenn nicht, schütten Sie sie endgültig weg.

Noch eine Bemerkung sei uns gestattet: Erinnern Sie sich daran, dass die wahren Dinge immer sehr einfach sind. Lassen Sie sich bitte niemals mit Kompliziertheit beeindrucken. Wer es nicht schafft, die Genialität eines von ihm vertretenen Vorgangs nachvollziehbar zu beschreiben, wird seine Inhalte niemals vielen Menschen zugänglich machen können.

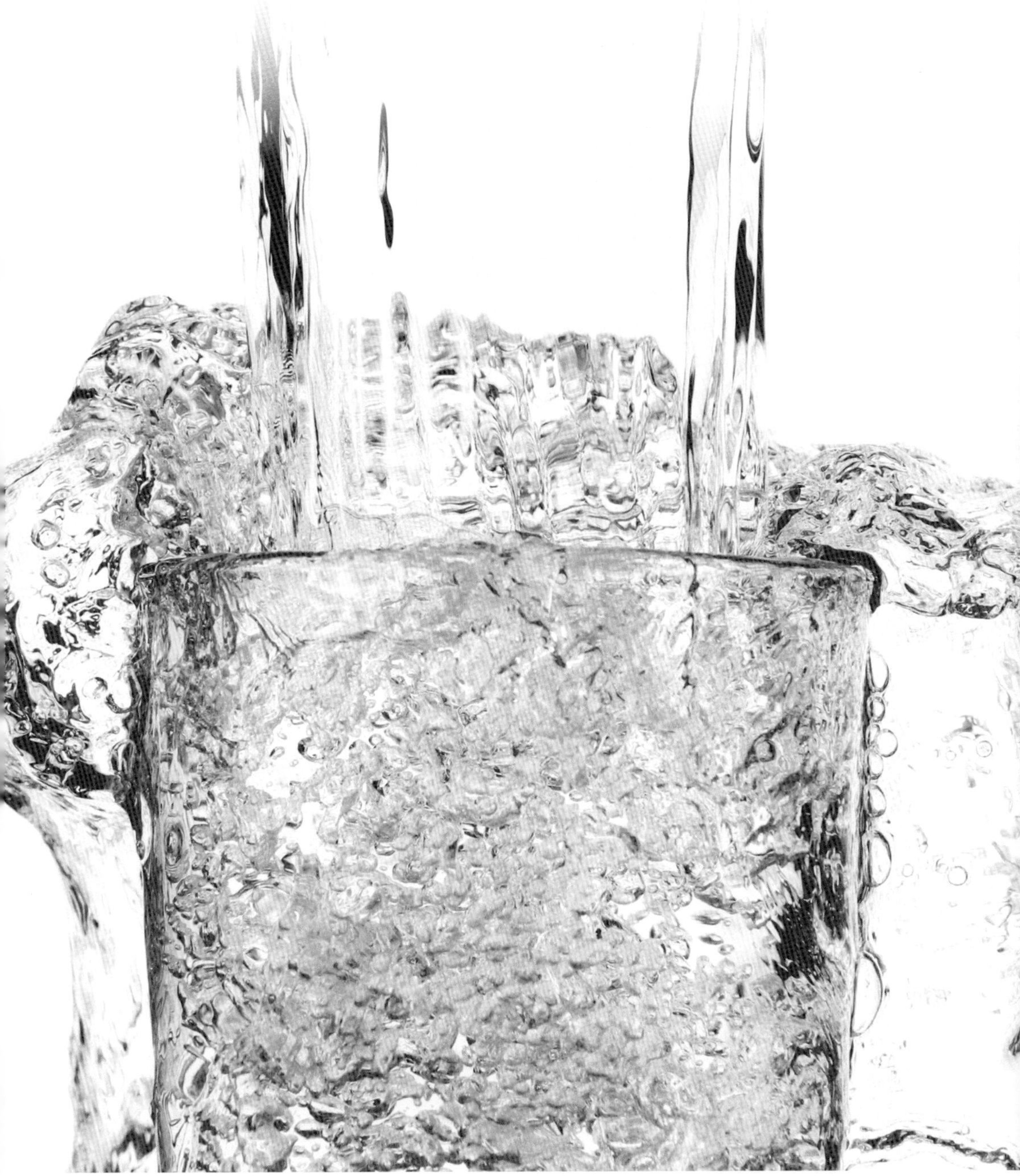

# Die durch die Evolution begründete Theorie der Schmerzentstehung



Wenn die meisten der heute verbreiteten Schmerzen Alarmschmerzen sind, die vor einem Verschleiß oder einer Schädigung der Gelenke und der Wirbelsäule warnen sollen, dann ist es unerlässlich, sich mit der Mechanik des Verschleißes zu beschäftigen.

Jedes Gelenk ist von Muskeln überspannt, die über ihre Längenveränderung eine Bewegung der Knochen, an denen sie befestigt sind, hervorrufen. Es gibt für jede Bewegung zwei Gruppen von Muskeln.

Die eine Gruppe besteht aus den Auslösern einer Bewegung. Sie ziehen sich aktiv zusammen, werden dadurch kürzer und ziehen den Knochen, an dem sie befestigt sind, mit sich. Man nennt sie Agonisten, die Ausführenden.

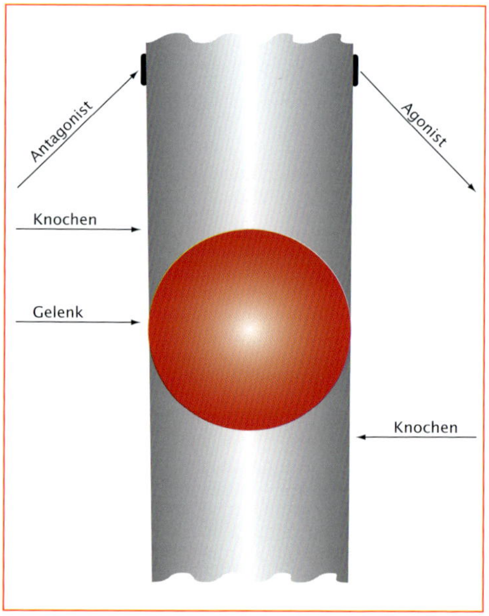


*Fig. 01*

Die andere Gruppe besteht aus den Muskeln, die bei einer Bewegung passiv nachgeben. Vereinfacht ausgedrückt, überspannen sie das Gelenk auf der Gegenseite. So, wie die sich kontrahierenden Muskeln, die Agonisten, kürzer werden, werden die Muskeln dieser Gruppe länger, damit der Spielraum für die Bewegung des Knochens vorhanden ist. Diese Muskeln nennt man Antagonisten, die Nachgebenden.

Stellen sie sich eine Wippe vor. So wie die eine Seite heruntergeht, so muss die andere Seite hinaufgehen, sonst kommt keine Bewegung zustande. Das Schaukeln auf der Wippe wird dadurch möglich, dass beide Kinder ungefähr gleich schwer sind und sie sich, wenn sie sich dem Boden nähern, mit den Füßen abdrücken, um sich leichter zu machen. Auf diese Weise können die Kinder so lange wippen, wie sie möchten. Das entspricht der Situation, dass die Agonisten einer Bewegung den Knochen leicht in die gewünschte Position ziehen können, wenn die Antagonisten dieser Bewegung schön geschmeidig nachgeben. Bei der Gegenbewegung drehen sich dann die Funktionen herum. Die Antagonisten, die vorher nachgegeben haben, werden jetzt zu den Agonisten, die sich zusammenziehen. Die Agonisten, die sich vorher zusammengezogen haben, werden jetzt zu den Antagonisten, die nachgeben.

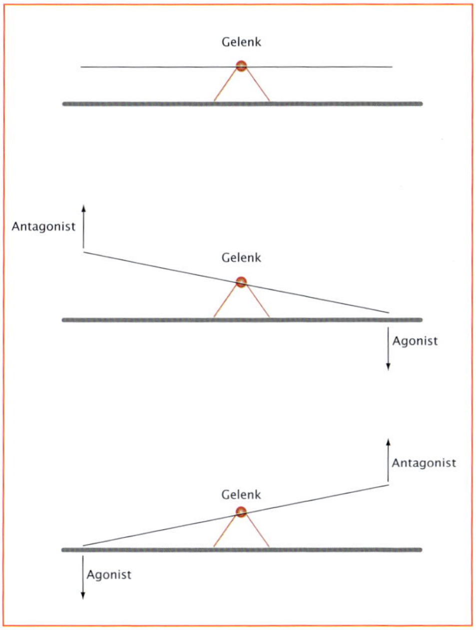


*Fig. 02*

Waren Sie schon einmal in einem Fitnesscenter, haben vielleicht selbst trainiert oder haben sehr muskulöse Menschen gesehen? Viele, die nur auf große Muskeln Wert legen und sich nie ausreichend dehnen, haben das Problem, dass ihre Muskeln kürzer werden. Das kann so weit gehen, dass sich beispielsweise die locker herabhängenden Arme nicht mehr ganz strecken, die Ellenbogen also mehr oder weniger gebeugt bleiben.

Das liegt daran, dass zum Beispiel beim Bizepstraining sehr viele Restkontraktionen, das sind kleine Restspannungen, angehäuft werden, bis der Bizeps durch die immer größer werdende Vorspannung so viel Gegenkraft entwickelt, dass die Schwerkraft nicht mehr ausreicht, den Ellenbogen bei herabhängenden Armen in die Streckung zu ziehen.

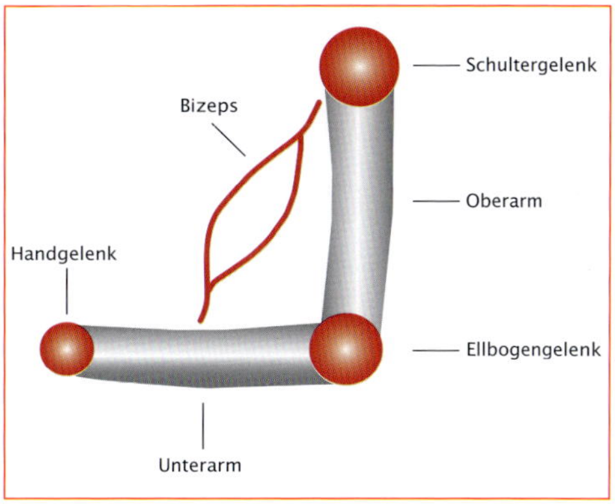


*Fig. 03*

Das entspricht der Situation auf der Wippe, wenn das Kind, welches unten ist, sich nicht oder nur zu wenig abstößt. Das Kind, welches auf der anderen Seite gerade oben ist, hat Schwierigkeiten, wieder hinunter zu kommen.

Was passiert nun, wenn der Antagonist, in unserem Beispiel der Bizeps, nicht ausreichend und flexibel nachgibt, wenn er zäh dagegen zieht? Stellen Sie sich die Wippe vor. Jemand hält die eine Seite am Boden fest, während jemand anders die Seite, die oben ist, herunterdrücken will. Wohin geht die Kraft, die sich durch diesen Wi-

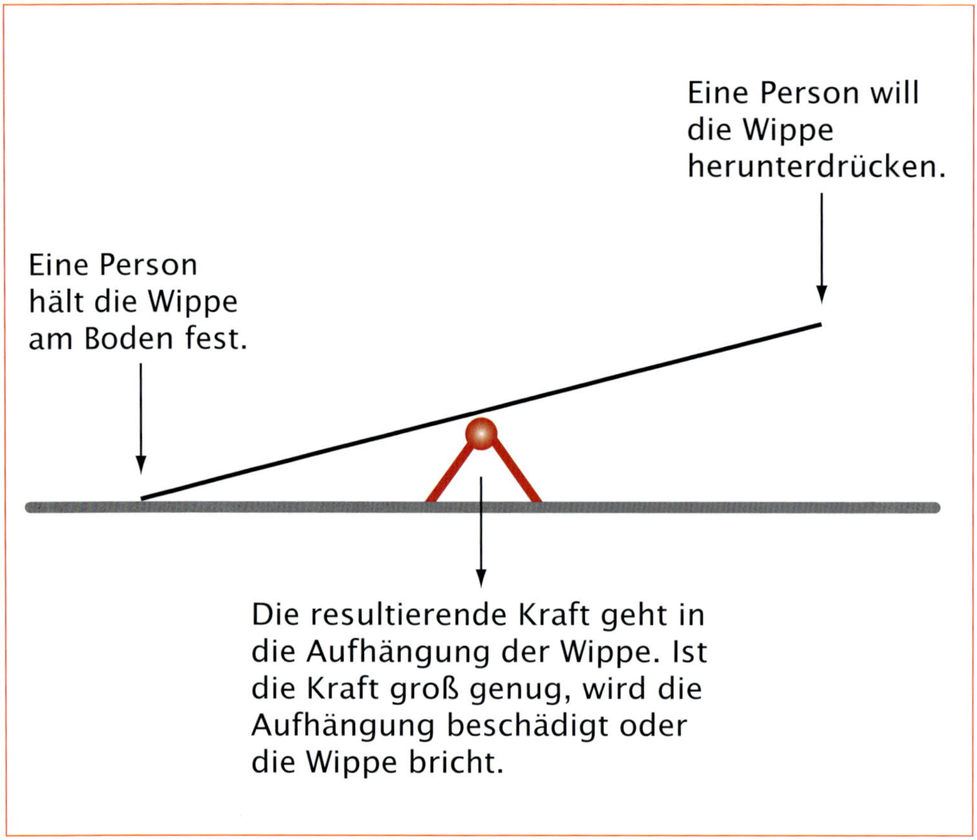


*Fig. 04*

derstand aufbaut? Richtig, sie geht in die Aufhängung der Wippe, in das Lager, um das sie sich dreht.

Dieser Drehpunkt der Wippe entspricht dem Drehpunkt zwischen beiden Knochen, dem Gelenk. Können Sie sich vorstellen, was mit einem Gelenkknorpel passiert, der bei seiner Gleit- oder Rollbewegung, welche bei der Knochenbewegung auftritt, mit wesentlich höherem Druck zusammengedrückt wird, als das biologisch vorgesehen ist? Er wird durch diese zu große Beanspruchung verschleißen.

In unserem Beispiel der Wippe hält jemand, auf den wir keinen Einfluss haben, die eine Seite am Boden fest und lässt sie nicht los. Ein anderer, der uns gehorcht, versucht nun, die Gegenseite der Wippe gegen diese Kraft nach unten zu drücken. Wenn wir das bemerken und warnen wollen, um zu vermeiden, dass die Wippe bricht, wen könnten wir anschreien, sofort mit dem Drücken aufzuhören? Natürlich denjenigen, der uns Folge leistet. Denjenigen, der versucht, die Seite, die oben ist, nach unten zu drücken. Denn nur ihn können wir davon abhalten, die Wippe so zu belasten, dass sie eventuell bricht.

Die Seite der Wippe, die unten gehalten wird, steht für die Antagonisten. Die Seite, die oben ist, für die Agonisten. Wenn der Körper also die Gefahr der Überbelastung seines Gelenks spürt, wo würde er eingreifen? Natürlich bei den ansteuerbaren Agonisten, den Muskeln, die die Bewegung aktiv auslösen. Denn die Antagonisten, die auf Grund ihrer Verkürzung nicht nachgeben können, sind nicht ansteuerbar.

Deswegen projiziert der Körper einen Alarmschmerz in die Agonistenseite. In dem Moment, in dem sie kontrahieren wollen, strahlt Schmerz aus und hindert sie daran. So schützt der Körper seine Gelenke vor übermäßiger Belastung. Der Alarmschmerz ist die Sprache des Körpers. Er warnt uns davor, unsere Gelenke zu schädigen. Denn nur, wenn wir uns bewegen können, können wir überleben.



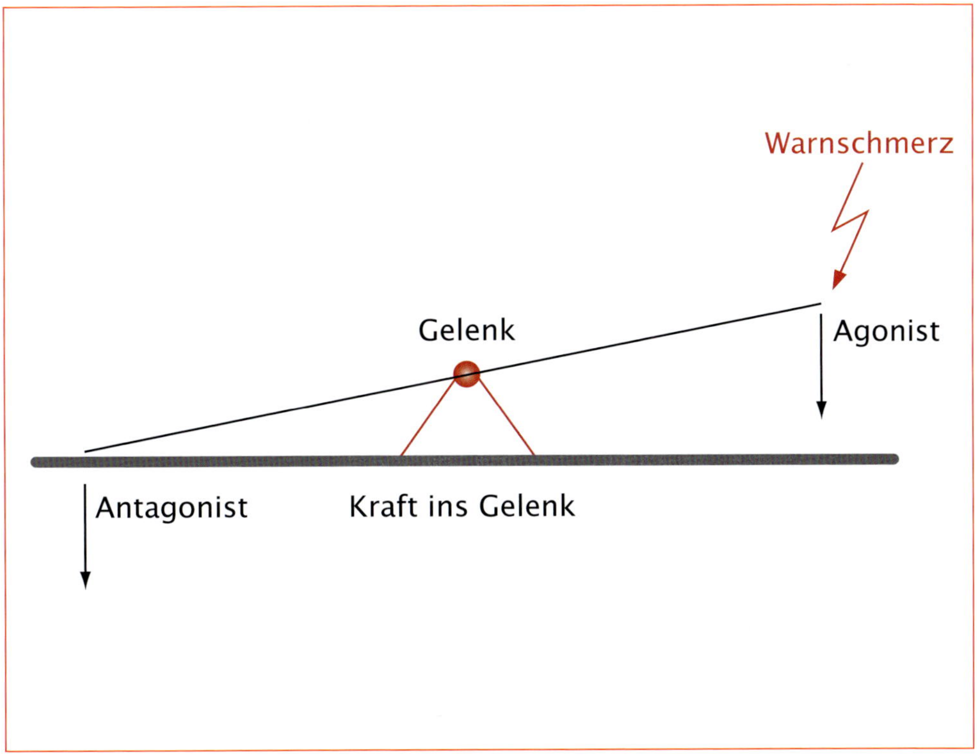


*Fig. 05*

# Entwickeln Sie ein Selbst-Verständnis für die neue Theorie der Schmerzentstehung

8

## Spüren Sie selbst, bei einem Partnerversuch, warum ein Gelenk verschleißt

Lassen Sie uns mit einem Partnerversuch selbst spüren, was beim Verschleiß eines Gelenks passiert. So können Sie die Vorgänge, die zum Auslösen des Alarmschmerzes führen, besser nachvollziehen.

Zunächst lassen Sie uns noch einmal Übereinstimmung über einen einfachen bewegungsanatomischen Zusammenhang herstellen, den wir schon eben im vorangegangenen Teil besprachen. Wenn ich meinen Arm gestreckt halte, dann ist mein Streckmuskel, der Trizeps, kurz. Er hat als Agonist durch sein Zusammenziehen (Kontraktion) die Streckung ausgelöst. Mein Beugemuskel, der Bizeps, ist dabei lang. Er wurde als Antagonist auseinandergezogen, weil er, um die Streckung zu ermöglichen, nachgeben musste.

Nun zieht sich der Bizeps als Agonist zusammen (kontrahiert), während der Trizeps als Antagonist nachgeben muss, um die Bewegung zu ermöglichen. Dadurch beugt sich der Arm im Ellenbogen.

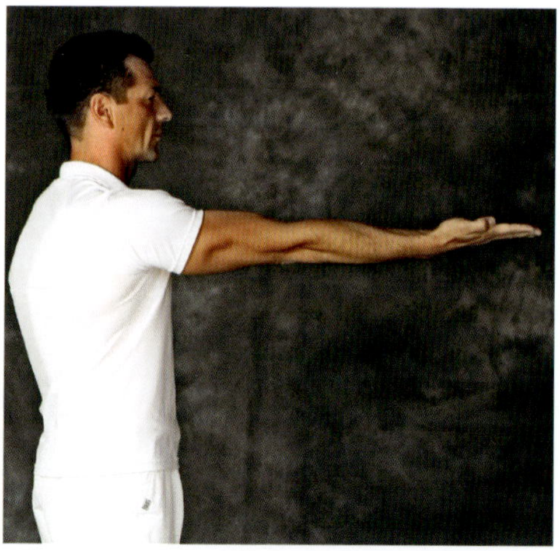

Zieht sich der Bizeps als Agonist immer mehr zusammen, muss der Trizeps als Antagonist immer mehr nachgeben. In der

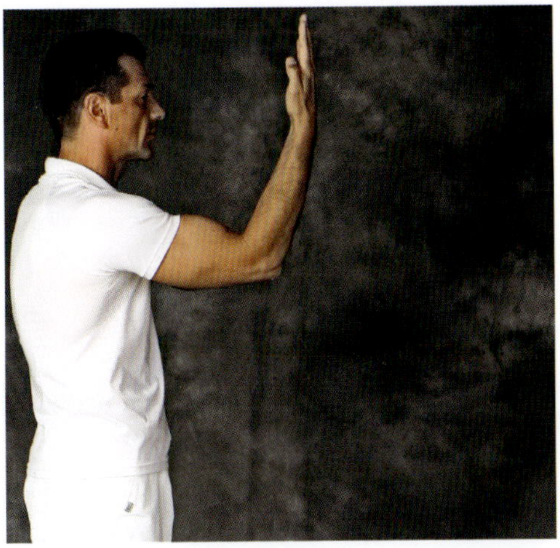

extremen Beugung drückt der Unterarm gegen den Oberarm und der Ellenbogen kann nicht weiter gebeugt werden.

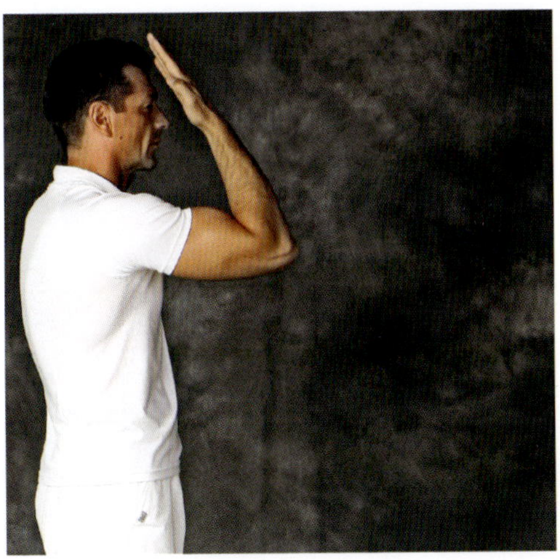

Gehe ich nun von der maximal angewinkelten Position aus und möchte den Arm strecken, dann muss sich der Trizeps als Agonist kontrahieren, also verkürzen. Der Trizeps, der vorher der nachgebende Muskel, der Antagonist war, wechselt jetzt also seine Funktion. Im gleichen Moment muss der Bizeps, der ja eben noch kurz war, länger werden und nachgeben. Er wechselt seine Funktion ebenfalls und wird nun zum Antagonisten bei der Streckbewegung.

Je mehr der Trizeps als Agonist sich zusammenzieht (kontrahiert), desto mehr muss

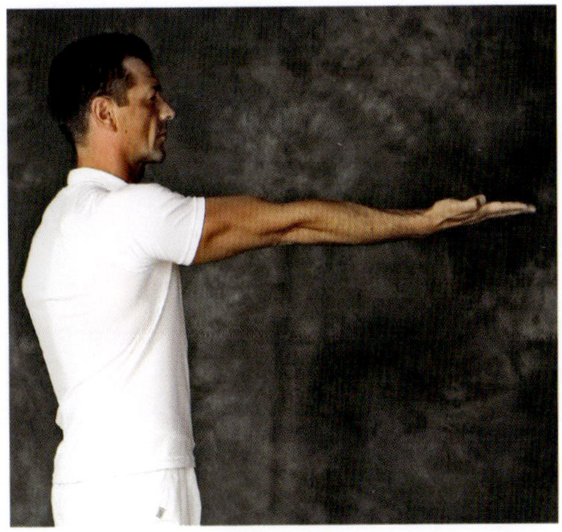

der Bizeps als Antagonist nachgeben. Ist der Ellbogen maximal gestreckt, ist die Streckbewegung fertig.

## Spüren Sie selbst, wie sich ein normal funktionierendes Gelenk anfühlt

Nehmen sie nun ein Handtuch, einen Schal oder ein ähnliches Stück Stoff und legen es über den horizontal ausgestreckten Arm des Partners, so dass es etwa gleich lang auf beiden Seiten herunterhängt. Nun greifen Sie mit beiden Händen die herabhängenden Enden. Die Seite der rechten Hand ist nun der Trizeps, die Seite der linken Hand der Bizeps. Nun ziehen Sie das Stoffende, das Sie mit der rechten Hand gegriffen haben, langsam herunter und geben mit der linken Hand geschmeidig nach, so dass das Stoffende der linken Hand dem Zug nach oben folgen kann. Sie halten den Stoff dabei in leichter Spannung, so dass er gestrafft ist und nicht durchhängen kann.

Nun führen Sie die Gegenbewegung aus: Die linke Hand zieht den Stoff nach unten,

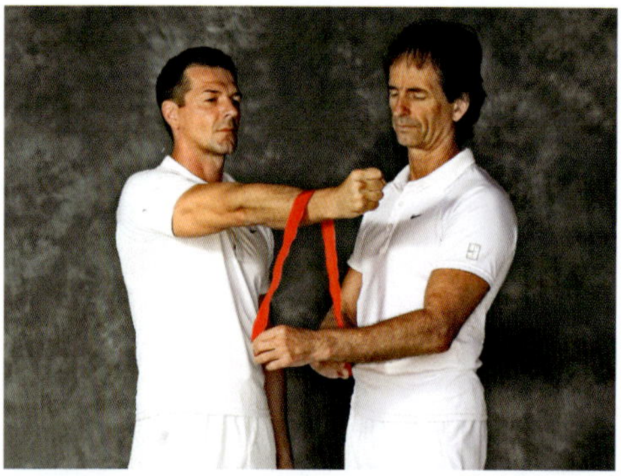
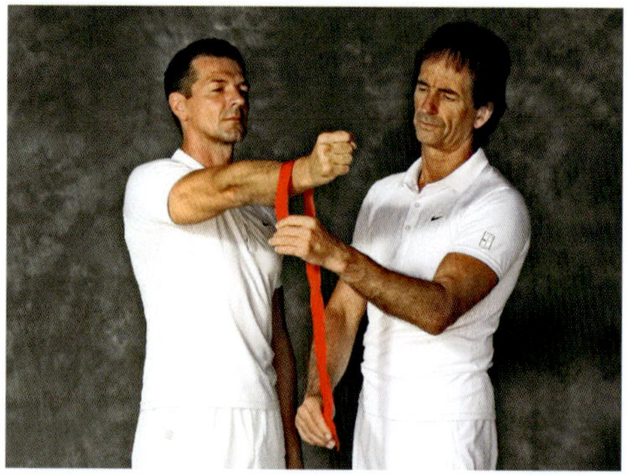
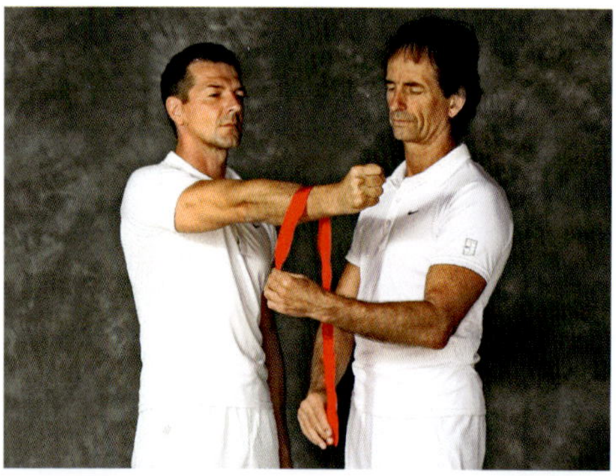
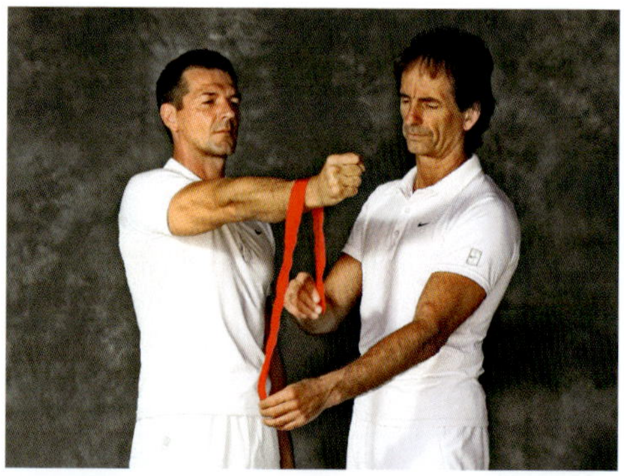
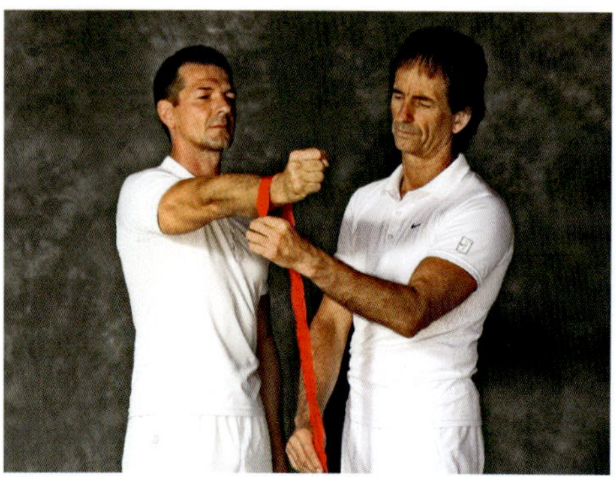
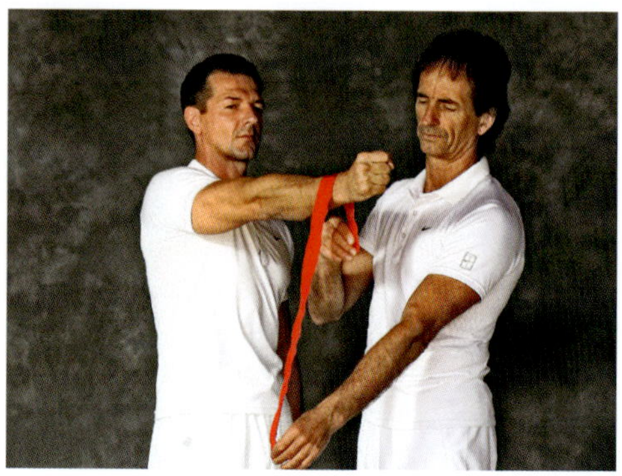

die rechte Hand folgt mit dem anderen Stoffende geschmeidig und nachgebend nach oben.

Bitte machen Sie diese Bewegungen einige Male hin und her und achten Sie darauf, dass die „antagonistische Hand“ sofort, wenn sie den Zug spürt, gefühlvoll und geschmeidig mitgeht. Dann wechseln Sie die Rollen. Sie strecken Ihren rechten Arm gestreckt horizontal vor sich und der Partner greift das Tuch und zieht es abwechselnd nach unten während die andere Hand hoch geht. Es ist wichtig, dass jeder von Ihnen beide Rollen spielt. Einmal die Rolle der Muskeln und einmal die Rolle des Gelenkes.

Was haben Sie nun gespürt? In der aktiven Rolle, als Sie an dem Tuch zogen, konnten Sie fühlen, dass Sie das Tuch auf der einen Seite leicht und ungestört herunterziehen konnten, wenn Sie mit der anderen Hand direkt gefühlvoll mitgegangen sind und nachgaben. In der passiven Rolle konnten Sie spüren, dass das über Ihrem Handgelenk liegende Tuch beim Darüberziehen leicht rieb und einen leichten Druck auf Ihren Arm nach unten verursachte.

## Einseitige Bewegungen verändern den Zustand unserer Muskeln

Vielleicht besuchen Sie selbst ein Fitnesszentrum und trainieren Ihre Muskeln. In diesem Fall könnten Sie bemerkt haben, dass Sie sich nach einiger Trainingszeit, in der Ihre Muskeln größer geworden sind, mit einem Gefühl der Stärke bewegen. Vielleicht haben Sie bemerkt, dass Sie gleichzeitig etwas unbeweglicher geworden sind. Wenn Sie sich etwa am Rücken kratzen wollen erreichen Sie die juckende Stelle nicht mehr so leicht.

Oder Sie kennen einen Bodybuilder, der sich unglaublich dicke Muskeln antrainiert hat. Wenn er vor Ihnen steht und locker seine Arme herunterhängen lässt, dann sind sie nicht ganz oder fast gestreckt, sondern noch deutlich gebeugt. Oft hängen noch nicht einmal die Oberarme senkrecht herunter, sondern stehen leicht seitlich weg.

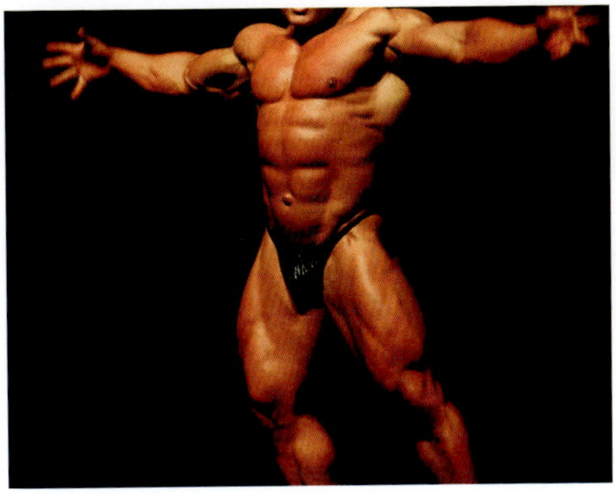

Wie kommt das? Beim Training mit Gewichten werden häufig bestimmte Bewegungen, die spezielle Muskeln dicker werden lassen sollen, sehr oft wiederholt. Es ist wichtig zu wissen, dass nach jeder Kontraktion eines Muskels eine kleine Restspannung erhalten bleibt. Man nennt das Restkontraktion. Wird nun eine Bewegung sehr oft wiederholt, dann summieren sich diese Restkontraktionen immer mehr auf und die daraus entstehende Spannung des Muskels wird stets größer. Er zieht sozusagen, auch wenn er nicht aktiv kontrahiert wird. Deswegen fällt es ihm immer schwerer, nachzugeben und sich zu entspannen. Das steigert sich mit dem einseitigen Training immer mehr, bis es zu den vorher beschriebenen Auswirkungen kommt: Die Schwerkraft reicht nicht mehr aus, um den Bizeps gegen seine Vorspannung so auseinanderzuziehen, dass der herunterhängende Arm im Ellbogen gestreckt oder zumindest fast gestreckt sein kann. Eine solche Veränderung der Muskulatur hat Auswirkungen auf die Gelenkmechanik.

## Spüren Sie selbst, wie sich ein falsch belastetes Gelenk anfühlt



Nun stellt sich der Partner wieder mit horizontal ausgestrecktem Arm hin. Sie legen das Tuch über sein Handgelenk. Als Ausgangsposition hängen beide Enden wieder gleich weit herunter. Sie greifen beide Enden. Die rechte Hand beginnt wieder als Agonist, will also das Tuch herunterziehen. Doch im Gegensatz zum ersten Teil des Partnerversuchs, gibt die linke Hand jetzt nicht leicht und gefühlvoll nach, sondern zieht etwas dagegen. Da die rechte Hand sich aber immer weiter nach unten bewegt (der Agonist muss den Knochen ja bewegen, damit die beabsichtigte Körperbewegung stattfinden kann), entsteht eine Kraft, die den ausgestreckt gehaltenen Arm des Partners nach unten zieht. Hält die linke Hand immer stärker dagegen, kann es sogar passieren, dass der Partner den Arm nicht mehr horizontal halten kann und er heruntergezogen wird.

Anschließend wechseln Sie wieder die Rollen. Sie selbst stellen sich mit horizontal ausgestrecktem Arm hin. Der Partner legt das Tuch über Ihr Handgelenk, zieht mit der rechten Hand das Stoffende herunter und leistet mit der linken Hand Widerstand.

Was haben Sie nun gespürt? Als Aktiver, der Sie am Tuch gezogen haben, haben Sie bemerkt, dass der rechte Arm, der Agonist, der das Tuch herunterziehen wollte, mehr Kraft aufbringen musste als beim ersten Teil des Partnerversuchs. Warum? Weil die

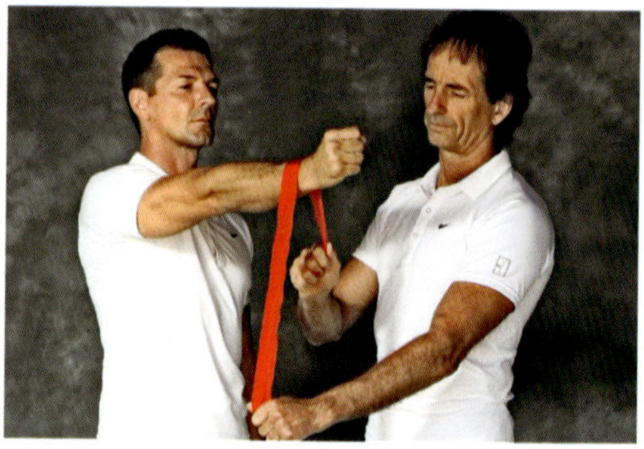

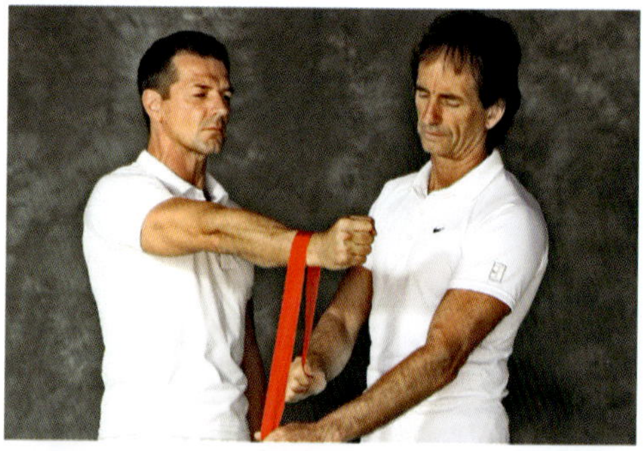

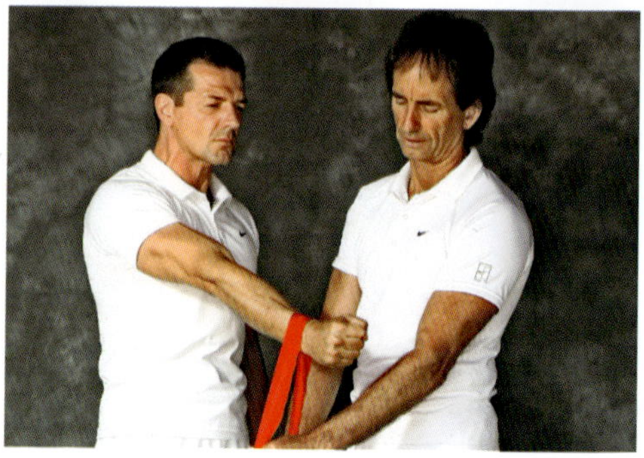

linke Hand dagegen hielt. Je mehr die linke Hand dagegen hielt, desto mehr mussten Sie mit der rechten Hand ziehen, um die Bewegung des Agonisten überhaupt noch ausführen zu können.

Als Passiver, der den ausgestreckten Arm horizontal vor sich hält, haben Sie gespürt, dass die Reibung über Ihrem Handgelenk und die Kraft, die Ihren Arm nach unten zog, ungleich größer waren als beim ersten Partnerversuch.

## Was hat dieser Versuch nun mit unseren Muskeln und den Gelenken zu tun?

Im aktiven Teil „waren Sie" beide Muskelgruppen. Die rechte Hand war der Agonist, die linke Hand war der Antagonist. Sie konnten selbst fühlen, was die Muskeln bei ihrer Tätigkeit in unserem Körper fühlen. Sie haben gemerkt, dass der Agonist seine Arbeit leicht und ungestört ausführen kann, wenn der Antagonist geschmeidig nachgibt. Im passiven Teil „waren Sie" das Gelenk. Sie konnten spüren, dass der Druck auf Ihren Arm, der gleich dem Druck ins Gelenk ist, also dem Druck entspricht, mit dem die Gelenkknorpel zusammengedrückt werden. Sie konnten die Reibung über Ihrem Arm spüren, die der Reibung im Gelenk bei Gleitbewegungen entspricht.

## Der Mörser und der Stößel

Schauen wir uns ein altes, bewährtes Küchengerät an: einen Mörser. Wir füllen beispielsweise Senfkörner hinein, um sie zu zerkleinern. Wir nehmen den Stößel und stellen ihn auf die Senfkörner. Nun bewegen wir ihn am oberen Ende leicht hin und her, während er nur mit der Kraft seines Gewichtes auf die Senfkörner drückt.



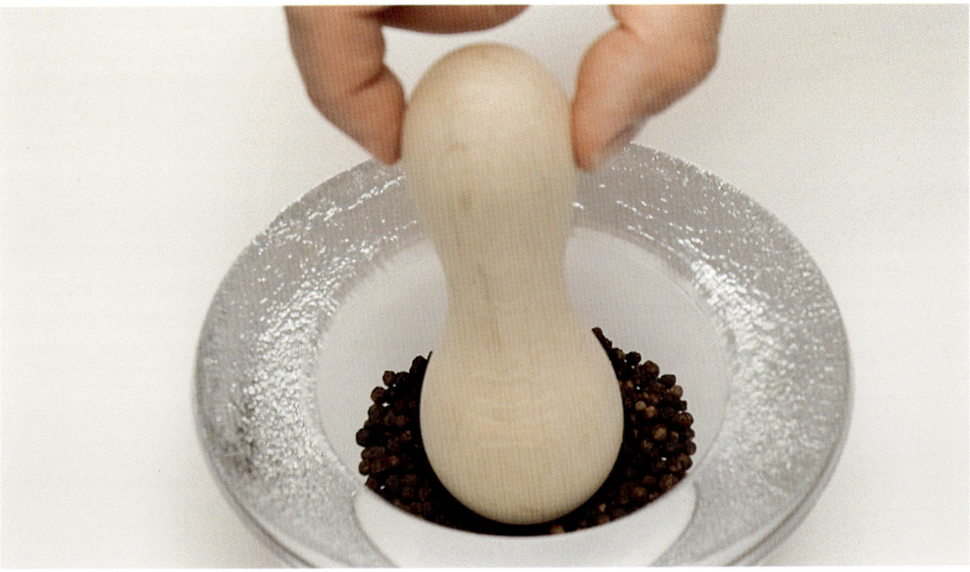

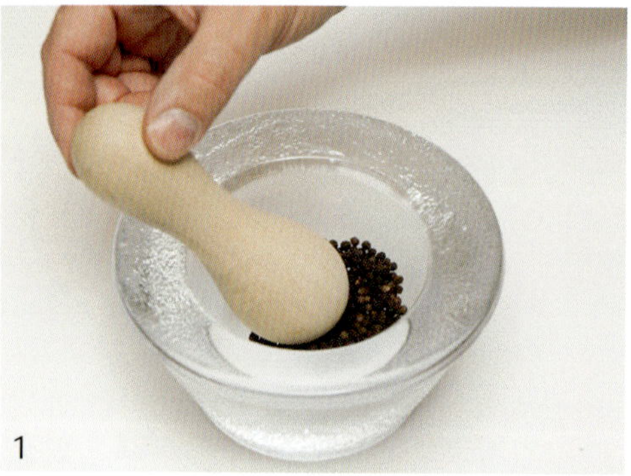
1

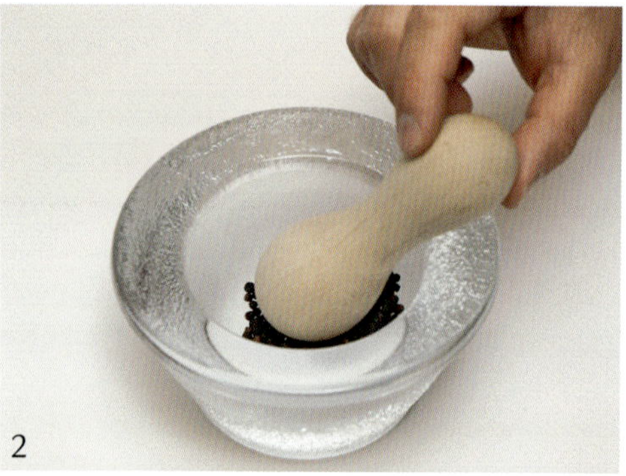
2

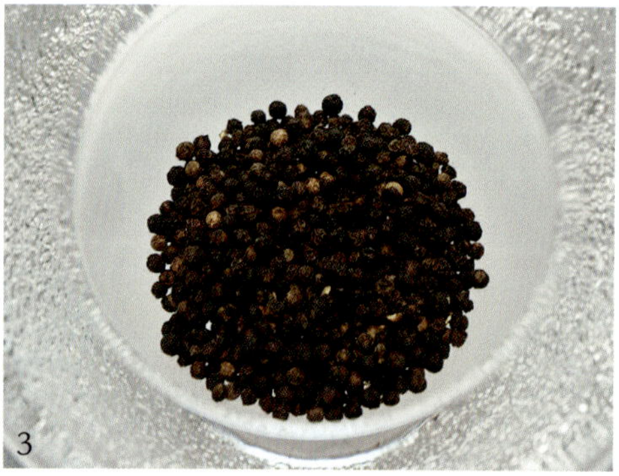
3

Wird dabei viel passieren? Nein, natürlich nicht. Was muss ich tun, um zu erreichen, dass die Senfkörner so gut wie möglich zermahlen werden? Ich muss mit der Hand, die den Stößel hält, Druck nach unten in

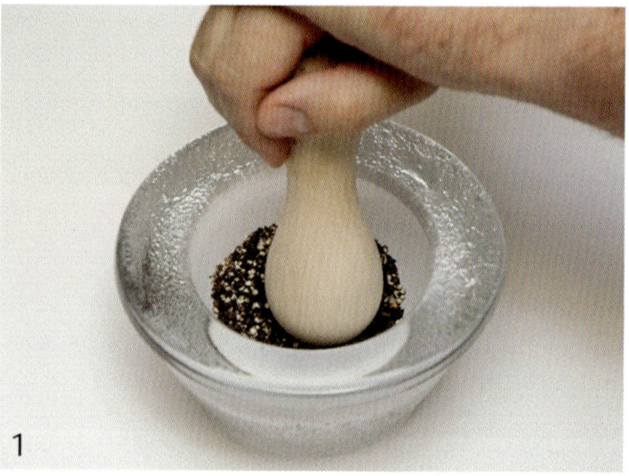
1

den Mörser hinein aufbauen und dann den Stößel unter Aufrechterhaltung dieses Druckes hin und her bewegen. Dann werde ich die Senfkörner gut zermahlen können.

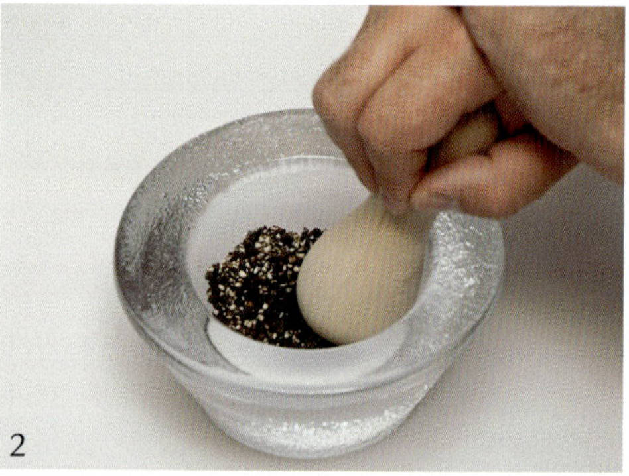
2

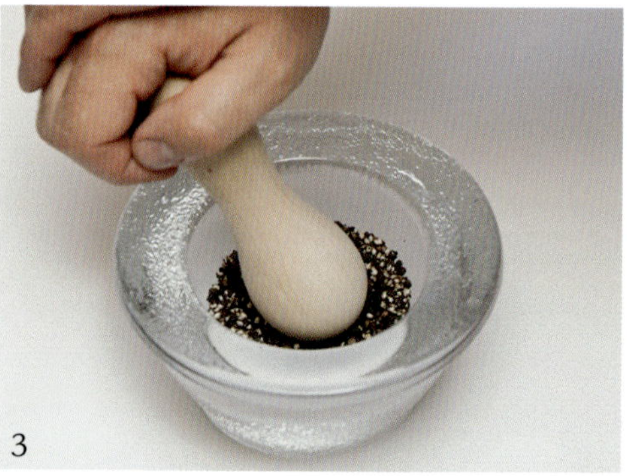
3

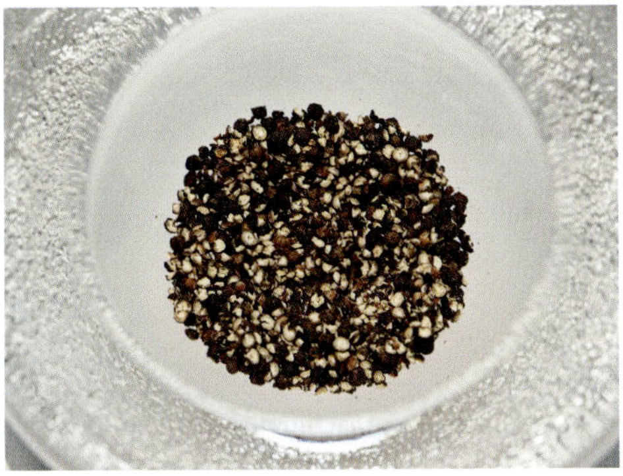

Lassen Sie uns nun die Mechanik des Stößels und des Mörsers aufzeichnen. Zunächst die Situation, dass wir den Mörser nur leicht hin und her bewegen.

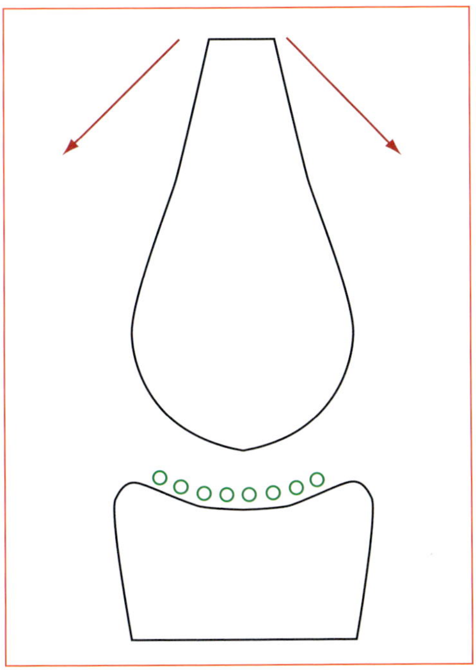

Nun zeichnen wir die Kraft ein, die anzeigt, wie wir den Stößel beim Bewegen in den Mörser hineindrücken.

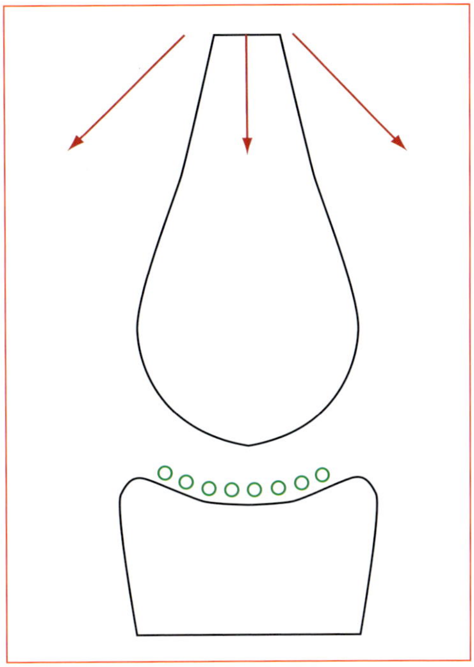

Sie sehen jetzt auf der Zeichnung, durch welche Kräfte die Senfkörner zerrieben werden. Je größer die Kraft in den Mörser hinein ist, desto größer ist der zerreibende Effekt.

## Die Kräfte und der Verschleiß im Mörser zeigen anschaulich, was im Gelenk passiert

Gestatten Sie uns jetzt, eine kleine Verwandlung durchzuführen.

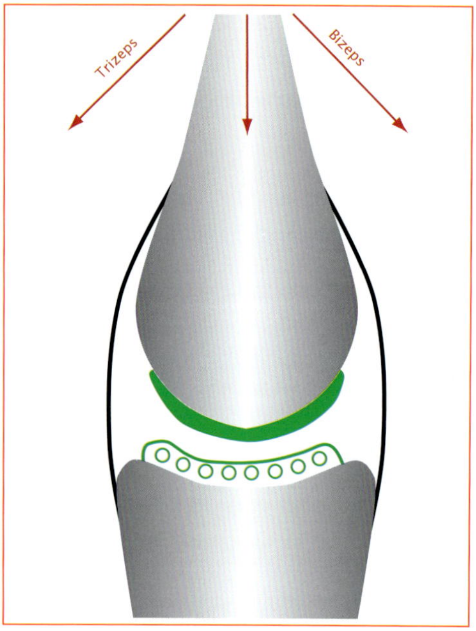


Wie Sie sehen, haben wir jetzt aus Mörser und Stößel einfach ein Gelenk gemacht. Der Mörser wurde zur Gelenkpfanne, der Stößel zum Gelenkkopf, die Senfkörner zu den Knorpelschichten. Außen herum haben wir die Gelenkkapsel, die das Ganze zusammenhält und deren innere Schicht die Synovialflüssigkeit erzeugt, welche das Gelenk schmiert und gleichzeitig alle Nährstoffe für den Knorpel beinhaltet. Und oben am Knochen ansetzend haben wir die Muskelkräfte des Agonisten und des Antagonisten.

Sie sehen nun: Wenn der Agonist den Knochen nach rechts ziehen will und der Antagonist leicht und geschmeidig nachgibt, ist die resultierende Kraft ins Gelenk hinein minimal. Sie ist nur so groß, wie der Antagonist Steuerspannung aufbaut, damit das Gelenk optimal in seiner Bewegung geführt wird. Wir verdeutlichen uns das am Kräfteparallelogramm, das Ihnen vielleicht noch aus dem Physikunterricht bekannt ist.

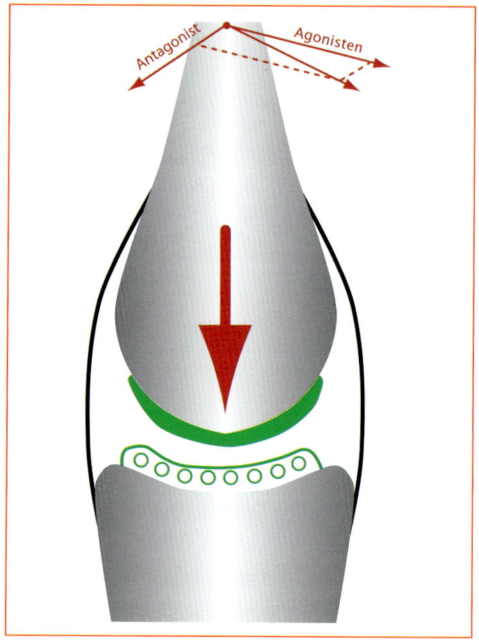


Je größer die antagonistische Gegenkraft ist, desto mehr wirkt die Resultierende in die Gelenkpfanne hinein und belastet den Knorpel während der Gelenkbewegung.

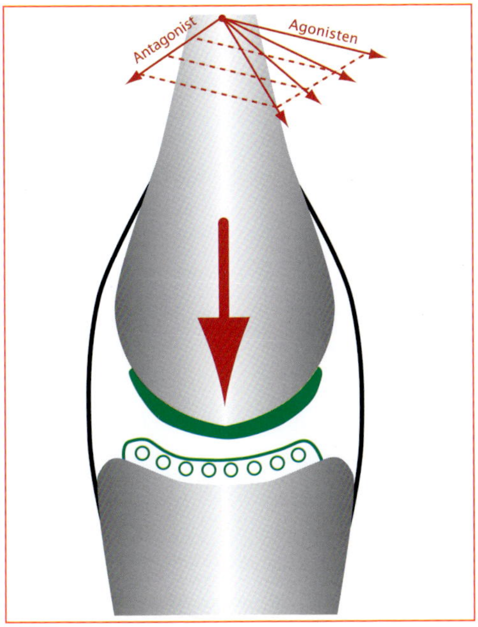


## So entsteht der Alarmschmerz: Die Sprache, mit der unser Körper zu uns spricht

Der Körper, der sich seit Jahrmillionen in seinen Schutzmechanismen immer weiter verbessert hat, der optimal funktioniert, bekommt über seine Rezeptoren, das sind Spannungs- und Druckmelder, die überall eingebaut sind, die Information, dass der Druck im Gelenk zu hoch ist. Unser Körper weiß genau, welche Belastungen normal, das heißt physiologisch sind. Der Knorpel und sämtliche Gelenkstrukturen sind genetisch an diese physiologischen Belastungen angepasst, die zu einem normalen, physiologischen Verschleiß führen. Dieser normale Verschleiß ist so gering, dass die Knorpelzellen, die in der obersten Knorpelschicht sitzen und sich teilen können, ihn immer wieder auszugleichen im Stande sind.

Was passiert aber nun, wenn der Anpressdruck im Gelenk, während der Bewegung, immer größer wird? Dann wird der Knorpel, der genetisch von seiner ganzen Struktur her nur an physiologischen Druck gewöhnt ist, so stark belastet, dass er überbeansprucht wird. Stellen Sie sich vor, dass Sie mit feinem Schmirgelpapier mit leichtem Druck über Ihren Holztisch reiben. Es wird ein leichter Abrieb stattfinden. Nun nehmen Sie das gleiche Schmirgelpapier und reiben mit deutlich erhöhtem Druck auf ihrer Tischplatte. Das dürfen Sie nicht lange machen, sonst wird Ihr Tisch schnell unansehnlich. Diese Druckerhöhung entspricht dem Hin- und Herbewegen des Stößels im Mörser unter erhöhtem Druck, wobei die Senfkörner zermahlen werden.

Es geht aber nicht nur um die Druckerhöhung. Durch Teile der antagonistischen Muskulatur, die nicht oder nur sehr schwer nachgeben, kommt es auch zu unphysiologischen Relativbewegungen des Gelenkkopfes in der Pfanne. Bewegungen, die der Körper nicht kennt, und an die sich der Knorpel deswegen genetisch nicht anpassen konnte. Diese unphysiologischen Gleit- oder Rollbewegungen erhöhen den Verschleiß noch weiter. Dies entspricht dem Hin- und Herbewegen unter Druck und gleichzeitigem Verschieben des Stößels auf die Senfkörner im Mörser, die unter dieser Belastung noch schneller zerkleinert und zerrieben werden.
Unser Körper, die Körperintelligenz, der „Innere Arzt“ oder wie auch immer wir

diese Instanz nennen wollen, misst über seine Rezeptoren all diese Vorgänge. Er realisiert, dass der Knorpel bei der Bewegung des Gelenks unter dieser erhöhten Belastung mehr geschädigt würde, als er sich regenerieren könnte. Er kann diese drohende Schädigung des Knorpels nicht zulassen. Was kann er nun tun, um dieses Problem zu lösen?

Der Antagonist, der auf Grund seiner Vorspannung und der dadurch stetig weiter vorangeschrittenen Verkürzung des Bindegewebes, der Faszien, immer unnachgiebiger geworden ist, stellt das eigentliche Problem, die Ursache für die drohende Knorpelschädigung dar. An dieser Verkürzung kann der Körper aber nichts beeinflussen, sie ist inzwischen fest in der Struktur eingebaut.

Der Agonist, der die Bewegung durchführen möchte, ist der einzige Muskel, an dem die drohende Schädigung verhindert werden kann. Wann kommt es zur Druckerhöhung im Gelenk? Wenn dieser Agonist sich verkürzt (kontrahiert), um die Bewegung des Knochens auszulösen. Auf dieser Seite des Gelenks, beim Agonisten, gibt es also die einzige Möglichkeit, die schädigende Bewegung zu verhindern, die der betroffene Mensch, dessen Körper das ist, ausführen möchte. Wenn der Körper also quasi gegen den Willen dieses Menschen, der ja nichts von all diesen Vorgängen weiß, verhindern möchte, dass die Knorpel geschädigt werden, dann schaltet er in die agonistische Seite, in die Muskulatur, die aktiv die Schädigung provozieren würde, einen Alarmschmerz. Durch diesen Schmerz lässt der betroffene Mensch von der geplanten Bewegung ab. Diese Sprache des Körpers versteht der Affe ebenso wie jedes andere Tier und auch der Mensch. Sie braucht nicht übersetzt zu werden. Etwas, was weh tut, das lasse ich sein. Das in Jahrmillionen perfektionierte Alarmschmerzsystem funktioniert einwandfrei!

## Sind Faszien mehr als nur ein Baumaterial?

Unter dem Begriff „Faszie“ werden verschiedene Arten von faserigem Bindegewebe zusammengefasst. Hierunter fallen sowohl das lockere Bindegewebe der Verschiebeschichten als auch das straffe Bindegewebe in Kapseln, Sehnen und Bändern; wie ebenfalls die Umhüllung von Muskeln und die flächenhaften Sehnenansätze.

Bislang galten Faszien lediglich als Baumaterial und fanden stumm Abbildung in Anatomie-Atlanten. Sie wurden bislang wenig in diagnostische oder therapeutische Lehrgebäude mit einbezogen.

Zudem ist die wissenschaftliche Forschung schon vor längerer Zeit von der makroskopischen über die mikroskopische Ebene, bis in den Bereich der Moleküle vorgedrungen. Die gesamtheitliche Sicht auf die Körperorganisation scheint verloren gegangen zu sein. Erfreulicherweise fand im Oktober 2007 der erste Fascia Research Congress an der renommierten Harvard

Medical School statt; hier wird übergeordneten strukturellen Zusammenhängen Rechnung getragen. Grundlegend muss man wissen, dass unser Körper nicht nur aus funktionellen Elementen zusammengesetzt ist. Man sollte verstehen, dass alle Bauteile miteinander verwoben sind. Eine Kontinuität des Gewebes ist Realität. Faszien verteilen Kräfte von außerhalb und von innerhalb des Körpers. Sie geben Gestalt. Von Kopf bis Fuß. Es sind Bahnsysteme, die vom Körper in permanent unterschiedlicher Weise zur Anpassung und Ausgleich an wechselnde Einflüsse unserer Lebensumstände genutzt werden. Faszien besitzen sogar kontraktile Elemente (Myofibroblasten). Sie können somit die innere Biomechanik aktiv beeinflussen. Zahlreiche neue Pathologien erschließen sich. Über Reflexbögen, wie die der alpha-gamma-Motorik, wird durch autogene Hemmung die funktionell zugeordnete Muskulatur beeinflusst, bei jeder Anpassung kompensiert die „komplette Statik" (innen/außen). Mit der Vorstellung verschieden miteinander verwobener „Bauwerke" in uns selbst versteht man schnell, dass Spannungen im Endlossystem der Faszien zu entfernten Orten weitergeleitet werden können. Faszien haften natürlich auch knöchernen Strukturen an und übertragen hier Kräfte. Der amerikanische Architekt R. Buckminster-Fuller (1895–1983) schuf mit seinem „Tensegrity"-Konzept eine geniale Modellvorstellung von wechselwirkenden Kräften innerhalb starrer und elastischer Elemente. Die Vorstellung eines lebendigen Tensegrity-Netzwerks kommt den wahren Verhältnissen unserer inneren Biomechanik wohl sehr nahe und kann für die Medizin insgesamt eine große Chance sein. Tensegrity-Strukturen sind durch kontinuierliche Kompressions- und Zugkraft gekennzeichnet. Durch die mehrdimensionale Verteilung von Kräften innerhalb des Körpers wird nun auch klar, warum ein Hochleistungs-Kraftsportler Kniebeugen mit hunderten von Kilo auf seinen Schultern machen kann, ohne dass seine Bandscheiben platzen. Der Druck wird einfach innerhalb des Körpers so verteilt, dass keine innere Struktur verletzt werden kann. „Die Bandscheibe" – als alleinig Schuldige vieler Schmerzpathologien – kann hoffentlich endlich aus der Untersuchungshaft entlassen werden. Sind Muskel- und Faszienketten harmonisiert, kann das Gewebe richtig „durchsaftet" werden (Versorgung mit Sauerstoff und Nährstoffen, Abtransport von Stoffwechselschlacken). Das Nervensystem kann ebenfalls spannungsfreier funktionieren. Zur besseren Vorstellung vergleichen wir doch einfach Blut- und Lymphgefäße wie auch Nerven mit Flüssen, welche durch das Flussbett des Bindegewebes ziehen. Störungsfreier Fluß ermöglicht Schmerzfreiheit und gesundes Gewebe. Mit der LNB SCHMERZTHERAPIE und der Bewegungslehre LNB MOTION stehen nun endlich hierauf aufeinander abgestimmte Therapieelemente zur Verfügung, um eben genau das Ziel eines optimalen Bindegewebszustandes dauerhaft zu erreichen.

*Alexander Lay*

## Warum kann es zu Knorpelabbau kommen, ohne dass der Alarmschmerz davor warnt?

Der Gelenkknorpel wird durch die Synovialflüssigkeit versorgt, mit der die Kapsel ausgefüllt ist. Sie enthält alle Eiweiße und Nährstoffe, die er zur Ernährung seiner Zellen benötigt. Die Versorgung über die aus dem Knochen kommenden Blutgefäße wirkt sich nur auf die knochennahen, tiefsten Schichten des Knorpels und das Knorpelbett aus. Dass kein Blut in den Knorpel gelangt, um ihn zu versorgen, erkennen Sie daran, dass er weiß ist und nicht rot. Der Ernährungsvorgang wird durch Druckveränderungen ausgelöst. Der Knorpel wirkt dabei wie ein Schwamm. Wird er zusammengedrückt, dann wird Flüssigkeit herausgepresst. Mit dieser Flüssigkeit werden alle Abfallstoffe entsorgt, die die Knorpelzellen nicht mehr benötigen. Wird der Druck auf den Knorpel beendet, dann saugt er sich mit der ihn umgebenden Flüssigkeit wieder voll und nimmt dabei alle Stoffe auf, die die Zellen benötigen. So ernährt er sich.

Sie können diesen Schwammeffekt schön selbst testen, indem Sie sich vom Fleischer einen Gelenkkopf besorgen. Wischen Sie ihn sorgfältig trocken, drücken sie ihn auf eine Glasplatte und versuchen Sie ihn zu verschieben. Wenn Sie ihn nur leicht aufsetzen, haftet er relativ fest auf der Stelle. Erhöhen Sie nun den Druck, dann gibt es einen Punkt, an dem er plötzlich verrutscht und wegflutscht. Daran erkennen Sie auch, dass die Gelenkflüssigkeit neben dem Ernährungseffekt noch einen knorpelschonenden Schmiereffekt hat.

Je größer die Anpresskräfte im Gelenk sind, desto einseitiger wird der Knorpel gedrückt und damit die Flüssigkeit aus ihm entfernt, ohne dass er zwischendurch wieder entspannen könnte, um neue Nährstoffe aufzunehmen. Er wird tendenziell unterversorgt.

Durch unsere heutigen Bewegungsgewohnheiten haben wir eine seltsame Mischung: Einerseits bewegen wir uns viel zu wenig und wenn, dann meistens einseitig. Stellen wir uns einmal vor, welchen Bewegungsumfang zum Beispiel unser Schulter- oder Hüftgelenk zulässt und wie wir diese Gelenke heutzutage nutzen. Was schätzen Sie, wie viel Prozent unserer Bewegungsmöglichkeiten wir ausschöpfen? Aus meiner Einschätzung heraus bewegen sich die meisten Menschen heute nicht mehr als 15 Prozent von 100 Prozent der Möglichkeiten, die genetisch in uns angelegt sind. Wenn unsere Bewegungen, die wir täglich ausführen, nicht mehr als diesen kleinen Teil ausmachen, dann heißt das, dass 85 Prozent unserer Gelenkknorpelfläche viel zu wenig Druckschwankungen ausgesetzt sind, um sich ausreichend mit Nährstoffen aus der Gelenkflüssigkeit versorgen zu können. Wie geht es uns Menschen, wenn wir uns statt mit 100 Prozent Nahrung, die wir benötigen, nur noch mit 15 Prozent versorgen? Zunächst nehmen wir ab, dann werden wir schwächer und schwächer und verlieren all unsere Widerstandkraft. Irgendwann sterben wir. Warum sollte es dem Knorpel anders gehen?

Wir haben also die alarmierende Situation, dass die belasteten Knorpelteile zu extrem belastet werden und dadurch über Gebühr durch Verschleiß abbauen, während diejenigen, die nicht belastet werden, durch Unterernährung abbauen.

## Was hat Gewebeübersäuerung mit dem Knorpelabrieb zu tun?

Doch damit nicht genug. Hinzu kommt noch ein weiterer Faktor. Es ist allgemein bekannt, dass wir zunehmend unter Gewebeübersäuerung leiden. In der Naturheilkunde weiß man, dass diese Übersäuerung inzwischen solche Ausmaße angenommen hat, dass das Überleben der Zellen gefährdet ist. Denn wenn die Zwischenzellflüssigkeit zu sauer ist, kommt der Zellstoffwechsel zum Erliegen. Die Zelle braucht nämlich eine basische Umgebung, um ihre sauren Abfallstoffe, die vor allem durch die Sauerstoffverbrennung entstehen, entsorgen zu können. Kann sie das nicht, erstickt sie oder entartet, um überleben zu können. Unser Körper versucht dieses Problem zum Beispiel dadurch zu lösen, dass er diese Säuren auskristallisiert. Dadurch werden die Säureanteile sozusagen aufs Trockene gelegt und die Zwischenzellflüssigkeit ist wieder basischer.
Ich lese und höre seit langem, dass diese Kristalle auch in den Gelenken eingelagert werden. Auf einer Schmerztherapieausbildung in Berlin war ein teilnehmender Arzt Anatom. Als wir auf das Thema kamen, sagte er, er könne dies bestätigen. Er würde seit Jahren zunehmend beobachten, dass sich im Knorpel von Gelenken kristalline Ablagerungen finden. Diese eingelagerten „Taschen" seien unter fluoreszierendem Licht sichtbar.

Nun vergegenwärtigen Sie sich, was mit dem Knorpel passiert, wenn die Gelenkbewegungen unter zu hohem Druck stattfinden und auf den Flächen, die gegeneinander gedrückt werden, kristalline Ablagerungen den Schleifeffekt noch verstärken! Das ist so, als ob Sie nun statt feinem Schleifpapier sehr grobes verwenden. Oder am Beispiel unseres Mörsers, dass die Arbeitsfläche des Stößels mit vielen kleinen scharfkantigen Spitzen versehen ist. Der Zerstörungseffekt wäre drastisch erhöht.

# Wir behaupten: Bei vielen herkömmlichen Diagnosen der Schmerzzustände handelt es sich um Fehlinterpretationen

Nachdem wir jetzt einige wesentliche Aspekte der neuen Theorie der Schmerzentstehung kennengelernt haben, werden wir diese Aspekte auf real existierende Schmerzzustände anwenden.

Bitte vergessen Sie dabei nicht, dass wir uns nicht einfach eine neue Theorie ausgedacht haben! Wir sammeln seit über 20 Jahren Erfahrungen im Zusammenhang mit Schmerzzuständen. Wir haben beobachtet und wissen deswegen, dass die herkömmliche Theorie der Schmerzentstehung viele Widersprüche und Ungereimtheiten aufwirft. Das Schmerzverhalten vieler Patienten – die Therapeuten unter Ihnen erleben das täglich – lässt sich mit der herkömmlichen Schmerztheorie nicht erklären.



Wir haben im vierten Kapitel diese Widersprüche angesprochen. Sie konnten unsere Gedanken nachvollziehen. Die Schmerzpatienten unter Ihnen ebenso wie die Therapeuten. Und auch diejenigen unter Ihnen, die zu der ungefähr 30 Prozent umfassenden Minderheit gehören, die bisher von Schmerzen verschont geblieben sind.
Aus all diesen Erfahrungen entstand diese Theorie, die in Teilaspekten und als allgemeine Einschätzung durchaus an anderen Stellen geäußert wird. In allen Teilaspekten und spezifiziert auf jeden Schmerzzustand anwendbar, war sie uns vorher nicht bekannt. Diese nun von uns ausformulierte Theorie erklärt ausnahmslos alle diese Widersprüche und Ungereimtheiten logisch und nachvollziehbar. Sie erklärt, warum unsere Therapie so überraschend wirksam ist. Sie erklärt, warum andere Therapien oder den Schmerz beeinflussende Faktoren diese Auswirkungen haben oder nicht. Sie eignet sich hervorragend, um Patienten nachvollziehbar zu machen, warum wir diesen schmerztherapeutischen Weg einschlagen. Sie erklärt Ihnen, was in Ihrem Körper passiert und warum Sie nicht umhin kommen, Verantwortung für sich selbst zu übernehmen.

Sie erklärt auch die ganzen Fehlinterpretationen, die wir gleich abhandeln, die aber teilweise sehr ungewöhnlich für Sie klingen mögen. Bitte halten Sie sich aber vor Augen, dass unsere Interpretation all dieser Schmerzzustände nicht von unserer Theorie herrührt. Es ist anders herum. Wir wissen, dass wir all diese Schmerzzustände seit vielen Jahren mit unseren Vorgehensweisen wirksam beeinflussen können. Das bedeutet, dass die herkömmlichen Interpretationen nicht richtig sein können. Denn wenn sie es wären, könnten wir mit unserer Systematik nicht diese Schmerzreduzierungen oder Schmerzausschaltungen herbeiführen.

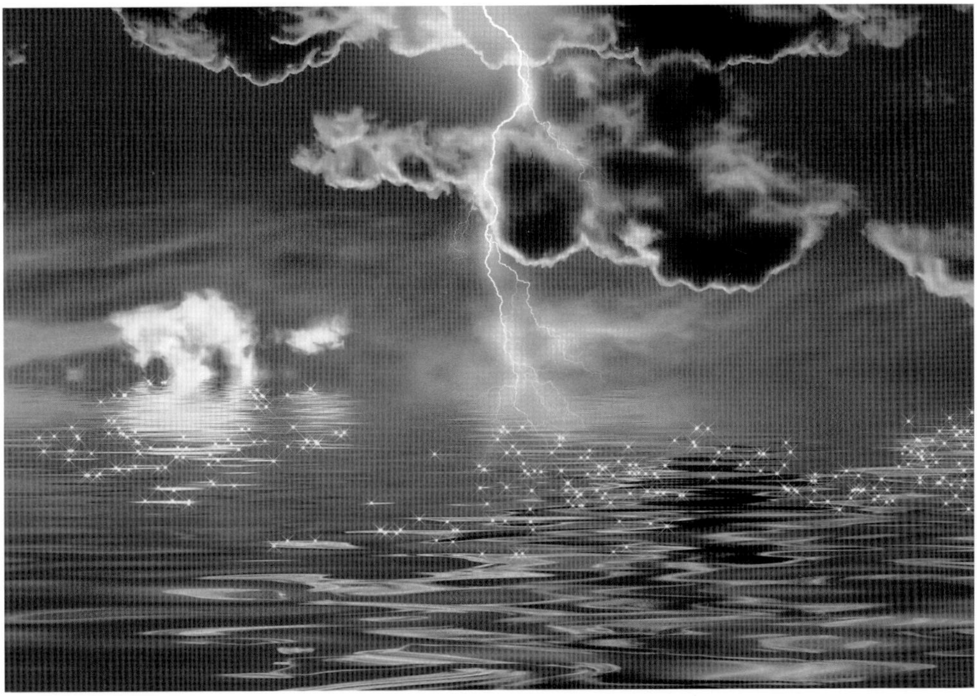



# REALISTISCH

Die Theorie liefert das Erklärungsgerüst für das, was wir tun. Es gibt sicherlich noch viele Fragen, die es zu beantworten gilt. Das muss erforscht werden, die Theorie entsprechend erweitert, bestimmte Aspekte in Einzelheiten korrigiert werden. Diese Aufgabe sollen in Zukunft an der Grundlagenforschung interessierte Ärzte, Biologen, Biochemiker, Molekularbiologen und andere Spezialisten durchführen. Punktuell wurde damit schon begonnen, inzwischen liegen erste Ergebnisse vor. Für uns steht die praktische Seite, die Anwendung und Weiterentwicklung unserer Schmerztherapie sowie die Ausbildung von Therapeuten als wichtigste Maßnahme für ihre großflächige Verbreitung weit im Vordergrund.

Lesen Sie nun, um welche der Ihnen bekannten Schmerzzustände es geht, und lernen Sie deren Einschätzung nach Liebscher & Bracht kennen.

# Über 90 Prozent der Schmerzen sind im Minuteneffekt reduzierbar



Beachten Sie bitte, dass wir viele der üblichen Bezeichnungen verwenden, weil sie Ihnen bekannt sind, obwohl wir aus Erfahrung wissen, dass sie oft Diagnosen von Zuständen darstellen, beispielsweise Arthrose, die zwar durchaus vorhanden sein können, die aber meist nichts mit den Schmerzzuständen, die mit ihnen in Zusammenhang gebracht werden, zu tun haben. Sie sind also fast immer nicht ursächlich für die Schmerzen verantwortlich.

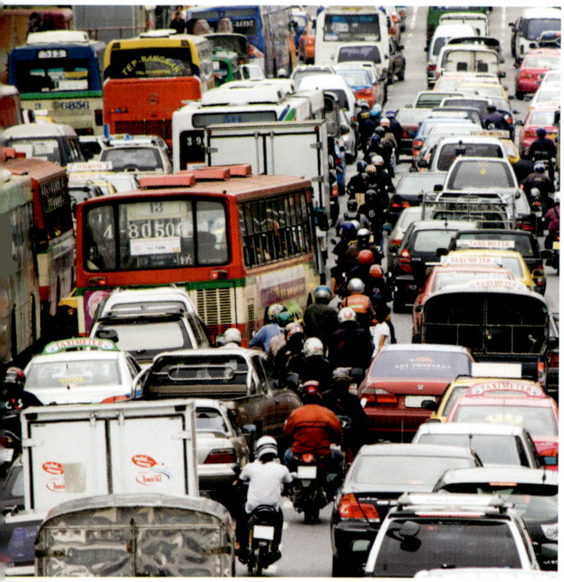

Gehen Sie die genannten Krankheiten, Zustände, Schädigungen und Entzündungen durch und realisieren Sie, dass diese durchschnittlich zu über 90 Prozent mit der von uns angewendeten Manualtechnik der SchmerzpunktPressur schon innerhalb der ersten Behandlung um 70–100 Prozent zu mindern sind. Das bedeutet, dass der Patient nach der ersten Behandlung nur noch einen Restschmerz von 0–30 Prozent von vorher gespürten 100 Prozent empfindet.

Beachten Sie bitte auch, dass bei Krankheiten wie Weichteilrheumatismus, der ja entzündlichen Ursprungs sein kann, oder Morbus Bechterew, bei dem die Entzündungsparameter im Blut oder auf bildgebenden Verfahren nachweisbar sind, die Schmerzen trotz der vorliegenden Erkrankung reduzierbar sind.

* Die Überlastungsschmerzen als Untergruppe der Alarmschmerzen werden im nächsten Kapitel ausführlich erklärt.

**Die aufgeführten Alarm- oder Überlastungsschmerzen* lassen sich – auch bei Schädigungen – in der ersten Behandlung deutlich reduzieren:**

- Achillessehnenschmerzen
- Arthroseschmerzen in allen Gelenken
- Asthmaschmerzen
- Atemschmerzen
- Augenschmerzen
- Augenüberanstrengungen
- Bandscheibenvorfall, Bandscheibenvorwölbung
- Bakerzyste
- Beckenschiefstand, Beinlängendifferenz
- Daumengrundgelenkschmerzen
- Fersensporn
- Fibromyalgie
- Fingergelenkschmerzen
- Frozen Shoulder
- Fußgelenkschmerzen
- Fußschmerzen
- Gleitwirbel
- Gliederschmerzen
- Golfellenbogen
- Handgelenkschmerzen
- Hexenschuss
- Hüftgelenkschmerzen
- Ischialgie
- Interkostalneuralgie
- Joggerschienbein
- Kalkschulter
- Karpaltunnelsyndrom
- Kiefergelenkschmerzen
- Kniekehlenschmerzen
- Knieschmerzen
- Kopfdrehschmerz
- Kopfschmerz
- Krampfschmerzen
- Leistenschmerzen
- Lendenwirbelsäulenschmerzen
- Meniskusschmerzen (Innen- und Außenmeniskus)
- Migräne
- Morbus Bechterew
- Nackenschmerzen
- Nackenverspannungen
- Nierenschmerzen
- Oberschenkelschmerzen
- Restless Legs
- Rückenschmerzen oberer, mittlerer, unterer Bereich
- Sakralgelenkschmerzen
- Schiefhals
- Schulter-Arm-Syndrom
- Sehnenscheidenentzündung
- Skoliose
- SMS-Daumen
- Steifnacken
- Steißbeinschmerzen
- Tennisellenbogen
- Trigeminusneuralgie
- Weichteilrheumatismus
- Zähneknirschen
- Zehenschmerzen

# Bekommen Sie einen Überblick über die Interpretation dieser Schmerzen nach Liebscher & Bracht

9

**Achillessehnenschmerzen:** Hervorgerufen durch intensive, ungewohnte Belastungen der Sehne wie zum Beispiel beim Vorfußjoggen. Aber auch durch eine Verkürzung der Fuß hebenden und/oder Fuß senkenden Muskulatur. Was den wenigsten klar ist: Laufen, Joggen, Tennisspielen oder Tanzen sind sehr einseitige Bewegungen, die nach längerer Zeit eine „muskuläre Zuggurtung" vom Schienbein bis zum rückwärtigen Oberschenkelknochen drastisch verkürzen lässt. Diese Schmerzen sind meist allein durch die Anwendung der SchmerzpunktPressur schon in der ersten Behandlung deutlich reduzierbar, auch wenn bereits Mikroanrisse vorliegen.

**Arthroseschmerzen in allen Gelenken:** Häufig gestellte Diagnose, die aber meist eine Fehldiagnose ist, selbst wenn Arthrose nachgewiesen ist. Hervorgerufen werden die Schmerzen durch Fehlspannungen der Muskulatur. Allein durch die Anwendung der SchmerzpunktPressur sind sie fast immer schon in der ersten Behandlung deutlich reduzierbar, auch wenn Arthrose tatsächlich vorliegt. Selbst bei sehr fortgeschrittener Arthrose konnten wir diese schwer zu glaubende Tatsache immer wieder beobachten.

**Asthmaschmerzen:** Muskelschmerzen, die beim Asthmatiker durch massive Verkürzungen im Brustbereich am Zwerchfell hervorgerufen werden. Sie sind meist nur durch die Anwendung der Schmerzpunkt-Pressur schon in der ersten Behandlung deutlich reduzierbar.

**Atemschmerzen:** Sehr häufig durch Muskelverkürzungen im Brustkorbbereich hervorgerufen. Siehe Asthmaschmerzen. Nur durch die Anwendung der Schmerzpunkt-Pressur sind sie fast immer schon in der ersten Behandlung deutlich reduzierbar.

**Augenschmerzen, Augenüberanstrengungen:** Oft hervorgerufen durch extreme Bildschirmarbeit, überanstrengendes Lesen oder exzessives Fernsehen und damit verbundene krampfartige Zustände der Augenmuskulatur. Wir konnten sie so gut wie immer nur durch die Anwendung der SchmerzpunktPressur schon in der ersten Behandlung deutlich reduzieren.

**Bandscheibenvorfall, Bandscheibenvorwölbung:** Die herkömmliche Theorie ist ganz einfach. Die aus der Bandscheibe ausgetretene Masse oder die Vorwölbung der überlasteten Bandscheibe drückt auf eine Nervenwurzel und reizt diese so, dass es zu den Schmerzen im Rücken oder auch zu ausstrahlenden Schmerzen die Beine hinunter, in Extremfällen sogar bis zu den Füßen kommt. Verantwortlich für den Schmerz sollen also die Nervenwurzeln und der betroffene Nerv sein. Wir reduzieren aber die entsprechenden Schmerzen in den allermeisten Fällen drastisch, oft schon in der ersten Behandlung, mittels der SchmerzpunktPressur auf 0–30 Prozent Restschmerz. Das beweist, dass selbst wenn diese Bandscheibenschäden tatsächlich vorliegen, diese in den allermeisten Fällen nichts mit den Schmerzen zu tun haben. Die immer wieder unterstellte Kausalität ist falsch. Auch die Schmerzen, die in die Beine strahlen, haben mit den Nerven nichts zu tun. Es handelt sich vielmehr um völlig überforderte Muskelfaserstränge, die vor Überlastung brennen. Auch das beweisen wir dadurch, dass diese in die Beine strahlenden Schmerzen ohne große Mühe beseitigt werden können. Nun zu den häufigen Taubheitsgefühlen der Beine, Füße oder Zehen und zu deren Irritationen oder Ansteuerungsschwächen: Die herkömmliche Schmerztheorie geht davon aus, dass die Nerven an ihrer Wurzel durch den Druck der Bandscheiben in ihrer Leitfähigkeit eingeschränkt werden. Rein theoretisch kann das möglich sein. In der Praxis aber machen wir seit 20 Jahren in den meisten Fällen die Erfahrung, dass diese Nervenblockaden viel mehr in dauerkontrahierten Muskeln stattfinden, die völlig überfordert und übersäuert alles einschnüren, was durch sie hindurch verläuft. Neben den Nerven sind das im Übrigen auch die Gefäße. Wir haben es sehr oft erlebt, dass eiskalte Füße (oder auch Hände, bei denen sich im Schulter-Nacken-Bereich Ähnliches abspielt) schon nach einer Behandlung deutlich wärmer wurden. Wenn wir durch das Entspannen und Umprogrammieren der betroffenen Muskeln diese Erscheinungen mindern oder völlig beenden können, beweist das, dass es sich bei der herkömmlichen Auffassung um einen Irrtum handelt.

**Bakerzyste:** Resultat einer durch häufiges Sitzen extrem verkürzten rückseitigen Beinmuskulatur. Dadurch entsteht eine Bindegewebsverdichtung, die für die auftretenden Schmerzen verantwortlich gemacht wird. Doch die hierauf zurückgeführten Schmerzen sind meist allein durch die Anwendung der SchmerzpunktPressur schon in der ersten Behandlung deutlich reduzierbar. Das beweist, dass die Zyste, obwohl ja nach wie vor vorhanden, selbst nicht ursächlich für die Schmerzen verantwortlich ist. Im Übrigen werden häufig Bakerzysten fälschlicherweise nur deswegen diagnostiziert, weil Patienten Schmerzen in der Kniekehle haben.

**Beckenschiefstand, Beinlängendifferenz:** Die Beinlängendifferenz und der damit einhergehende Beckenschiefstand und die daraus folgende Skoliose werden sehr häufig für Rückenschmerzen, Hüftschmerzen und Knieschmerzen verantwortlich gemacht. Wir behaupten, dass diese Phänomene mit den Schmerzen ursächlich nichts zu tun haben. Beseitigt man die Beinlängendifferenz, die fast immer durch eine ungleichmäßige Aufhängung des Hüftgelenks ausgelöst wird, die ihrerseits von einseitig trainierten Muskelzügen verursacht wird, so verschwinden der Beckenschiefstand und damit die Skoliose fast automatisch. Auch wenn es etwas dauern kann, bis die entsprechenden Muskelzüge so umtrainiert sind, dass die Situation fest programmiert ist, können die damit verbundenen Schmerzen in der bei uns gewohnten Schnelligkeit meist in der ersten Behandlung auf 0–30 Prozent Restschmerz reduziert werden.

**Chronische Schmerzen:** Ob die Schmerzen chronisch sind oder nicht, spielt in unserer Schmerztherapie keine Rolle. Das klingt zwar unglaublich, aber wir reduzieren Schmerzen, die seit 10 Jahren oder mehr wüten, oft mit den gleichen Ergebnissen (0 bis 30 Prozent Restschmerz) wie andere, die akut aufgetreten sind. Wir hatten bei Therapeuten-Ausbildungen in der Schmerztherapie nach Liebscher & Bracht Schmerzzustände von bis zu 45 Jahren.

**Fersensporn:** Resultat verkürzter Faszien, die eine zu hohe Zugspannung am Fersenbein aufbauen. Dadurch wandern Knochenbildner in den entstehenden Hohlraum ein, der Sporn bildet sich. Doch nicht er führt zum Druckschmerz, sondern Sehnenteile. Reduziert man die Spannung bestimmter Faszien und Muskeln, sind die Schmerzen, die herkömmlich der Knochenspitze zugeordnet werden, meist allein durch die Anwendung der Schmerzpunkt-Pressur schon in der ersten Behandlung

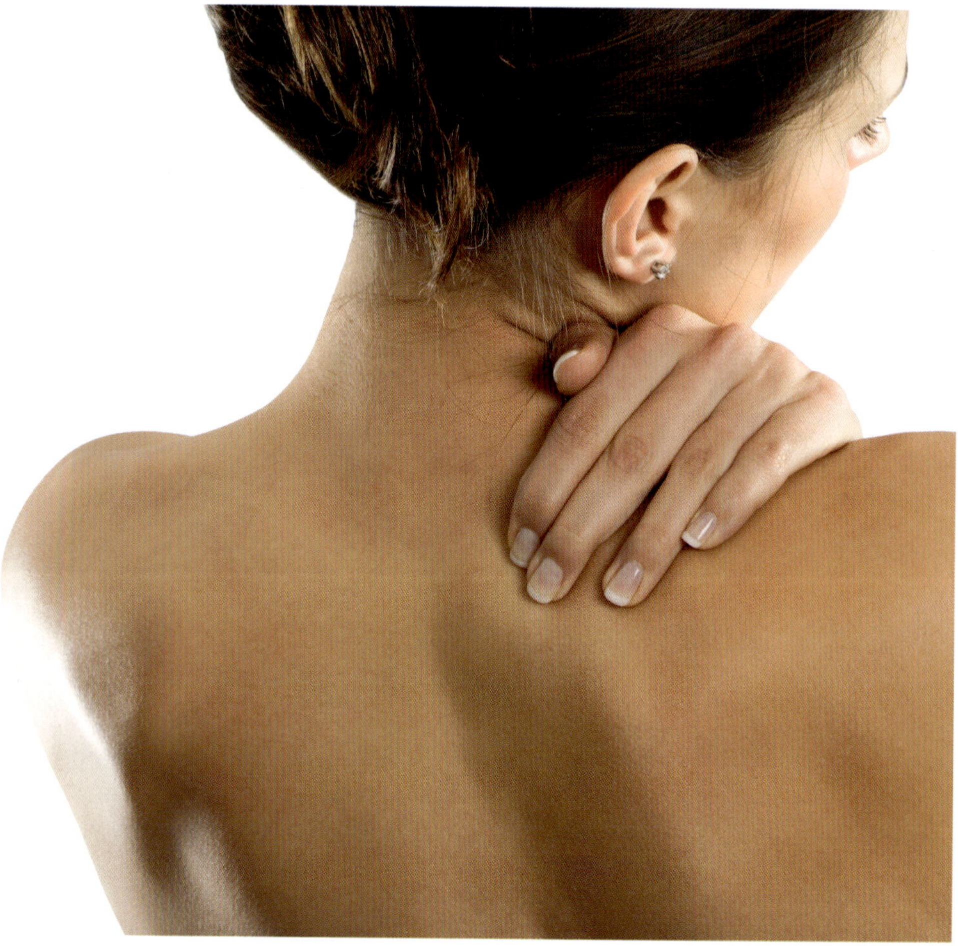

deutlich reduzierbar. Dass der „Sporn“ selbst nichts mit den Schmerzen zu tun haben muss, zeigen die Fälle, in denen eine solche Knochenausformung radiologisch nachgewiesen ist, der Betroffene aber unter keinerlei Schmerzen leidet. Wie fortschrittlich ist eine Schmerztherapie, die Patienten mit Fersensporn zum orthopädischen Schuhmacher schickt, der ihnen eine Einlage anfertigt, die an der schmerzenden Stelle ein Loch hat?

**Fibromyalgie:** Auch wenn es viel Protest geben mag: Fibromyalgiepatienten leiden nicht an einer Krankheit. Fibromyalgie ist eine Ausschlussdiagnose und bedeutet nur „Schmerzen in Fasern und im Muskel“. Es ist also nur ein Name für mehrere Schmerzzustände, die der Patient gleichzeitig hat und deren Ursache man nicht erklären kann. Er hat Schmerzen an mehreren überlasteten Stellen, an denen Alarmschmerzen projiziert werden. In unserer Therapie beginnt man bei dem Schmerz, der am meisten quält, beseitigt ihn und verfährt dann mit den übrig gebliebenen Schmerzzuständen genauso. Auch die „Fibromyalgieschmerzen“ sind meist allein durch die Anwendung der SchmerzpunktPressur schon in der ersten Behandlung deutlich reduzierbar.

**Finger- und Daumengrundgelenkschmerzen:** Sie entstehen oft durch Zerrungen und darauf folgend Erholungsanspannungen. Sie sind meist allein durch die Anwendung der SchmerzpunktPressur schon in der ersten Behandlung deutlich reduzierbar.

**Frozen Shoulder:** Bei der sogenannten Frozen Shoulder ist von jetzt auf gleich kaum noch Beweglichkeit im Schultergelenk möglich. Hier „friert“ unser schlauer Körper geradezu die gesamte Schulterbeweglichkeit ein. Auch hier baut sich wie an anderen Stellen des Körpers über lange Zeit so viel krankhafte Muskelprogrammierung auf, dass die Schmerzen, oft auch verbunden mit Schwäche, scheinbar wie aus dem heiteren Himmel entstehen. Wird diese Spannung durch unsere Therapie früh gelöst, „schmilzt“ die Frozen Shoulder quasi beim Zuschauen dahin und die Schmerzen sind in den meisten Fällen deutlich reduzierbar, auch wenn die Wiedererlangung der vollen Beweglichkeit einige Zeit in Anspruch nehmen kann.

**Fußgelenkschmerzen:** Sie entstehen heute vermehrt durch einseitiges Laufen oder durch Schuhe mit hohen Absätzen. Sie sind allein durch die Anwendung der SchmerzpunktPressur schon in der ersten Behandlung deutlich reduzierbar. Von dem großen Angebot an Stützvorrichtungen im Schuhwerk warnen wir vehement. Denn alles, was stützt und schont (beispielsweise Fußgewölbeunterstützung), schwächt die Muskeln und das haltende Bindegewebe.

**Fußschmerzen:** Siehe Fußgelenkschmerzen. Sie entstehen häufig durch falsches Schuhwerk, langes Stehen und fehlende Fußbewegungen. Diese einseitigen Belastungen haben zur Folge, dass eine „muskuläre Zuggurtung“ immer größere Spannung entwickelt. Joggerschienbein, Fußgelenksarthrose, Achillessehnenverletzungen, Krampfwaden oder Bakerzysten sind die unterschiedlichen Symptome derselben Ursache. Fußschmerzen sind so gut wie immer allein durch die Anwendung der

SchmerzpunktPressur schon in der ersten Behandlung deutlich reduzierbar.

**Gleitwirbel:** Sie werden häufig diagnostiziert, um eine Ursache für den Schmerz zu haben. Oft existieren sie aber nicht real. Und wenn doch, dann haben sie nichts mit den meisten der darauf zurückgeführten Schmerzzuständen zu tun, denn in beiden Fällen sind die Schmerzen meist allein durch die Anwendung der SchmerzpunktPressur schon in der ersten Behandlung deutlich reduzierbar (0–30 Prozent Restschmerz).

**Gliederschmerzen:** Sie äußern sich an allen Extremitäten. Bei den meisten von ihnen handelt es sich, wie so oft, um Folgen einseitiger Bewegungsführung oder dem völligen Wegfall von Bewegungswinkeln, die unsere Muskulatur eigentlich benötigt, um sich immer wieder gesunde Programme anzutrainieren. Diese Gliederschmerzen sind in so gut wie allen Fällen schon in der ersten Behandlung mit der SchmerzpunktPressur auf 0-30 Prozent Restschmerz massiv reduzierbar.

**Golfellenbogen:** Siehe auch Tennisellenbogen. Er entsteht durch die Verkürzung bestimmter Muskelzüge durch einseitige Beanspruchung. Die Schmerzen sind zu ungefähr 75 Prozent nur durch die Anwendung der SchmerzpunktPressur schon in der ersten Behandlung deutlich reduzierbar. Bei den restlichen 25 Prozent hat der Zug der Sehne am Knochen schon zu Knochenhautverletzungen oder gar Knochenhautablösungen geführt. Auch hier ist der Schmerz reduzierbar, verschwindet aber nicht ganz, kommt immer wieder, wenn auch jedes Mal abgeschwächter. Dies kann einige Wochen in Anspruch nehmen, bis die muskuläre Situation normalisiert und die Verletzung am Sehnenansatz verheilt ist.

**Handgelenkschmerzen:** Sie entstehen durch einseitige Bewegung, die dazu führt, dass eine „muskuläre Zuggurtung“ von der Außenepicondyle des Ellenbogens über das Handgelenk bis zur Innenepicondyle zunehmend Spannung aufbaut. Sie sind fast immer relativ leicht allein durch die Anwendung der SchmerzpunktPressur schon in der ersten Behandlung deutlich zu reduzieren. In das gleiche Ursachengeschehen gehören Tennisellenbogen, Karpaltunnelsyndrom, Sehnenscheidenentzündung, Überbeine am Handgelenk und Arthrose im

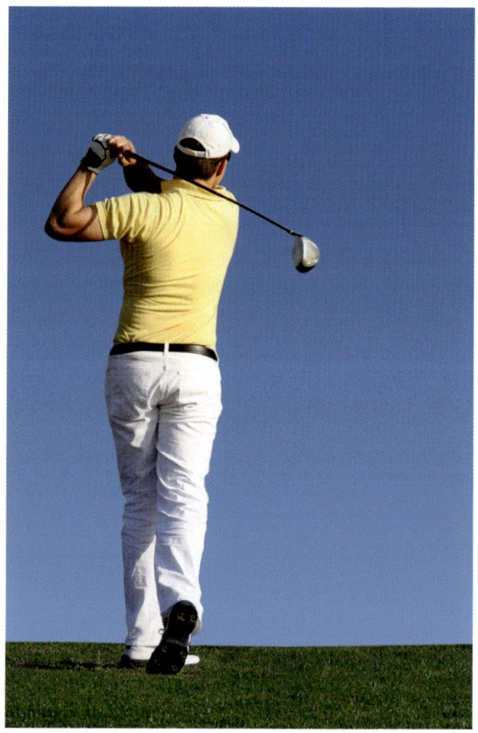

Handgelenk. Je nach individueller Situation leiden die Betroffenen an einem dieser verschiedenen Symptome derselben Ursache.

**Hexenschuss:** Wie wir später noch explizit durchsprechen werden, handelt es sich um ein explosives Auftreten von Rückenschmerzen im unteren Rücken, teilweise kombiniert mit einer sogenannten Ischialgie. Er entsteht durch plötzliche Bewegungen, wodurch die auf Grund des vielen Sitzens oder gebeugten Arbeitens „krank trainierte" Muskulatur überbeansprucht wird und der Körper sich vor drohender Fehlbelastung der Bandscheiben schützen möchte. Die Schmerzen sind so gut wie immer nur durch die Anwendung der SchmerzpunktPressur schon in der ersten Behandlung massiv reduzierbar (0–30 Prozent Restschmerz).

**Hüftgelenkschmerzen:** Sie sind fast immer eine Folge einseitiger Bewegung und so gut wie immer nur durch die Anwendung der SchmerzpunktPressur schon in der ersten Behandlung deutlich reduzierbar (0–30 Prozent Restschmerz). Sie können sich als Bewegungsschmerzen im Gelenk selbst äußern oder als Druckschmerzen am Großen Rollhügel an der Außenseite des Oberschenkelhalses. Ursache ist eine völlig einseitige Bewegungsführung des Hüftgelenks, die genetisch nicht vorgesehen ist, und das fast vollständige Fehlen bestimmter Bewegungswinkel des Oberschenkels.

**Ischialgie:** Unserer Erfahrung nach behaupten wir, dass die sogenannte Ischialgie oder Ischiasreizung oft ein Missverständnis ist. Der Schmerz verläuft meist vom Gesäß ausgehend an der Oberschenkelaußenseite, dann über das Knie und in Extremfällen noch über den Unterschenkel bis zum Fuß. Der Nerv verläuft aber an der Rückseite des Oberschenkels. Dies ist ein Indiz für diese Fehlinterpretation, die leider unserer Erfahrung nach häufig passiert. Es kann sich dabei nicht um eine Reizung oder Entzündung des Nervs handeln, da wir den Schmerz in nahezu allen Fällen im Minuteneffekt auf 0–30 Prozent Restschmerz reduzieren können. Dies ist der Beweis, denn wäre der Zustand des Nervs verantwortlich für den Schmerz, dann könnten wir ihn nicht durch eine Umprogrammierung der Muskulatur so schnell zum Abklingen bringen.

**Interkostalneuralgie:** Siehe Ischialgie. Auch das halten wir für ein Missverständnis, da der Schmerz der sogenannten Interkostalneuralgie meist allein durch die Anwendung der SchmerzpunktPressur schon in der ersten Behandlung deutlich reduzierbar (0–30 Prozent Restschmerz) ist. Die Schmerzen, die oft mit der Bewegung des Brustkorbes beim Atmen einhergehen, werden durch ein völlig falsch trainiertes Zwerchfell verursacht. Dies wiederum hängt mit der so gut wie bei allen Menschen fehlerhaften Atmung zusammen.

**Joggerschienbein:** Es kommt durch ein starkes Missverhältnis zwischen den Fußhebern und Fußsenkern zu Stande. Irgendwann schleift beim Joggen die Fußspitze über den Boden. Es kommt zu Sehnenreizungen, in schlimmen Fällen sogar zu Knochenhautablösungen am Schienbein. Der Schmerz ist meist nur durch die Anwendung der SchmerzpunktPressur schon in der ersten Behandlung deutlich reduzierbar (0–30 Prozent Restschmerz). In den

Fällen, in denen die Knochenhaut verletzt ist, muss sie natürlich erst heilen. Das kann wie beim Tennisellenbogen oder Golfellenbogen einige Wochen dauern.

**Kalkschulter:** Darunter versteht man Schmerzen in der Schulter, in welcher man Kalkablagerungen nachweisen konnte. Aus dem gleichzeitigen Vorhandensein der Schmerzen und des Kalkes schließt man einfach die ursächliche Kausalität. Wir bestreiten das vehement, da wir in den allermeisten Fällen einer solchen Kalkschulter den Schmerz drastisch reduzieren können, wie auch bei den Schulterschmerzen.

**Karpaltunnelsyndrom:** Die Sehnen sind so überbeansprucht, dass sie aufschwellen und nicht mehr genug Platz in der Sehnenscheide haben. Obwohl natürlich durch die Entlastung der Sehnen der ganze Bereich erst einmal zum Abschwellen gebracht werden muss, ist der Schmerz meist allein durch die Anwendung der SchmerzpunktPressur schon in der ersten Behandlung deutlich reduzierbar (0-30 Prozent Restschmerz). Diese Diagnose wird häufig bereits beim Auftreten der Schmerzen gestellt, also schon dann, wenn die Überlastungen noch gar nicht zu überreizten Sehnen geführt haben.

**Kiefergelenkschmerzen:** Ursache sind meist stark verspannte, verkürzte Kaumuskeln. Wer macht heute noch „den Mund auf"? Oft beißen diese Patienten stark „die Zähne zusammen", um eigentlich nicht aushaltbare Situationen aushalten zu können. Und wer beißt heute noch in einen großen Apfel? Die Burger sind so weich, dass sie – auf 1,5 Zentimeter zusammengedrückt – schon durch die nur leicht geöffneten Zahnreihen geschoben werden können. Der Schmerz ist meist allein durch die Anwendung der SchmerzpunktPressur schon in der ersten Behandlung deutlich reduzierbar (0-30 Prozent Restschmerz). Die oft vermuteten Zusammenhänge zwischen Ungleichgewichten in der Kaumuskulatur und Rückenbeschwerden können zwar zutreffen, zur Therapie ist jedoch bei Rückenschmerzen die Korrektur der massiven Rumpfmuskeln unserer Erfahrung nach wesentlich wirkungsvoller. Wir gehen weiterhin davon aus, dass eine korrigierte Wirbelsäule eher einen falschen Biss ausgleichen kann als umgekehrt.

**Kniekehlenschmerzen:** Sie entstehen durch die Verkürzung bestimmter Muskelgruppen und können so gut wie immer allein durch die Anwendung der SchmerzpunktPressur schon in der ersten Behandlung deutlich reduziert werden (0–30 Prozent Restschmerz).

**Knieschmerzen:** Sie entstehen durch die Verkürzung bestimmter Muskelgruppen und sind entgegen verbreiteter Auffassung sehr leicht zu therapieren. Sie können in fast allen Fällen allein durch die Anwendung der SchmerzpunktPressur schon in der ersten Behandlung deutlich reduziert werden (0–30 Prozent Restschmerz). Klare Ursache ist die heutzutage übliche unphysiologische Nutzung der Kniegelenke. „Wasser" im Knie ist eine reine Schutzmaßnahme des Körpers, die man nicht einfach durch Entfernen der Flüssigkeit ignorieren sollte. Das teilweise Abtöten der Synovialhaut, um eine überschießende

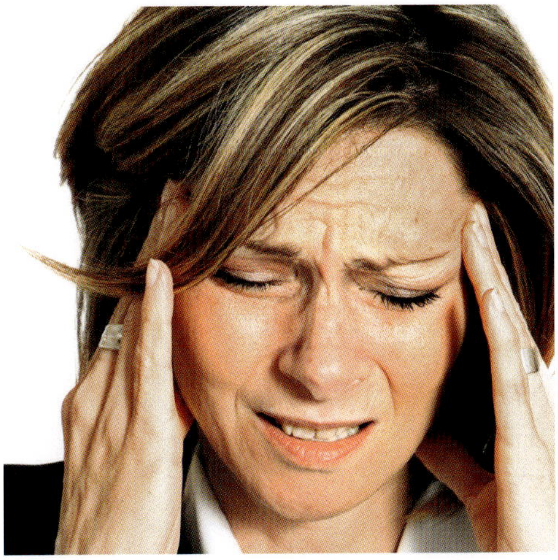

Flüssigkeitsproduktion zu unterbinden, ist zu kritisieren.

**Kopfdrehschmerz:** Er entsteht durch die Verkürzung bestimmter Muskelgruppen und kann sehr gezielt und schnell reduziert werden (0–30 Prozent Restschmerz). Das Tragen der Halskrause zögert die Genesung hinaus.

**Kopfschmerz:** Man unterscheidet heute bis zu 220 verschiedene Arten von Kopfschmerz. Sie entstehen dadurch, dass im Schmerzgeschehen 220 verschiedene Parameter untersucht werden, die sich im durch die von Schmerzen gequälten Körper verändern. Entgegen verbreiteter herkömmlicher Auffassung handelt es sich zu über 90 Prozent immer um die gleiche Ursache: Verkürzte, fehlprogrammierte Muskeln, die um Hilfe schreien. Deswegen ist er meist allein durch die Anwendung der SchmerzpunktPressur schon in der ersten Behandlung deutlich reduzierbar (0–30 Prozent Restschmerz).

**Krampfschmerzen:** Einer der am leichtesten zu behandelnden Schmerzen. Im Bereich der Beine werden sie oft als Restless-Legs-Syndrom fehlinterpretiert. Sie sind meist nur durch die Anwendung der SchmerzpunktPressur schon in der ersten Behandlung deutlich reduzierbar (0–30 Prozent Restschmerz)

**Leistenschmerzen:** Wir unterscheiden Leistenschmerzen beim Heben und beim Rückführen des Beines. Obwohl sie zwei unterschiedliche Ursachen haben, lösen sie den gleichen Alarmschmerz aus. Sie sind meist allein durch die Anwendung der SchmerzpunktPressur schon in der ersten Behandlung deutlich reduzierbar (0–30 Prozent Restschmerz).

**Lendenwirbelsäulenschmerzen:** Auch hier täuscht die Bezeichnung, denn es handelt sich in Wirklichkeit nicht um schmerzende Lendenwirbel, sondern um Schmerzen, die im „Großraum“ Lendenwirbelsäule zu spüren sind. Sie gehören zu den häufigsten Schmerzen des Rückens und kommen vor allem durch unser viel zu häufiges bewegungsarmes Sitzen auf Möbeln zustande. Die Muskeln samt Faszien verkürzen sich, so dass die Gesundheit der Bandscheiben gefährdet ist. Vor deren Schädigung wird gewarnt. Diese Schmerzen sind meist allein durch die Anwendung der SchmerzpunktPressur schon in der ersten Behandlung deutlich reduzierbar (0–30 Prozent Restschmerz). Allein die Therapie dieser Schmerzzustände, die einfach ist, wenn man weiß wie, könnte unsere Ausgaben für Krankheitsausfälle, Frühberentungen, unnötige Operationen und Arzneimittel so senken, dass der drohende Kollaps unseres Gesundheitssystems vermutlich nicht eintreten würde.

**Meniskusschmerzen (Innen- und Außenmeniskus):** Eine häufige Fehldiagnose, zumindest wenn sie aussagt, dass der am Knie empfundene Schmerz mit den Menisken etwas zu tun hätte. Der häufig unterstellte Ein- oder Anriss liegt häufig gar nicht vor und selbst wenn eine solche Schädigung wirklich vorhanden ist, hat diese mit dem empfundenen Schmerz nichts zu tun. Die Schmerzen an der Innen- und Außenseite des Knies sind meist allein durch die Anwendung der SchmerzpunktPressur schon in der ersten Behandlung deutlich zu reduzieren (0–30 Prozent Restschmerz).

**Migräne:** Siehe Kopfschmerzen. Migräne ist für uns eine Steigerung der Kopfschmerzen. Sie wird genauso behandelt, benötigt aber natürlich eine intensivere Therapie als Kopfschmerzen, da die muskulären Dysfunktionen weiter fortgeschritten sind. Migräne warnt vor Verletzungen der Halswirbelsäule. Beobachten Sie einen Migränepatienten während eines Anfalls. Er hält seinen Kopf völlig bewegungslos, weil jede Bewegung Schmerzen einschießen lässt. Die Spannungen sind so groß, dass bei jeder Bewegung die Gefahr besteht, dass Bandscheiben platzen. Dies verhindert der Körper. Weiterhin können Blutdruckveränderungen, die durch das Einklemmen von Gefäßen im Bereich der Halswirbelsäule zustande kommen, ihren Anteil am Schmerzgeschehen haben. Die Migräne ist oft allein durch die Anwendung der SchmerzpunktPressur schon in der ersten Behandlung deutlich reduzierbar. Es ist uns auch schon oft gelungen, einen Anfall, der sich ja häufig über ein bis zwei Tage aufbaut, zum Abklingen zu bringen. Allein wenn man sich anschaut, wie Migräneanfälle entstehen, wird der muskuläre Zusammenhang überdeutlich. Leider werden bei der herkömmlichen Interpretation Ursache und Auswirkung verwechselt. Man deutet die muskuläre Verspannung als Folge der Migräneschmerzen, dabei ist der Schmerz eine Folge der Verspannung. Nach der ersten Behandlung lassen Häufigkeit und Intensität der Anfälle nach und klingen mit den weiteren Behandlungen immer weiter ab. Natürlich ist die Therapie aufwändiger als zum Beispiel bei Kopfschmerzen.



**Morbus Bechterew:** Entgegen allen Erwartungen, da hier ja ein diagnostizierbares entzündliches Geschehen vorliegt, gelingt auch bei dieser Diagnose oft eine massive Schmerzreduktion. Die Schmerzen sind dann nur durch die Anwendung der SchmerzpunktPressur schon in der ersten Behandlung deutlich reduzierbar. Das bedeutet, dass der entsprechende Blutwert, der bei diesem Krankheitsbild verantwortlich gemacht wird, mit dem vorhandenen Schmerz wahrscheinlich gar nichts zu tun hat. Wir haben beobachtet, dass der ansonsten lange wütende Entzündungswert CRP durch unsere Therapie extrem schnell rückläufig war und das, wie bei uns üblich, ohne jeden Einsatz von Arzneimitteln.

**Nackenverspannungen, Nackenschmerzen:** Damit fängt das Schmerzgeschehen rund um den Kopf oft an. Die Steigerung sind leichte Kopfschmerzen, starke Kopfschmerzen und schließlich Migräne. Einzelne Stufen werden häufig aber auch übersprungen. Der Schmerz oder die Anspannung ist meist allein durch die Anwendung der SchmerzpunktPressur schon

## Ist ein verspannter Nacken eine Überlebensreaktion?

Jeder von uns kennt Situationen, in denen er fürchterlich erschrocken war. Der Schreck ist in uns gefahren. Erinnern Sie sich bitte: War Ihr Nacken dabei entspannt?

Natürlich nicht. In der Evolutionsgeschichte sicherte uns der angespannte Nacken bei hochgezogenen Schultern das Überleben. Dieses biologische Programm stellt eine eingespeicherte Überlebensreaktion dar. Wir machen uns damit bereit zum Überlebenskampf, wir schützen dadurch extrem verletzliche Stellen wie Halsschlagadern und Luftröhre. Doch braucht der moderne Mensch so etwas überhaupt noch? Ein direkter Kampf ums Überleben mit der damit verbundenen Stressreaktion findet zivilisatorisch bedingt kaum mehr statt. Jedoch kämpfen wir auf vielen anderen Ebenen des alltäglichen Lebens unentwegt und sublimiert um das vermeintliche „Überleben".

Viele zeitversetzte und unterschwellige Reize lösen diese alte Überlebensreaktion immer noch aus. Aus der Summation von Restkontraktionen resultieren die wohlbekannten Nackenverspannungen. Chronisch schmerzhafte Ausprägung finden diese in Bildung von Myogelosen (schmerzhafter Muskelhartspann) sowie häufigen Blockaden der Halswirbelkörper. Werden die Fehlspannungen der Nackenmuskulatur nicht beseitigt, resultieren nicht selten Sehstörungen, diffuser Schwindel, Kopfschmerzen mit Migränecharakter, Tinnitus (Ohrrauschen), arterieller Hypertonus (Bluthochdruck) ...

Schlechte Gedanken führen ebenfalls zu einer Tonuserhöhung der Muskulatur mit den bekannten Folgen. Ein Teufelskreis entsteht, der sowohl Schmerzareal als auch begleitende Leiden noch ausdehnen kann.

Doch zu guter Letzt die gute Nachricht: Durch das Beseitigen von angehäuften Fehlspannungen und die wohltuende Ausführung von evolutionär bekannten und genetisch festgelegten Bewegungen lässt sich Wohlspannung erzeugen. Das System nach Liebscher & Bracht setzt nicht nur genau hier an, sondern es ist auch in der Lage, diese Effekte schnellstmöglich erspürbar zu machen.

*Alexander Lay*



in der ersten Behandlung deutlich reduzierbar (0–30 Prozent Restschmerz). Oft lösen sich dabei Spannungen, die lange Zeit zu Irritationen, Gefühlssensationen oder Schwächegefühlen im Fingerbereich geführt haben. Nervliche Beeinflussungen, die man herkömmlich normalerweise im Bereich der Nervenwurzel an der Halswirbelsäule vermutet, finden oft in dauerkontrahierten Muskeln statt. Löst man diese Spannungen, erholen sich die Nerven und deren Leitfähigkeit oft schon in der ersten Behandlung.

**Nierenschmerzen:** Oft rühren sie gar nicht wirklich von den Nieren her. Da die Schmerzen aber direkt dort empfunden werden, kommt es immer wieder zu diesem Missverständnis. Hier kann man unsere Therapie sehr gut differentialdiagnostisch einsetzen. Denn wenn sie nicht wirkt, kann der Schmerz wirklich von den Nieren kommen. Dies passiert aber so gut wie nie, denn diese Schmerzen sind meist nur durch die Anwendung der SchmerzpunktPressur schon in der ersten Behandlung deutlich reduzierbar (0–30 Prozent Restschmerz).

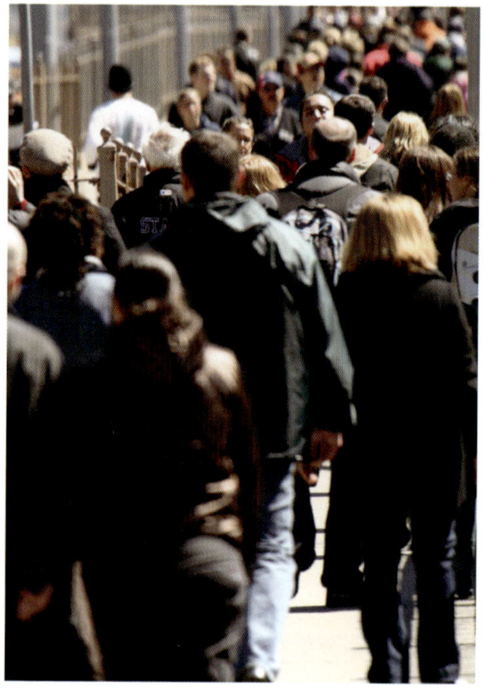

**Oberschenkelschmerzen:** Hierbei handelt es sich oft um Überlastungsschmerzen. Der Körper ist muskulär in eine Sackgasse geraten, aus der ihm diese Therapie gut heraushelfen kann. Diese Schmerzen sind in den meisten Fällen allein durch die Anwendung der SchmerzpunktPressur schon in der ersten Behandlung deutlich reduzierbar (0–30 Prozent Restschmerz).



**Restless Legs:** Unendlich viele ältere Menschen leiden darunter, vor allem in der Nacht. Auch wenn es oft als neurologisches Problem angesehen wird, was dazu führt, dass L-Dopa eingesetzt wird (ein neurologisches Medikament, welches auch bei Parkinson gegeben wird), sollte man unbedingt die Therapie mit der SchmerzpunktPressur anwenden. In den meisten Fällen verbessert sich das Syndrom dadurch massiv. Ob es sich dann in Wirklichkeit eher um Krampfschmerzen handelte oder ob der unterstellte neurologische Hintergrund durch Rückkopplungsmechanismen ebenfalls zu beeinflussen ist, bleibt für die Therapie und deren Erfolg unerheblich.

**Rückenschmerzen vom Nacken bis zur Lendenwirbelsäule:** Sie werden verursacht durch unsere heutigen Lebens- und Bewegungsgewohnheiten. Es sind vor den Kopfschmerzen die häufigsten Schmerzen, an denen Menschen heutzutage leiden. Ob Bandscheibenschädigungen und andere Strukturveränderungen schon vorliegen oder nicht: Rückenschmerzen sind sehr einfach zu therapieren, wenn man weiß, wo man ansetzen muss. Wir werden den Hexenschuss und Rückenschmerzen der Lendenwirbelsäule in einem späteren Kapitel noch intensiv abhandeln. Rückenschmerzen sind so gut wie immer allein durch die Anwendung der SchmerzpunktPressur schon in der ersten Behandlung deutlich zu reduzieren (0–30 Prozent Restschmerz).

**Sakralgelenkschmerzen, ISG:** Die dem Sakralgelenk zugeschriebenen Schmerzen sind zwar in diesem Bereich fühlbar, haben mit dem Gelenk an sich aber fast nie etwas zu tun. Auch sie rühren von krankhaften Muskelzuständen her und sind deshalb meist allein durch die Anwendung der SchmerzpunktPressur schon in der ersten Behandlung deutlich reduzierbar (0–30 Prozent Restschmerz).

**Schambeinentzündung:** Unfassbar für uns, dass es inzwischen diese Diagnose gibt, die teilweise hochkarätige Fußballer aus dem Rennen wirft. Ursache ist völlig einseitiges Training. Die Therapie ist sehr einfach. Der Schmerz dieser „Entzündung“, die durchaus mit dem Tennisellenbogen vergleichbar ist, ist oft allein durch die Anwendung der SchmerzpunktPressur schon in der ersten Behandlung deutlich reduzierbar (0–30 Prozent Restschmerz).

**Schiefhals:** Die Muskeln bauen so einseitig Spannung auf, dass man nur einigermaßen aus dem Schmerz herauskommt, wenn der Kopf schief gehalten wird. In dieser Position sind dann auch die Bandscheiben am wenigsten gefährdet. Denn diese Schädigung und die Überlastung bestimmter Muskelgruppen will der Körper durch den Schiefhals vermeiden. Der Schmerz ist sehr oft nur durch die Anwendung der SchmerzpunktPressur schon in der ersten Behandlung deutlich reduzierbar (0–30 Prozent Restschmerz).

**Sehnenscheidenentzündung:** Siehe Karpaltunnelsyndrom. Obwohl sehr häufig diagnostiziert, sind die meisten Schmerzzustände, die diese Diagnose erhalten, keine echten Sehnenscheidenentzündungen. Liegt eine solche Entzündung wirklich vor, erkennt man das am rauen „Knurpseln“ der Sehnen beim Bewegen der Finger. Die Therapie ist wieder sehr einfach. Der Schmerz ist meist nur durch die Anwendung der SchmerzpunktPressur schon in der ersten Behandlung deutlich reduzierbar (0–30 Prozent Restschmerz).

**Steifnacken:** Diese extreme Steigerung der Nackenverspannungen ist im Prinzip ebenso leicht zu therapieren wie diese. Das Auflösen der mitunter jahrzehntelang einprogrammierten Verspannungen kann aber aufwändiger sein. Die Muskulatur befindet sich so an ihrer Belastungsgrenze, dass es passieren kann, dass schon eine unbedeutende Bagatellbewegung die Steifheit des Nackens auslösen kann. Der Schmerz ist meist allein durch die Anwendung der SchmerzpunktPressur schon in der ersten Behandlung deutlich reduzierbar (0–30 Prozent Restschmerz).

**Schulter-Arm-Syndrom:** Viele Therapeuten halten die Therapie für kompliziert, da es eine große Anzahl von Muskeln rund um das Schultergelenk gibt. Da die so genannte Rotatorenmanschette eine Art aktive Bänderansammlung darstellt, die für die optimale Einstellung des Gelenks verantwortlich ist, wirkt sich das in der heutigen bewegungseinseitigen Zeit besonders gravierend aus. Es mag wieder unglaublich klingen, aber der Schmerz, egal ob er vor allem rund um die Schulter verspürt wird oder den Arm hinunter zieht, ist, wenn man weiß wie, ohne großen Aufwand meist allein durch die Anwendung der SchmerzpunktPressur schon in der ersten Behandlung deutlich reduzierbar (0–30 Prozent Restschmerz). Falls durch die fehlerhafte Beanspruchung Sehnen bereits in Mitleidenschaft gezogen wurden, können sich diese nun durch die „Gesundprogrammierung“ der beteiligten Muskeln wieder erholen und neu strukturieren.

**Skoliose:** Siehe auch Beckenschiefstand. Die nach der herkömmlichen Schmerztherapie von der Skoliose verursachten Schmerzen haben nur indirekt mit ihr zu tun. Behandelt man die entsprechenden Muskeln mit der SchmerzpunktPressur, sind die Schmerzen meist deutlich auf 0–30 Prozent Restschmerz zu mindern.

**SMS-Daumen:** Ja, das ist kein Witz, er wird vermehrt diagnostiziert. Der Name ist auch sehr vernünftig, denn das häufige SMS-Schreiben bringt die Muskulatur so ins Ungleichgewicht, dass der Körper Alarmschmerzen schalten muss, damit das Gelenk nicht geschädigt wird. Der Schmerz ist meist allein durch die Anwendung der SchmerzpunktPressur schon in der ersten Behandlung deutlich reduzierbar (0–30 Prozent Restschmerz).

**Steißbeinschmerzen:** Sie treten oft nach einem Sturz auf genau diesen Knochen auf und gehen mitunter jahrelang nicht weg. Dabei geht es nur darum, die Zerrungen, die sich nach dem Aufprall einprogrammiert haben, zu beseitigen. Der Schmerz ist meist allein durch die Anwendung der SchmerzpunktPressur schon in der ersten Behandlung deutlich reduzierbar (0–30 Prozent Restschmerz).

**Tennisellenbogen:** Siehe Golfellenbogen, nur an der Außenepicondyle. Bitte beachten Sie, dass davon außer Tennisspielern oft auch Motorradfahrer und Kellner betroffen sind. Er entsteht durch einseitige Bewegung, die dazu führt, dass eine „muskuläre Zuggurtung“ von der Außenepicondyle des Ellenbogens über das Handgelenk bis zur Innenepicondyle zunehmend Spannung aufbaut. In das gleiche Ursachengeschehen gehören Golfellenbogen, Karpaltunnelsyndrom, Sehnenscheidenentzündung, Überbeine am Handgelenk und Arthrose sowie Schmerzen im Handgelenk. Je nach individueller Situation leiden die Betroffenen an einem dieser verschiedenen Symptome, die alle dieselbe Ursache haben. Der Schmerz ist allein durch die Anwendung der SchmerzpunktPressur in etwa 75 Prozent der Fälle schon in der ersten Behandlung deutlich reduzierbar (0–30 Prozent Restschmerz). Falls die Knochenhaut schon intensiver verletzt ist, dauert der Heilungsprozess einige Wochen.

**Trigeminusneuralgie:** Siehe auch Interkostalneuralgie und Ischialgie. Unserer Erfahrung nach kommt eine tatsächliche Neuralgie des Trigeminusnervs so gut wie nie vor. Da überbeanspruchte Muskeln aber brennen wie entzündete Nerven, scheint es für die herkömmliche Therapie, wie auch für den Schmerzpatienten, naheliegend zu sein. Wir behaupten: Diese nach der herkömmlichen Meinung fehlinterpretierten Schmerzen schützen das Kiefergelenk vor Schädigung. Der Schmerz ist meist allein durch die Anwendung der SchmerzpunktPressur schon in der ersten Behandlung deutlich reduzierbar (0–30 Prozent Restschmerz).

**Weichteilrheumatismus:** Unserer Auffassung nach oft ebenfalls eher eine Verlegenheitsdiagnose, ohne dass tatsächlich Rheuma vorliegt, denn diese Schmerzen sind meist leicht therapierbar, egal welche Weichteile betroffen sind. Selbst wenn tatsächlich rheumatische Beschwerden vorliegen, kann mittels der Schmerzpunkt-Pressur eine Schmerzlinderung erreicht werden.

**Zähneknirschen:** Zähneknirschen mit den entsprechenden Spannungs- oder Schmerzgefühlen ist heute sehr verbreitet. Die Beißschienen haben Hochkonjunktur. Dabei ist es so einfach: Falls das Knirschen von Schmerzen im Kiefergelenk begleitet wird, sind diese meist allein durch die Anwendung der SchmerzpunktPressur schon in der ersten Behandlung deutlich reduzierbar (0–30 Prozent Restschmerz). Dadurch lösen sich die Fehlspannungen der krankhaft trainierten beteiligten Muskulatur immer mehr auf. Das nächtliche Zähneknirschen nimmt ab.

**Zehenschmerzen:** Auch sie rühren von unserem Schuhwerk und unserem degenerierten Laufen her. Sie sind aber gut behandelbar und fast immer allein durch die Anwendung der SchmerzpunktPressur schon in der ersten Behandlung deutlich zu reduzieren (0–30 Prozent Restschmerz).

# Ein Gesamtüberblick über die Schmerzen

Auch wenn über 90 Prozent der heute verbreiteten Schmerzzustände muskulär wirksam zu therapieren sind, gibt es natürlich auch Schmerzen, die nicht durch muskuläre Fehlprogramme ausgelöst werden.

In den Fällen, in denen die Ursache der Schmerzen nicht sicher ist, steht uns mit unserer Therapie eine wunderbare Möglichkeit zur Verfügung, sie differenzialdiagnostisch einzusetzen.

Sie wissen als Therapeut oder aus eigener Betroffenheit, wie viel Aufwand häufig betrieben wird, wie viele Irrwege beschritten werden, wie viele Arzneimittel verschrieben werden, die sich hinterher als unwirksam herausstellen, obwohl man trotzdem unter den Nebenwirkungen zu leiden hatte. Wie viele Operationen keine oder nur unwesentliche Verbesserung bringen oder sogar die Schmerzsituation verschlimmern.



Wäre es nicht wundervoll, wenn uns ein Instrument zur Verfügung stehen würde, mit dessen Hilfe wir den Patienten und auch uns Therapeuten all diesen unbefriedigenden, nervenden und oftmals schädigenden Aufwand ersparen könnten?

Es gibt dieses Instrument: die SchmerzpunktPressur. Wenn Schmerzpatienten damit behandelt werden, weiß der Therapeut innerhalb von 30 Minuten, ob muskuläre Auslöser verantwortlich sind oder nicht. Können Sie sich vorstellen, wie viel Zeit, Stress und Kosten gespart werden könnten, wenn dieses Instrument flächendeckend eingesetzt werden würde?

Die Patienten müssten nicht mehr von einem Arzt zum nächsten laufen und sie hätten das Gefühl, dass ihr Therapeut schnell helfen oder schnell feststellen kann, dass andere Auslöser in Frage kommen.

Der Therapeut könnte endlich mit einer Vorgehensweise an alle Schmerzen herangehen. Natürlich würde er die SchmerzpunktPressur als Diagnosehilfe nicht einsetzen, wenn offensichtlich eine Zahnentzündung vorliegt. Aber er könnte dennoch den Schmerz lindern. Auch wenn eine Patientin offensichtlich unter Regelschmerzen leidet, ist die SchmerzpunktPressur nicht als Diagnosehilfe nötig; auch dabei könnte er dennoch ihre Schmerzen reduzieren. Oder wenn jemand starke Bauchkrämpfe hat, die er wiederum entspannen könnte.

Bei all den Fällen, in denen die Schmerzursache zunächst unklar ist, würde sich zu ungefähr 90 Prozent herausstellen, dass die Schmerzen innerhalb der ersten Behandlung auf 0–30 Prozent Restschmerz reduzierbar sind. Das wissen wir seit vielen Jahren und inzwischen beweisen es unsere geführten Statistiken, die Sie später noch kennenlernen werden. In den restlichen 5–10 Prozent, die übrig bleiben, könnten gerne all die anderen, herkömmlich zur Verfügung stehenden Mittel eingesetzt werden – von Schmerzmitteln über Operationen bis hin zu künstlichen Gelenken. Allein diese Vorgehensweise hätte ein enormes Entlastungspotenzial für die Krankenkassen.

Lesen Sie nun, welche Schmerzen es gibt und wie sie zusammenhängen.

# DIAGNOSE

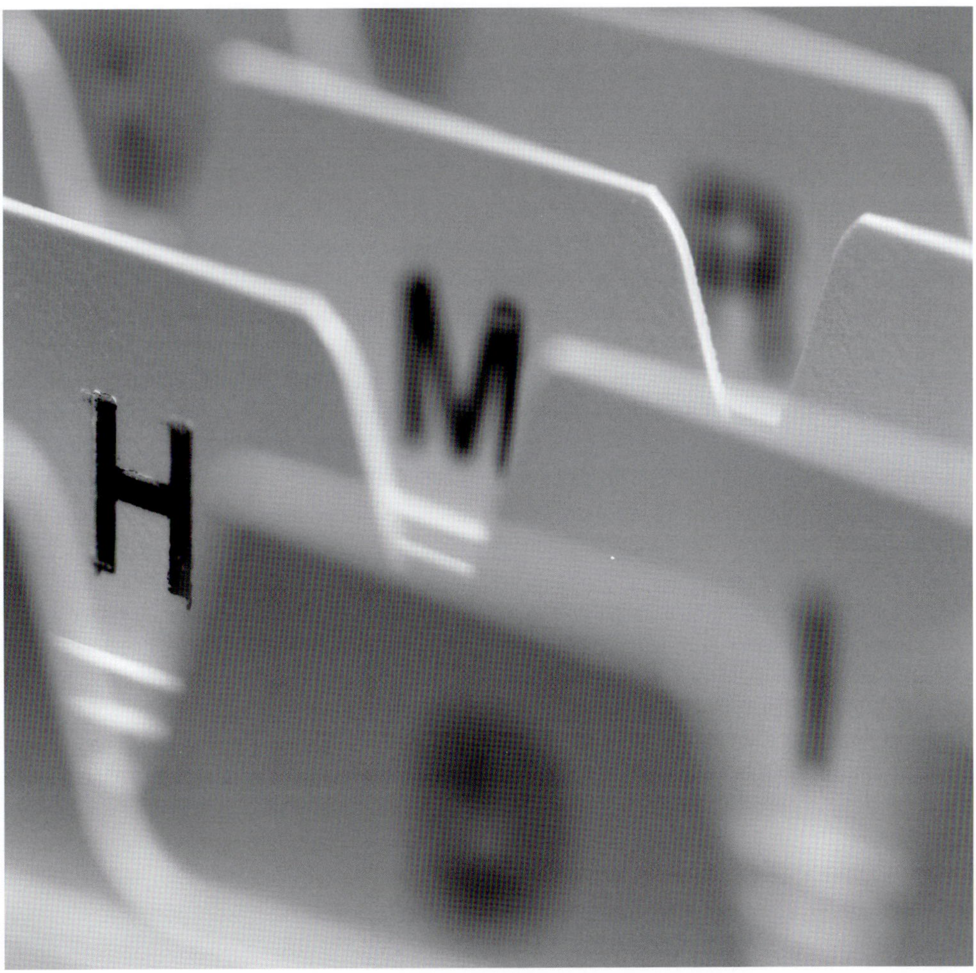

# Die Einteilung der Schmerzen nach Liebscher & Bracht

Uns ist bekannt, wie viel akademisches Wissen über Schmerzen sich mittlerweile angesammelt hat. Allein die Tatsache, dass man heute 220 verschiedene Arten von Kopfschmerzen identifiziert hat und zwischen ungefähr 150 verschiedenen Migränearten unterscheidet, spricht Bände. Wir haben nichts gegen diese Bücherwände voll von akademischem Wissen. Aber wäre es für Sie als behandelnden Therapeuten und damit für Sie als Patienten nicht wundervoll, wenn Sie das Wissen über Schmerzen, mit dem über 90 Prozent der heute verbreiteten Schmerzzustände schon in der ersten Behandlung drastisch reduziert werden können, so strukturieren könnten, dass eine Übersicht und klare Einteilung auf eine Seite passen würde?



## Wir können das und haben es getan:

**Alarmschmerzen:** Diese sind zusammen mit den Überlastungsschmerzen über 90 Prozent der Schmerzen, wegen denen Menschen den Arzt aufsuchen. Sie warnen vor drohenden Schädigungen des Bewegungsapparates. Sie warnen auch dann noch, wenn die Schädigung schon eingetreten und diagnostiziert ist! Sie haben ausschließlich muskuläre Ursachen.

**Überlastungsschmerzen:** Schmerzen überanstrengter Muskeln, die bestimmte Haltekräfte nicht mehr aufbringen können. In Extremfällen brennen sie wie „entzündete Nerven“ oder „entzündete Gelenke“ oder „Entzündungen in der Wirbelsäule“. Diese Überlastungsschmerzen werden meist durch die nötige Aufrechterhaltung von Körperpositionen ausgelöst und sind oft Vorläufer der entsprechenden Alarmschmerzen. Sie haben ausschließlich muskuläre Ursachen.

**Schädigungsschmerzen:** Schmerzen aufgrund von Schädigungen, vor denen der Alarmschmerz meist lange vorher gewarnt (hat) und die irgendwann tatsächlich eintreten. Interessant für Sie: Schädigungsschmerzen, die nach der herkömmlichen

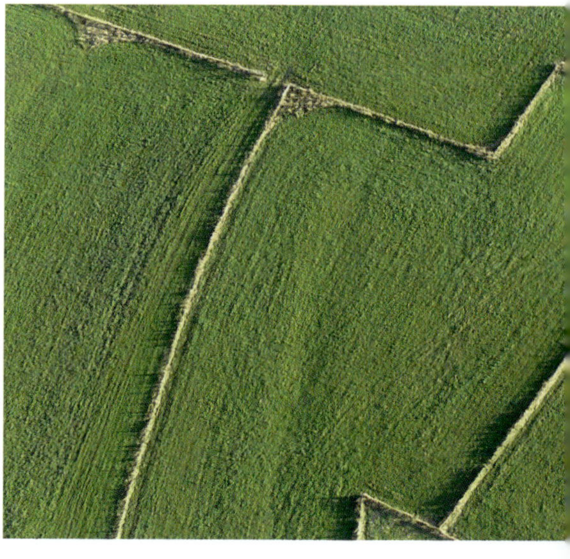

Auffassung allein von der geschädigten Struktur ausgelöst werden, haben immer auch einen Alarmschmerzanteil, der durch die SchmerzpunktPressur wegtherapiert werden kann. Sie haben also immer zwei Anteile: die Schmerzen der Schädigung selbst und die durch die Muskulatur ausgelösten Alarmschmerzen.

**Verletzungsschmerzen:** Ein Stich, eine Prellung, ein Bruch, ein Riss oder andere Verletzungen, die meist durch Unfälle entstehen. Interessant für Sie: Auch Verletzungsschmerzen, die nach der herkömmlichen Auffassung allein von der geschädigten Struktur ausgelöst werden, haben immer auch einen Alarmschmerzanteil, der durch die SchmerzpunktPressur wegtherapiert werden kann. Sie haben also immer zwei Anteile: die Schmerzen der Verletzung selbst und die durch die Muskulatur ausgelösten Alarmschmerzen.

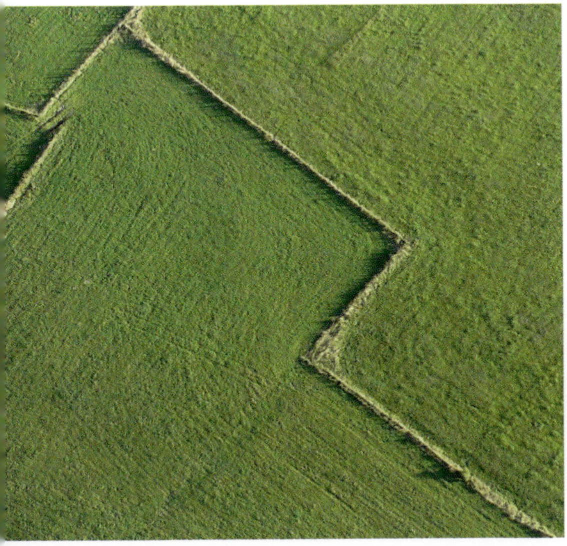

**Krankheitsschmerzen:** Krebs, Hirntumor, Neuropathien, Blinddarmentzündung, Zahnschmerzen, Ohrenschmerzen, also alle Schmerzzustände, welche von organisch kranken Geweben hervorgerufen werden können. Interessant für Sie: Auch Krankheitsschmerzen, die nach der herkömmlichen Auffassung allein von der geschädigten Struktur ausgelöst werden, haben überraschenderweise immer auch einen Alarmschmerzanteil, der durch die SchmerzpunktPressur wegtherapiert werden kann. Auch sie haben also immer zwei Anteile: die Schmerzen der von der Krankheit betroffenen Körperpartie, des Organs oder betroffenen Gewebes selbst und die durch die umgebende Muskulatur ausgelösten Alarmschmerzen.

Wir sind uns absolut dessen bewusst, dass die beiden letzten Gruppen und ihre Beeinflussbarkeit durch die SchmerzpunktPressur, die kranke Muskelprogramme löscht, zunächst schwer nachzuvollziehen ist. Auch wir staunen bisher darüber, wissen aber aus Erfahrung, dass es so ist. Diese Zusammenhänge müssen in Zukunft erforscht werden. Unsere derzeitige Arbeitshypothese ist, dass der Körper, auch in Fällen, in denen offensichtlich andere Schmerzauslöser eine Rolle spielen, sich des in der Evolution eingebauten Alarmschmerzsystems bedient.

# Trotz der hohen Wirksamkeit unserer Schmerztherapie gibt es noch viele offene Fragen

Immer wieder haben wir erlebt, dass wir Schmerzen beeinflussen konnten, die nachweislich nichts mit muskulären Fehlspannungen zu tun hatten. Oder wir erlebten, dass wir Schmerzen nicht beeinflussen konnten und daraufhin Patienten zu Fachärzten schickten, die dann schnellstens Maßnahmen einleiteten, um die Gesundheit oder gar lebensbedrohliche Zustände mit den notwendigen Mitteln zu behandeln und abzustellen. Wir möchten hier noch einmal betonen, dass sich die SchmerzpunktPressur vorzüglich zur Differenzialdiagnostik eignet. Schmerzzustände, die nicht schon in der ersten Behandlung deutlich reduzierbar sind, machen sich verdächtig, dass andere Ursachen eine Rolle spielen können, denen nicht muskulär beizukommen ist und welche schnellstmöglich abgeprüft werden müssen. Oder wir erlebten Schmerzreduzierungen, die wir nie erwartet hätten, die es so eigentlich nicht geben dürfte. Oft wurde die Befürchtung geäußert, wir könnten mit unserer SchmerzpunktPressur Schutzspannungen lösen, die der Körper aufbaut, um sich zu schützen und die ihm dann fehlen würden. Diese Befürchtung brauchen Sie nicht zu haben. Der Körper weiß genau, was er tut. Reduzieren wir solche Schutzspannungen, baut er sie anschließend sofort wieder auf.

Lesen Sie dazu einige Patientengeschichten. Sie sprechen für sich.



## Ein Beispiel zum Verletzungsschmerz: Der Sturz unserer Haushälterin

Vor Jahren, wir waren nicht zu Hause, ging unsere Haushälterin mit unseren beiden Hunden – einem Schäferhund und einem Schäferhund-Dobermann-Mischling – spazieren. Als auf der anderen Straßenseite eine Hündin auftauchte, machten beide einen Satz und brachten wegen ihrer großen Kraft unsere Haushälterin zu Fall. Als wir zurückkamen, saß sie klagend am Küchentisch und hielt sich ihre stark schmerzende Schulter. Ich behandelte sie und schaffte es, ihren Schmerz nach ungefähr 10 Minuten fast ganz zum Verschwinden zu bringen (ungefähr 10 Prozent Restschmerz). Doch nach kurzer Zeit war er wieder voll da. Ich behandelte sie erneut mit demselben Ergebnis. Nach kurzer Zeit war er wieder voll zurückgekehrt. Daraufhin schickte ich sie ins Krankenhaus, wo sie geröntgt wurde. Das Ergebnis: Bruch des Oberarms!

Was zeigt uns das? Offensichtlich bedient sich der Körper des Alarmschmerzsystems, das vor drohenden Schädigungen warnen soll, auch dann, wenn – wodurch auch immer – eine Schädigung bereits eingetreten ist. Das ist auch logisch, denn jede Schädigung kann sich ja eventuell auch nach ihrem Eintritt noch verschlimmern, was verhindert werden muss. Da das Alarmschmerzsystem auf der muskulären Ebene funktioniert und wir mit der SchmerzpunktPressur dazu in der Lage sind, die muskulären Programme zu verändern, konnten wir den Verletzungsschmerz, der kurz nach dem Bruch auftrat, fast ganz abschalten. Der Körper, der seine Verletzung aber schützen wollte, projizierte den Schmerz sofort wieder, damit der Arm ruhig gehalten wurde. Noch einmal: Wir behaupten aufgrund unserer Erfahrung, dass es nicht möglich ist, eine Schutzspannung auf Dauer zu lösen, die der Körper für wichtig hält, um sich zu schützen oder zu schonen. Dieses Beispiel zeigt sehr anschaulich, wie es funktionieren kann. Wenn über 90 Prozent der heute verbreiteten Schmerz-

## Ein weiteres schönes Beispiel zur Differenzialdiagnostik: Der Rückenschmerzpatient

Eines Tages behandelte ich wieder in Petras Praxis. Sie hatte mir gerade einen älteren Herrn in den Behandlungsraum geschickt, den ich mit der SchmerzpunktPressur wegen starker Rückenschmerzen an der Brustwirbelsäule behandeln sollte. Ich therapierte ihn, er reagierte aber völlig ungewöhnlich. Die Schmerzen ließen sich nicht oder zumindest viel weniger als gewohnt reduzieren. Ich schickte ihn direkt zurück in Petras Sprechzimmer mit der Information für sie, dass da etwas nicht stimmt. Petra schickte ihn zum Herzspezialisten. Und das war höchste Zeit, denn wenige Wochen später hatte er drei Bypässe.

zustände muskulär begründet sind, dann ist es nur logisch, dass man nach der entsprechenden Anamnese mit der SchmerzpunktPressur beginnen sollte. Erst wenn sich herausstellt, dass der Patient zu den 10 Prozent gehört, bei denen diese Therapie nicht hilft, sollten all die anderen Untersuchungen und Vorgehensweisen genutzt werden. Das spart Zeit, Aufwand und immense Kosten. Ich muss zugeben, dass auch uns dieses Ergebnis völlig überraschte. Mir war absolut klar, dass beim Voranschreiten der Arthrose der Knorpel immer weiter abbaut, das Knorpelbett irgendwann erreicht ist und die Knochenzerstörung beginnt. Und dass spätestens dann zusätzlich zum Alarmschmerz, der diese Entwicklung stoppen will, ein von den Schmerzrezeptoren der Knochenhaut ausgelöster Schädigungsschmerz mehr und mehr in den Vordergrund tritt. Nach dem Gangbild des Mannes, nach der Schilderung der Diagnose, der Tatsache, dass schon seit 5 Jahren der Einbau künstlicher

Gelenke empfohlen wurde, hätte ich mit 20, höchstens 30 Prozent Alarmschmerzanteil gerechnet. Die verbleibenden 70 bis 80 Prozent hätte ich als Schädigungsschmerzen akzeptiert. Wir beobachten zwar schon seit Jahren, dass Schmerzzustände auch bei starker oder schwerster Arthrose deutlich reduzierbar sind, hatten aber diese Erfahrungen einfach hingenommen und nicht größer hinterfragt. Sie sind in all den Jahren für uns normal geworden. Seit diesem Erlebnis ist uns vermutlich durch die Situation des Vortrags und den positiven Schock der anwesenden Therapeuten neu vor Augen geführt worden, wie ungewöhnlich die Ergebnisse sind, die wir mit unserer Therapie erzielen.

## Ein Beispiel zum Schädigungsschmerz: Der verzweifelte Schäfer

Wir hatten einen Vortrag in Hannover angesetzt. Als die Zuhörer kamen, sahen wir einen älteren Mann, der nur schwer laufen konnte und sich auf zwei Krücken stützen musste. Kai Amberg, mein Cheftrainer für unsere Bewegungslehre in Deutschland, sagte noch scherzhaft: „Wenn wir dem helfen können, haben wir mal wieder einen guten Job gemacht“. Ich sagte nur: „Kai, bitte, so wie er läuft, können seine Hüfte und seine Knie hochgradig geschädigt sein“. Petra und ich hielten unseren Vortrag, anschließend gab es wie immer Fragen. Einige Therapeuten baten uns, doch einmal zu demonstrieren, wie solch eine Therapie aussähe. Wir fragten, wer denn einmal beispielhaft an sich zeigen lassen wolle, wie diese Therapie abläuft. Der alte Herr mit den Krücken meldete sich. Er erzählte, er sei Schäfer, hätte aber das große Problem, kaum noch laufen zu können und das sei sehr schlimm für ihn, denn er könne seine Schafe nicht mehr betreuen. Seine Ärzte rieten ihm seit 5 Jahren, sich 2 künstliche Kniegelenke und 2 künstliche Hüftgelenke einbauen zu lassen, da er in allen vier Gelenken schwerste Arthrose hätte. Das wolle er aber nicht. Er sei ehemaliger DDR-Leistungssportler und solch künstliches Zeug in seinem Körper käme für ihn nicht in Frage. Ich zeigte ihm ungefähr 15 Minuten, wie unsere SchmerzpunktPressur funktioniert. Anschließend stand er auf, zunächst unsicher, dann lief er ohne Krücken durch den Vortragsraum. Die Zuschauer, die ihn auf Krücken sehr langsam laufend hatten kommen sehen, konnten es kaum fassen. Er bezifferte seinen Restschmerz, bezogen auf 100 Prozent, mit denen er zum Vortrag kam, auf nur noch 20 Prozent. Er lief noch eine Weile fassungslos hin und her, bevor er sich wieder setzte. Ich muss sagen, dass auch Petra und ich überrascht waren, denn ich hätte in seinem schweren Fall vielleicht mit 20–30 Prozent Schmerzreduzierung gerechnet, aber nicht mit 80 Prozent! Als der Vortrag vorbei war, unterhielten wir uns darüber und waren uns einig, dass das wieder einmal eine verpasste Chance war und dass wir eigentlich einen Notar hätten dabeihaben müssen, der dieses Ereignis mit seiner Unterschrift als Zeuge bestätigt, da es sonst niemand glauben würde, der es nicht selbst gesehen hat.

Doch die Geschichte geht noch weiter: Während unserer Schmerztherapie-Ausbildung, vier Monate später in Hannover, erzählte ich diese Geschichte und sagte, dass ich leider nicht wüsste, wie es ihm inzwischen geht. Ich wäre gespannt, wie sich das weiter entwickelt hätte, da das Ergebnis auch für mich unfassbar gewesen sei. Da meldete sich eine Teilnehmerin und sagte, sie würde ihn kennen, er sei Patient bei ihr und er würde jetzt darauf warten, dass sie die Ausbildung absolviert, damit sie bei ihm die Behandlung weiterführen kann. Er sei aber immer noch auf den damals erzielten 20 Prozent Restschmerz, obwohl er die EngpassDehnungen, die ich ihm gezeigt hatte, so gut wie nicht gemacht hätte, da er sie in der Hektik der Vortragssituation nicht richtig verstanden hätte. Er sei aber total glücklich, weil er wieder eine Chance für sich und seine Schäferei sähe.

## Ein aufrüttelndes Beispiel um Alarmschmerz: 20 Jahre Trigemiunusneuralgie

In unserem zweiten Vortrag in Bad Homburg saß eine Dame, die mich nach dem Vortrag ansprach, ob ich ihr helfen könne. Der Vortrag war sehr gut besucht, es waren fast 300 Personen anwesend und wir hatten hinterher sehr viel Mühe, all die vielen Fragen zu beantworten. Deswegen hatte ich kaum Zeit für die Dame und verwies sie auf Petras Praxis. Sie erzählte mir aber, sie hätte seit 20 Jahren Trigeminusneuralgie. Ich konnte das nicht glauben und sagte: „Ja, aber doch nicht permanent?“. Sie bestätigte das aber. „24 Stunden am Tag“, fragte ich, „ohne Pause?“ Sie bejahte das wieder. „Ich weiß nicht, wo ich noch hingehen soll, ich war überall“, fügte sie hinzu. Ich sah sie mir nun genauer an und realisierte, dass sich diese Leidensgeschichte in ihrem Gesichtsausdruck widerspiegelte. Ich zeigte ihr also in vielleicht 3 Minuten, wie man sie behandeln könne, weil schon viele andere Zuhörer auf mich warteten. Als ich fertig war, fühlte sie in sich hinein und sagte fassungslos, dass es viel besser sei, ihre Schmerzen seien fast weg. Zum ersten Mal seit 20 Jahren. Es wären vielleicht noch 10, höchstens 20 Prozent des Schmerzes zu spüren. Die Zuschauer klatschten Beifall, während sie auf ihrem Stuhl saß und es nicht glauben konnte. Ich zeigte ihr noch eine einfache Übung und widmete mich dann den Wartenden. Nachdem alle gegangen waren, sagte ich noch zu Petra, dass ich mir eigentlich den Namen der Dame hätte geben lassen müssen, damit über Heilungsgeschichten wie ihre auch andere Menschen von diesen bisher so gut wie unbekannten Möglichkeiten der Schmerztherapie erfahren könnten.

Zwei Monate später erzählte ich diese Geschichte in Bad Homburg in unserer Schmerztherapieausbildung. Plötzlich meldete sich eine Teilnehmerin und sagte, sie hätte ja schon einige unglaubliche Geschichten über mich gehört und sie würde sich dauernd fragen, ob das denn alles stimmen könne. Aber jetzt wüsste sie, dass es stimmt. Sie sei nämlich diejenige mit der Trigeminusneuralgie aus dem Vortrag. Ich atmete auf, denn zu Beginn ihrer Äußerung hörte es sich so an, als würde sie sich über irgendetwas beschweren wollen. Ich fragte sie, wie das mit ihren Schmerzen nach dem Vortrag weitergegangen sei. „Sehr gut", erwiderte sie und ergänzte, dass sie nach wie vor auf ungefähr 20 Prozent Restschmerz sei. Aber jetzt wolle sie weitermachen, ganz schmerzfrei werden und vor allem ihre Patienten auf diese Art und Weise behandeln.

## Wie sinnvoll sind Schmerzeinteilungen?

Schmerz bestimmt leider das Leben vieler Menschen. Die Wissenschaft tut sich in seiner Erforschung schwer. Eine mögliche Definition, die der IASP (International Association for the Study of Pain), lautet: „Schmerz ist ein unangenehmes Sinnes- und Gefühlserlebnis, das mit aktueller oder potenzieller Gewebsschädigung verknüpft ist oder mit Begriffen einer solchen Schädigung beschrieben wird."



Hilfreich bei der Beschreibung einer Schmerzerkrankung können sein:

- der zeitliche Verlauf
- die individuellen Modalitäten (wie wird er empfunden, wann besser/schlechter ...)
- die räumliche Ausbreitung (Anzahl der Schmerzorte)
- der potenzielle anatomische Entstehungsort
- das Einhergehen mit gleichen oder ähnlichen Symptomen
- das Ausmaß des mit ihm verbundenen und empfundenen psychischen Stresses
- das Ausmaß einer potenziell vorliegenden Depression/Angsterkrankung
- das Inanspruchnahmeverhalten (wie oft wurden medizinische Leistungen vom Patienten in Anspruch genommen)
- die Zahl der bislang besuchten Therapeuten (meist auf der Suche nach einer vermeintlich noch nicht gefundenen Ursache)
- die Anzahl und Stärke der eingenommen Medikamente
- die Anzahl der angefertigten Bildbefunde (Röntgen, etc.)
- die Tatsache eines gestellten Rentenantrages
- die Tatsache einer Berentung

- u.s.w.

Den individuellen Variablen einer (chronischen) Schmerzerkrankung versucht die multiaxiale Schmerzklassifikation (MASK) Rechnung zu tragen. Sie wurde vor dem Hintergrund der erheblichen Probleme, die mit einer Zuordnung von Schmerzsyndromen innerhalb der Internationalen Klassifikation von Krankheiten (ICD) verknüpft sind, entwickelt. MASK ermöglicht eine interdisziplinäre Diagnose, die immer einen somatischen und auch psychologischen Teil umfaßt.

Wenn man weiß, dass die Medizin immer versucht, eine Erkrankung einer Ätiologie (Krankheitsursache) und einer Pathogenese (Krankheitsentstehung) zuzuordnen, dann ist dieses Vorhaben unter Berücksichtigung der oben erwähnten Beschreibungen ein kräfteraubendes und kompliziertes Unterfangen. Noch verkompliziert wird es dadurch, dass die Medizin sich insgesamt aus Teildisziplinen zusammensetzt, die oftmals nur schwierig und zäh miteinander kommunizieren und leider oft auch selbstverliebte Tendenzen haben. Eine regelrechte Fülle an Informationen kann so über den Schmerzpatienten erhoben und leider auch ausgeschüttet werden. Bei der gängigen Einteilung wird z.B. unterschieden in einen:

- nociceptiven (Schmerzrezeptor) Schmerz
- neuropathischen/neurogenen (von einer Erkrankung des Nerven ausgehenden) Schmerz
- Schmerz mit einer gemischten oder unspezifischen Ätiologie (Krankheitsursache)
- somatoform (es ist keine körperliche Ursache erkennbar) bedingten Schmerz
- psychogenen (psychisch/seelischen) Schmerz

Wir Mediziner können dann auch noch weiter einteilen: Zum Beispiel den nociceptiven Schmerz: somatisch/visceral/local/übertragen ...

An dieser Stelle fällt mir ein Spruch ein, welcher lautet: „Wen wunderts, wenn sich unsere Patienten wundern".

In der gängigen Praxis helfen diese Einteilungen oft nicht weiter, zumal sich aus der Möglichkeit einer genauen Beschreibung leider nur wenige therapeutische Konsequenzen ableiten.

Sieht man von der hochprofessionellen Behandlung in (wenigen) ausgesuchten Schmerzzentren ab, wird die große Masse der Schmerzpatienten letztlich mit Schmerzmitteln (verordnet nach dem WHO-Stufenschema) zugeworfen. Hilft das eine nicht, dann muss es halt das andere sein. Manuelle Untersuchungen und Therapien wie ebenfalls physikalische Anwendungen werden zu wenig verordnet. Ebenfalls kommt eine psychologische Diagnostik/Therapie zu selten zur Anwendung. Und dies, obwohl das bio-psycho-soziale Krankheitsmodell langsam etabliert sein sollte. Die Umsetzung dessen ist größtenteils aber auch durch das real existierende Gesundheitssystem blockiert.

Anwenderfreundlich und auch differenzialdiagnostisch interessant ist die Didaktik der Schmerzeinteilung nach Liebscher & Bracht. Als ich mich zum ersten Mal mit dieser Einteilung beschäftigte, drehte sich mir als „konditioniertem" Schulmediziner, dem unsere Einteilungen „in Fleisch und Blut" übergegangen sind, schlichtweg leicht der Magen um. Ich hatte immer wieder Probleme, mich von meinem Wissen zu lösen. Doch diese Einteilung macht in der Praxis der Behandlung, im Unterscheiden von Ursächlichkeiten und nicht zuletzt für den Patienten großen Sinn. Sie ist übrigens die erste Einteilung, die unsere Patienten ohne große Erklärungen auch verstehen und nachvollziehen können.

Die Klassifikation von Überlastungsschmerz als Vorstufe zum Alarmschmerz folgt natürlich der Didaktik von Liebscher & Bracht hinsichtlich einer zugrundliegenden Ursächlichkeit (des evolutionären Alarmschmerzprogramms). Dies kann auch dem Patienten gegenüber als präventive und gesundheitsbildende Botschaft weitergereicht werden. Der „Alarmschmerz" als neues Konstrukt in seiner beschriebenen Form weicht auch den Begriff des „alten" chronischen Schmerzes auf; wird dieser doch gemeinhein als „unnütz" und „ohne eigentliche Aufgabe" beschrieben. Liegt ihm jedoch teilweise oder ganz ursächlich immer noch ein Alarmschmerz zugrunde, so können viele chronische Schmerzerkrankungen neu angegangen und überdacht werden (Dies entspricht im übrigen auch meiner Erfahrung: Heilung ist möglich!). Besteht der Alarmschmerz längere Zeit, so gilt hier die osteopathische „Weisheit", das eine eingeschränkte Funktion immer auch die Struktur verändern kann: Eine strukturelle Schädigung wird so mitbedingt; dies entspricht dem sogenannten Schädigungsschmerz. Die Rubriken der Verletzungs- und Krankheitsschmerzen beziehen sich immer auf die Zerstörung von lebendem Gewebe und machen Sinn in der Kommunikation und Aufklärung des Patienten über die zugrundeliegende Ursache. Inwieweit eine isolierte Einteilungsmöglichkeit für eine psychogen bedingte Schmerzerkrankung fehlt, ist letztlich philosophischer Natur: Soma und Psyche (Körper und Geist) sind bei ganzheitlich denkenden Medizinern und Therapeuten ohnehin untrennbar miteinander verbunden. Diese eigentlich selbstverständliche Tatsache darf man nur nicht vergessen!

*Alexander Lay*

Wir haben in den letzten 20 Jahren viele solcher „unmöglichen“ Schmerzreduzierungen erlebt. Viele haben wir vergessen oder sie ruhen unbeachtet in den Karteikarten von Petras Praxis. Aber wir haben uns über die Jahre an solche Vorkommnisse gewöhnt. Sie sind keine Einzelfälle und zeigen immer wieder, dass Schmerzpatienten nie aufgeben dürfen. Egal, welche Diagnosen schon gestellt wurden und egal, ob ihnen nach bestem Wissen und Gewissen von Therapeuten erklärt wurde, sie müssten sich damit abfinden und diese Schmerzen bis an ihr Lebensende ertragen.

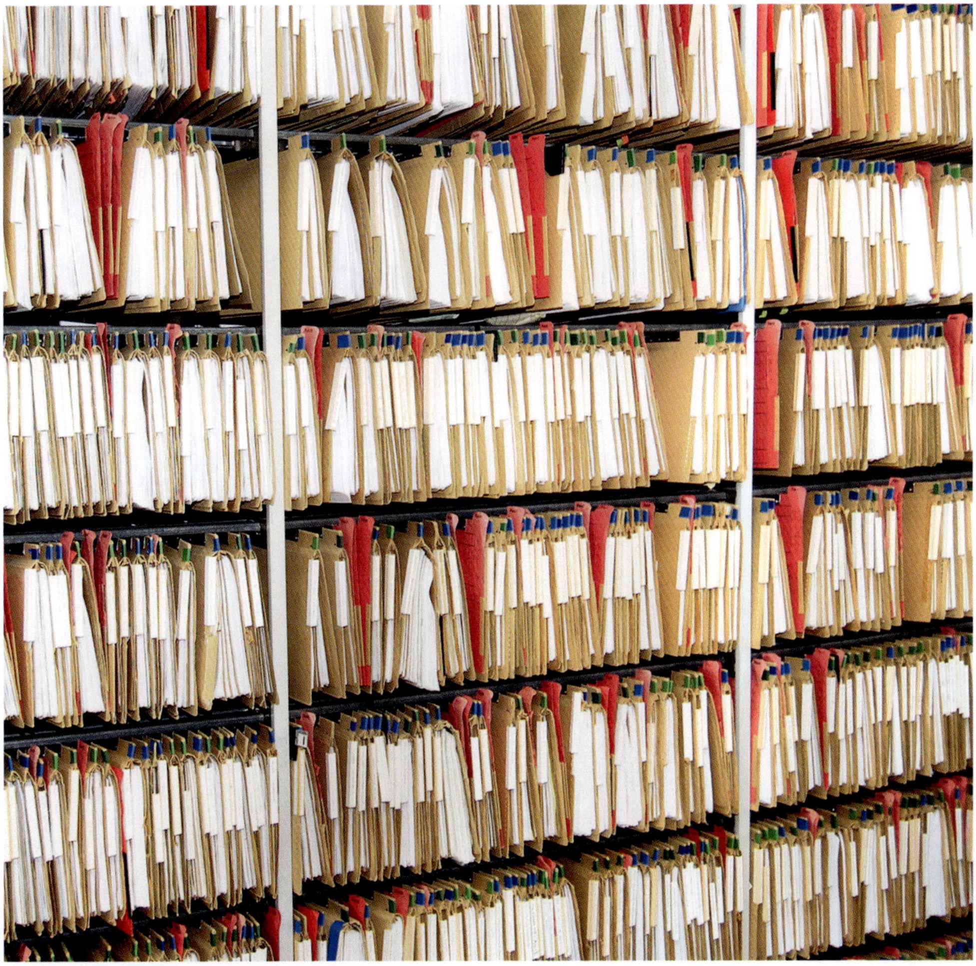

# Mit der neuen Schmerztheorie bleiben keine Fragen mehr offen



Eingangs haben wir eine ganze Reihe von Fragen gestellt und Aussagen sowie Tatsachen aus dem Bereich der Schmerztherapie, der Schmerztheorie und der Verschleißtheorie benannt. Wir hatten auch angekündigt, dass wir mit dem neuen Verständnis vom Schmerz, einer neuen und anderen Schmerztheorie, all diese Widersprüche und Ungereimtheiten aufklären können.

Wir sind uns dessen bewusst, dass es auch gemäß der herkömmlichen Schmerztheorie viele Erklärungsversuche für diese erklärungsbedürftigen Zustände gibt. Sie sind teilweise nachvollziehbar, teilweise sehr weit hergeholt.

Wir möchten Sie bitten, Ihren „gesunden Menschenverstand" einzusetzen, wenn Sie, mit dem guten Gefühl, nun logische Schlussfolgerungen zur Verfügung zu haben, beginnen, die herkömmlichen Erklärungsversuche zu enttarnen.

Bitte beachten Sie auch hier wieder, dass die neue Theorie nicht das Ergebnis abgehobener intellektueller Erörterungen ist, sondern das zusammengefasste Ergebnis der real vorhandenen Wirksamkeit unserer Schmerztherapie.

Wir sind uns sicher, dass Sie nach der Lektüre der bisherigen Kapitel mit unseren Erklärungen einverstanden sind. Falls Sie die Auflösungen und Antworten schon für sich selbst vorgenommen haben, können Sie den Rest dieses Kapitels getrost überblättern.

# AUFLÖSUNG

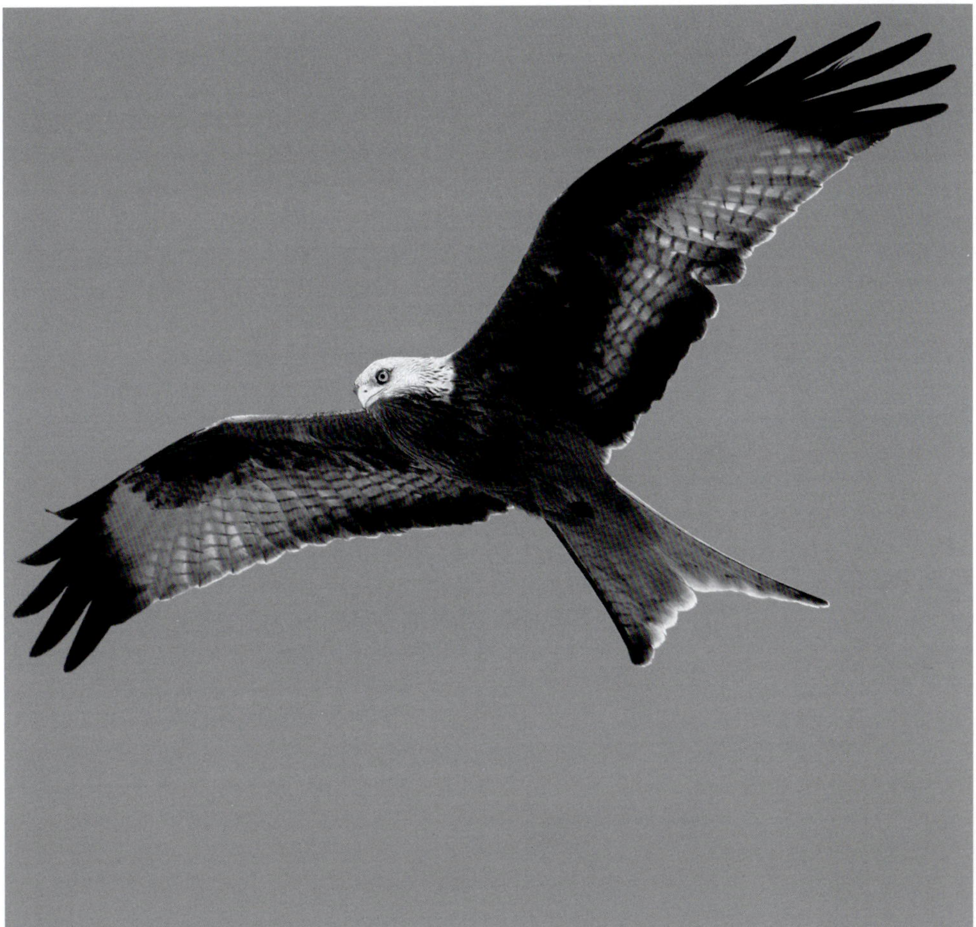

# Können Sie die Auflösung der Widersprüche schon nachvollziehen?

## Die Schmerztheorie nach Liebscher & Bracht erklärt ...

- warum Schmerzen ohne Schädigung nicht nur erklärbar, sondern sogar logisch sind.
- warum Schädigungen vorhanden sein können, ohne dass der dazugehörige Schmerz empfunden wird.
- warum es 30-Jährige und Jüngere gibt, die trotz des geringen Alters schon Arthrose haben.
- warum es Bewegungsfaule gibt, die weder Sport machen noch mehr als nötig herumlaufen und die trotz geringster Kilometerlaufleistung Arthrose haben.
- warum es 80-Jährige gibt, die frei von Arthrose und Schmerzen sind.
- warum es Extremsportler gibt, die trotz überdurchschnittlichem „Kilometerstand auf ihrem Bewegungstachometer“ keine Arthrose haben.
- warum wir kein „Schmerzgedächtnis“ bemühen müssen, um unerklärbare Schmerzen zu erklären.
- warum es keine „bösen Schmerzen“ gibt.
- warum ein allgemein „subjektiv gesteigertes Schmerzempfinden“ unnötig ist.
- warum die Verlegenheitsdiagnose „Fibromyalgie“ für uns unnötig ist.
- warum auch künstliche Gelenke schmerzen können.
- warum künstlicher Knorpelersatz meist nichts bringt.

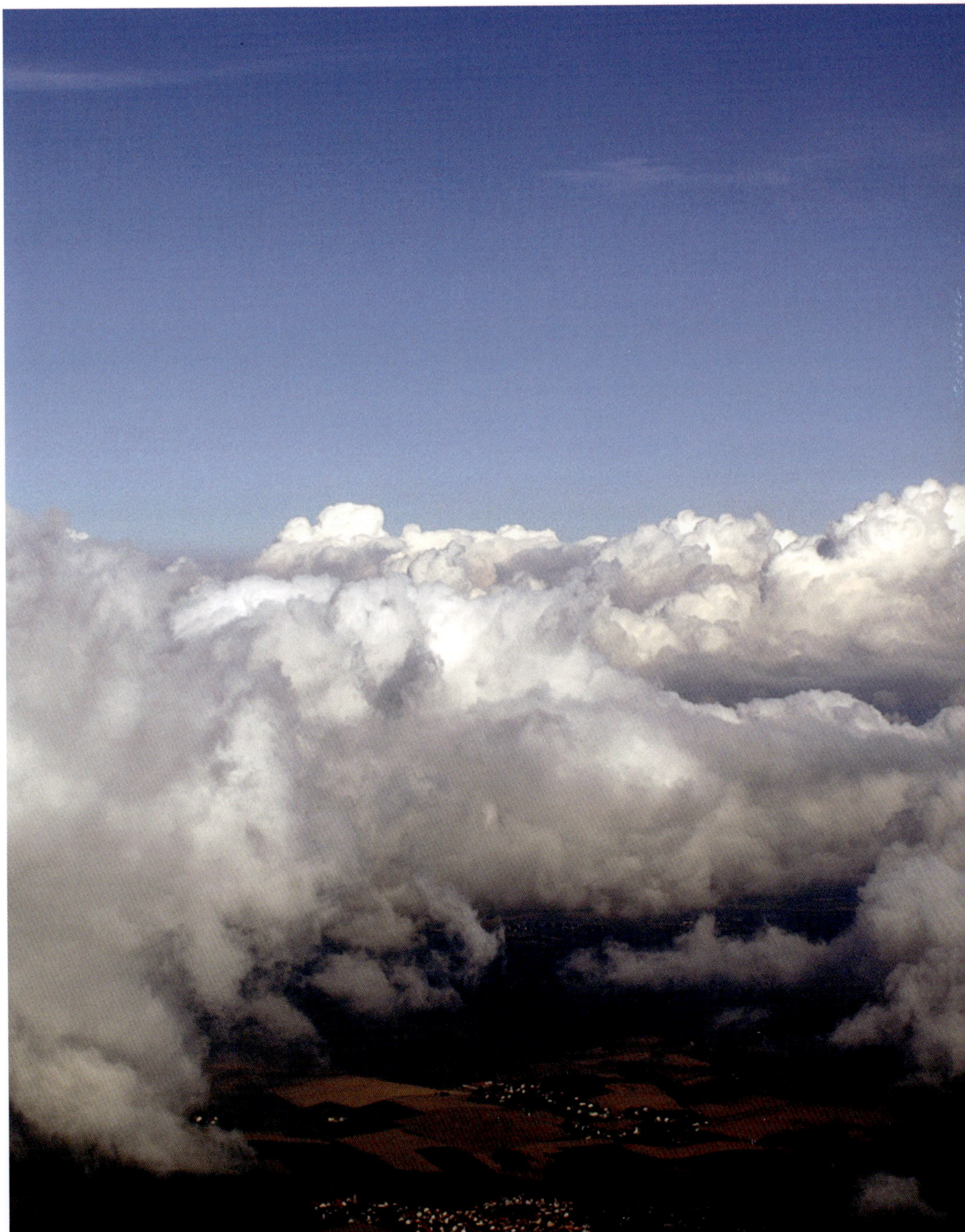

# Unsere Antwort auf die offenen Fragen, Widersprüche und Ungereimtheiten

### Warum sind Schmerzen ohne Schädigung nicht nur erklärbar, sondern sogar logisch?

Wenn es Alarmschmerzen sind – dass sie es sind, beweist die Wirksamkeit unserer Therapie –, dann sollten diese warnen, bevor eine Schädigung eintritt. Denn was für einen Sinn hätte es, mit der Warnung zu warten bis die Schädigung beginnt? Dies widerspricht nicht der Tatsache, dass sie trotzdem nach Eintritt der Schädigung weiter warnen können. Denn auch nach begonnener Schädigung, etwa der Arthrose, ist es wichtig, dass die Schädigung nicht weiter voranschreitet.

### Wie kann es sein, dass Schädigungen vorhanden sein können, ohne dass der dazugehörige Schmerz empfunden wird?

11

Bei Routineuntersuchungen werden beispielsweise Bandscheibenvorfälle gefunden, doch die Patienten haben keine Rückenschmerzen. Arthrose in Gelenken wird festgestellt, aber die Patienten leiden nicht an Schmerzen. Für diese Fälle gibt es verschiedene Erklärungen.

Es ist möglich, dass durch eine äußere Einwirkung wie einen Unfall, ohne dass sich vorher eine muskuläre Fehlbelastung aufbaute, die zum Alarmschmerz geführt hätte, beispielsweise ein Bandscheibenvorfall ereignet. Da dieser Bandscheibenvorfall selbst meist nicht schmerzhaft und die Interpretation des Drucks auf Nervenwurzeln meist unzutreffend ist, empfindet der Patient keinen Schmerz.
Bei vorliegender Arthrose kann die Ursache Bewegungsmangel gewesen sein. Der betroffene Gelenkknorpel wurde nicht ausreichend mit Nährstoffen versorgt und baute deswegen ab. Da dieser Fall in der Evolution nicht vorkam, weil die Bewegung überlebensnotwendig war, konnte der Körper kein entsprechendes Schutzsystem einrichten, das durch Bewegungsmangel hervorgerufene Arthrose den Bewegungsapparat schützen könnte.

Oder muskuläre Fehlspannungen waren Jahre zuvor vorhanden. Der Alarmschmerz wurde ignoriert oder durch Schmerzmittel unterdrückt; dadurch kam es zur Abnutzung des Knorpels. Später entspannte sich die Situation, wodurch der Alarmschmerz überflüssig wurde. Da das Gelenk aber im Grenzbereich war und die Ernährungssituation nicht optimal, konnte sich der Knorpel nicht wieder aufbauen.

### Warum gibt es 30-Jährige und Jüngere, die trotz des geringen Alters schon Arthrose haben?

Die krankhaften Gelenkbelastungen nehmen ständig zu. Das liegt daran, dass immer mehr Kinder und Jugendliche immer weniger Sport machen, sich auch ansonsten weniger bewegen, viel zu viel sitzen und sich dabei gar nicht oder sehr einseitig bewegen. Die Gelenkknorpel werden fehlbelastet oder zu wenig wechselnd belastet. Beides führt zu Knorpelabbau. Es ist ein weit verbreiteter Irrtum, anzunehmen, Jüngere dürften aufgrund ihrer erst wenige Jahre gebrauchten Gelenke noch keinen Verschleiß darin haben. Auch deshalb bekommen immer mehr jüngere Patienten künstliche Gelenke. Uns ist ein Fall bekannt, in dem schon ein 27-Jähriger ein künstliches Hüftgelenk bekam.

### Warum gibt es Bewegungsfaule, die ihre Gelenke ein Leben lang geschont haben und mit geringster Kilometerlaufleistung Arthrose haben?

Arthrose kommt nicht durch die Gebrauchszeit des Gelenks zustande, sondern durch dessen Fehlbelastung. Wenn diese Fehlbelastung schon bei jungen Menschen, die sich aufgrund ihrer geringen Lebenszeit noch nicht viel bewegt haben, oder bei Bewegungsfaulen, die sich kaum bewegen, entsteht, dann kann es deswegen zur Arthrose kommen. Siehe vorherige Antwort.

### Warum gibt es 80-Jährige, die frei von Arthrose und Schmerzen sind?

Das sind Menschen, die sich ein Leben lang in guter Qualität bewegt haben. Da die Kriterien guter Bewegung so gut wie unbekannt sind, kommt das meist zufällig zustande. Oft sind es alte Sportlehrer, die ein Berufsleben lang mit den Kindern moderaten und vielseitigen Sport getrieben haben. Bewegen sich Menschen derart, dass die Muskulatur so trainiert wird, dass es nicht zu Fehlbelastungen kommt, halten Gelenke ein ganzes langes Leben. Niemand benötigt in diesem Fall künstlichen Ersatz.

### Warum gibt es Extremsportler, die keine Arthrose haben?

Siehe vorangegangene Antwort. Auch diese Menschen, die sich viel mehr als andere bewegen, bleiben völlig verschont von Arthrose, wenn sie sich qualitativ hochwertig bewegen. Leider ist das bei ihnen eher die Ausnahme, da den meisten der „rote Faden“ fehlt, nach dem sie ihr Training gestalten müssten.

### Warum benötigen wir kein „Schmerzgedächtnis“, um unerklärbare Schmerzen zu erklären?

Unserer Auffassung nach konnte das Schmerzgedächtnis sich als Idee nur etablieren, weil Erklärungsnotstand bezüglich vieler uneinschätzbarer Schmerzzustände herrscht. Auch wenn es ein Schmerzgedächtnis geben mag, was man von Folteropfern weiß, so handelt es sich dabei um einen völlig anderen Zusammenhang. Dass diese Menschen Überreaktionen zeigen, wenn ähnliche Reize wie bei der Folter gesetzt werden oder der Körper in bestimmten Situationen schmerzhaft reagiert, dürfte verständlich sein. Das ist aber etwas völlig anderes, als wenn ohne Folter Schmerzen auftauchen, immer weiter zunehmen und den Betroffenen quälen. Dass man mittels modernster Untersuchungsmethoden heute Veränderungen des Zustands im Gehirn bei Schmerzpatienten messen und erfassen kann, muss nicht bedeuten, dass diese Veränderungen für die Schmerzentstehung verantwortlich sind. Wir behaupten, dass diese veränderten Parameter Folgen des vom Alarmschmerz geplagten Betroffenen sind. Da wir den Schmerz bei solchen Patienten ebenso durch die SchmerzpunktPressur reduzieren können wie bei anderen, spielt ein unterstelltes Schmerzgedächtnis für uns keine Rolle. Bitte überlegen Sie sich auch: Was wäre der evolutionäre Sinn eines Gedächtnisses, dass Schmerzen, die keine strukturelle Daseinsberechtigung mehr haben, immer schlimmer werden? Dass diese Schmerzen sinnloses Leiden produzieren und den Menschen das Leben ohne Grund schwer machen? Das Gegenteil ist der Fall. Wir wissen, dass unangenehme Gefühle, die uns leiden lassen, eher weggeschaltet, nicht mehr gespürt werden, damit wir uns subjektiv wohl fühlen.

### Warum gibt es keine „bösen Schmerzen"?

Unser Körper ist niemals böse, er reagiert aufgrund seiner in langer Evolution entwickelten und bewährten Körperintelligenz, um alle Herausforderungen bestmöglich zu lösen. Wenn etwas im Körper schmerzt, dann hat das einen Sinn. Schmerz ist weder gut noch böse. Er hat eine Funktion. Dass wir diese Funktion in der herkömmlichen Schmerztherapie nicht erkennen und unterdrücken, war so nie vorgesehen. Dass Schmerz heute trotzdem „entgleisen" kann und warum es nachvollziehbar und logisch passiert, das werden wir an späterer Stelle noch eingehend untersuchen.



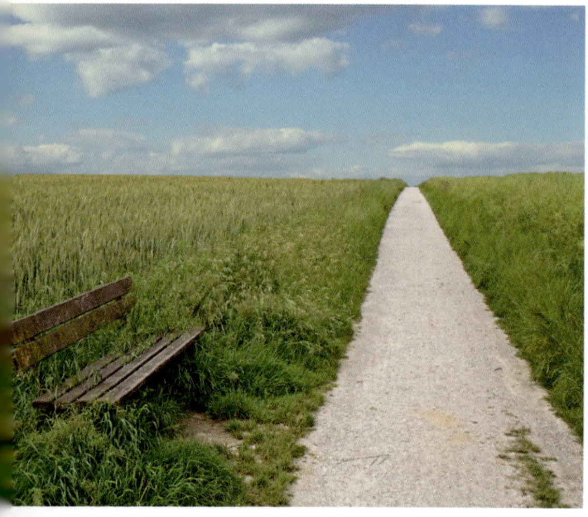

### Warum ist ein allgemein „subjektiv gesteigertes Schmerzempfinden" unnötig?

Weil es eine Verlegenheitsbegründung ist, um Schmerzen zu erklären, die nach der herkömmlichen Schmerztherapie nicht zu erklären sind. Da wir 90 Prozent dieser Schmerzen ursächlich reduzieren oder beseitigen können, müssen wir uns eines solchen übertriebenen Schmerzempfindens nicht bedienen.

### Warum brauchen wir die Verlegenheitsdiagnose und künstlich erschaffene Krankheit „Fibromyalgie" nicht?

Zunächst: Die Diagnose Fibromyalgie ist eigentlich von den meisten Schmerzpatienten missverstanden und deswegen von deren Warte aus Augenwischerei. Denn was sagt sie denn aus? Schmerzen in Fasern und Muskeln. Die Schmerzzustände der Fibromyalgie unterscheiden sich für uns nicht wesentlich von all den anderen Schmerzzuständen. Nur dass sie gehäuft bei einem Menschen auftreten, dass rein quantitativ mehr Schmerzen an vielen Stellen gleichzeitig vorhanden sind, ist anders. Wir behaupten, dass die meisten „Fibromyalgiekranken" ansonsten die gleichen Schmerzen haben wie viele andere Schmerzpatienten. Schmerz ist keine eigenständige Krankheit. Weder als chronischer Schmerz noch als Schmerzsyndrom noch als Fibromyalgie.

### Warum können auch künstliche Gelenke schmerzen?

Wenn eine muskuläre Fehlspannung einen Alarmschmerz auslöst, welcher mit Schmerzmitteln unterdrückt wird und infolgedessen ein Gelenk zerstört wird und dieses Gelenk dann durch ein künstliches ersetzt wird – warum sollte der Alarmschmerz dann verschwinden, wenn doch die muskuläre Fehlspannung noch vorhanden ist? Dass nach dem Einsatz künstlicher Gelenke die Schmerzen auch vorläufig weg oder reduziert sein können, hat mehrere Gründe. Die Vollnarkose während der Operation hat die Muskeln völlig entspannt, so dass sie eine Weile benötigen, ihre kranken Programmierungen wieder zu erlangen. Bei der Operation können Muskeln in Mitleidenschaft gezogen worden sein und deswegen vorübergehend oder langfristig ihre Spannungszustände verändert haben. Durch Physiotherapie, Krankengymnastik oder ein anderes Belastungs- und Bewegungsverhalten können zufällig ausgleichende Bewegungsreize gesetzt werden, die den Alarmschmerz zunächst überflüssig machen.

### Warum bringt künstlicher Knorpelersatz meist nichts?

Zunächst einmal: Wir finden es fantastisch, dass es inzwischen möglich ist, körpereigenen Knorpel zu züchten. Wurde Knorpel durch einen Unfall zerstört und ist der muskuläre Zustand physiologisch und funktionell, dann ist das eine sehr gute Möglichkeit für die Gelenkgesundung. Meistens jedoch wurde der Knorpel durch Arthrose zerstört, aufgrund krankhafter Muskelprogramme. Wird jetzt neuer Knorpel ins Gelenk eingebracht, warum sollte er nicht wieder ebenso zerstört werden wie der originale? Das wäre aber eine hervorragende Möglichkeit der Zusammenarbeit zwischen Schmerztherapeuten oder Bewegungslehrern nach Liebscher & Bracht auf der einen Seite und Chirurgen, die den künstlich gezüchteten Knorpel einpflanzen, auf der anderen Seite. Die entsprechende Muskulatur des Patienten müsste zunächst umprogrammiert und das neue Programm fest eintrainiert werden, so dass die Gelenkbelastung normalisiert wird. Anschließend könnte der neue Knorpel eingebracht werden und er hätte auch eine Chance zu überleben!

# Ein kurzes Innehalten und Besinnen

Angetreten sind wir mit unserer Behauptung, wir hätten den Schmerzcode entschlüsselt.

## Was bedeutet das?

Das bedeutet, dass wir den Sinn hinter dem Schmerz, seine Bedeutung enträtselt haben.

Das wiederum bedeutet, dass der Sinn des Schmerzes bislang nicht enträtselt war. Beziehungsweise, dass die bisherigen herkömmlichen Erklärungen nicht gegriffen haben, nicht befriedigend waren. Und dass die herkömmliche Schmerztherapie der Schmerzen nicht „Herr wurde". Beides haben wir belegt.

12

Die schockierenden Zahlen der Schmerzzustände in der Bevölkerung und deren unaufhaltsamer Anstieg in den letzten Jahren und Jahrzehnten waren Inhalt des ersten Kapitels. Sie stellen das erste Indiz dafür dar, dass es nötig sein könnte, die herkömmliche Vorgehensweise, deren Resultat diese erschreckenden Zahlen sind, einer eingehenden Prüfung zu unterziehen. Die Widersprüche und Ungereimtheiten waren das nächste Indiz dafür, dass die herkömmliche Schmerztheorie nicht der Realität standhält.

Dann haben wir das „Neue Schmerzverständnis" Schritt für Schritt erarbeitet.

Wir haben erklärt, warum die von uns behauptete Wirksamkeit überhaupt möglich sein kann. Und wir haben erklärt, warum die Schmerzfreiheit oder die Reduzierung des Schmerzes auf höchstens 30 Prozent Restschmerz so schnell – quasi im Minuteneffekt – erfolgen kann.

Da diese schnell herbeizuführende massive Schmerzreduzierung aber im krassen Widerspruch zu der Erfahrung der meisten Leser stehen wird, wollen wir diese Zusammenhänge noch einmal zusammenfassend beleuchten.

# ÜBERBLICK

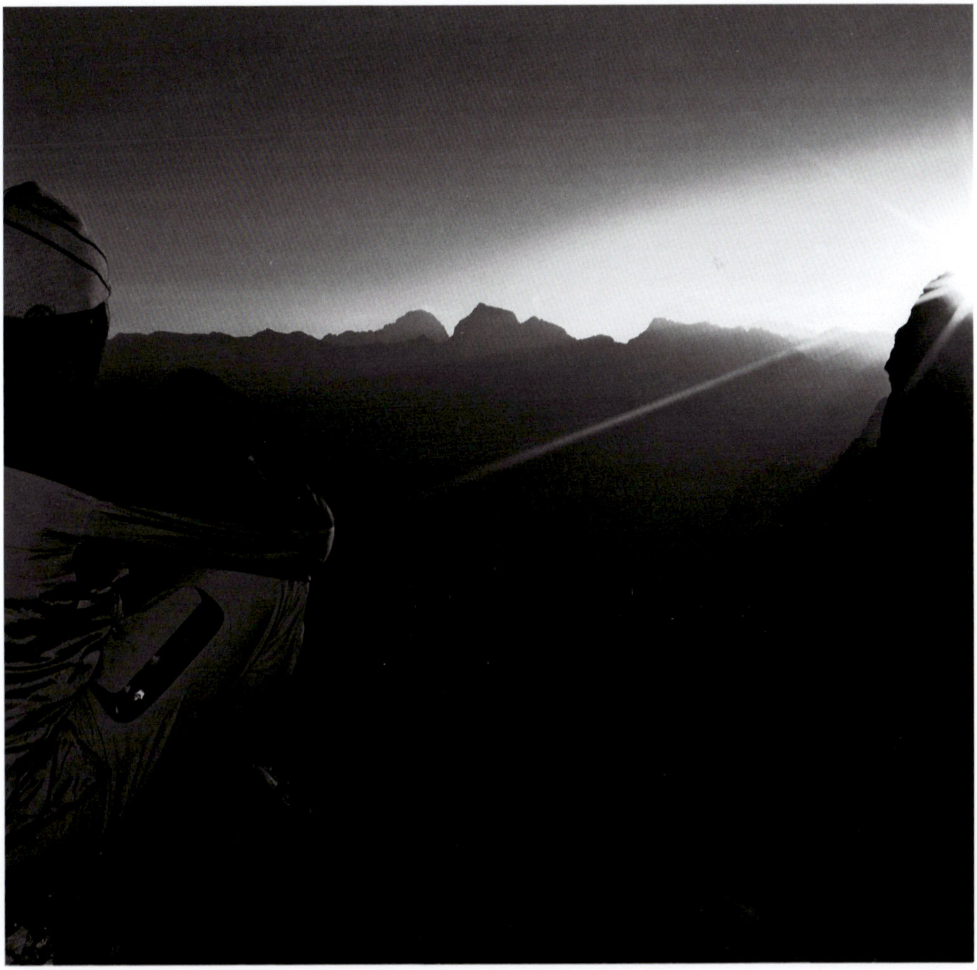

# Nur durch die neue Schmerztheorie wird die Tatsache der schnellen und hohen Wirksamkeit unserer Schmerztherapie überhaupt erklärbar

## Durch unsere jahrzehntelangen Erfahrungen wissen wir:

Bei über 90 Prozent der Schmerzzustände,

- mit denen heute Patienten zum Arzt gehen,
- wegen denen Unmengen von Schmerzmitteln konsumiert werden,
- wegen denen Operationen durchgeführt werden,
- wegen denen immer mehr künstliche Gelenke eingebaut werden,
- wegen denen sich allein in Deutschland 3.000 Menschen jährlich das Leben nehmen,
- die Platz 1 auf der Hitliste der Krankschreibungen anführen,
- die jährlich allein in Deutschland rund 25 Milliarden Euro Kosten verursachen,



gelingt es uns, diese Schmerzen innerhalb von ungefähr 30 Minuten auf einen Restschmerz von 0 bis 30 Prozent zu bringen, sie also um 70 bis 100 Prozent zu mindern. Die Betroffenen sind nach der ersten Behandlung also schmerzfrei oder haben nur noch einen Restschmerz von weniger als einem Drittel des Schmerzes, mit dem sie zur Behandlung kamen.

Dies gilt für verschiedene Gruppen der Schmerzen.

Für die Schmerzen, bei denen trotz aller Suche keine Schädigung zu finden ist.

Für diejenigen, bei denen tatsächlich eine Schädigung oder strukturelle Veränderung vorliegt, die aber meist nichts mit dem empfundenen Schmerz zu tun hat! Diese Schädigungen können sein: eine Kalkschulter, ein Bandscheibenvorfall, ein Innenmeniskusschaden, Arthrose, eine echte oder unechte Beinlängendifferenz, eine Verletzung der Achillessehne, ein Tennisellenbogen mit Knochenhautverletzung, Morbus Bechterew, Fersensporn, Karpaltunnelsyndrom, echte Sehnenscheidenentzündung und viele andere.

Für diejenigen, bei denen eine Schädigung oder Veränderung vermutet und diagnostiziert wird, aber real nicht vorliegt. Dies trifft zum Beispiel häufig auf die verschiedenen Formen der Nervenreizungen oder Nervenentzündungen, Ischialgie, Trigeminusneuralgie, Interkostalneuralgie, Gleitwirbel, Sehnenscheidenentzündung, alle Formen der Gelenkentzündung, Fibromyalgie und viele andere zu.

**Wenn all diese Schmerzzustände in 30 Minuten auf 0 bis 30 Prozent Restschmerz reduziert werden können, ohne dass Schmerzmittel oder irgendwelche anderen Mittel eingesetzt werden, nur durch den Einsatz der SchmerzpunktPressur, was bedeutet das dann?**

**Da wir mit der SchmerzpunktPressur nichts anderes machen, als die krankhafte Programmierung ausgesuchter Muskelanteile zu löschen, also nur den Zustand der Muskulatur verändern, müssen die Schmerzen aller drei oben beschriebenen Schmerzgruppen ursächlich durch die Muskulatur ausgelöst werden. Sonst wäre die Schmerzreduzierung durch eine rein muskuläre Maßnahme nicht möglich.**

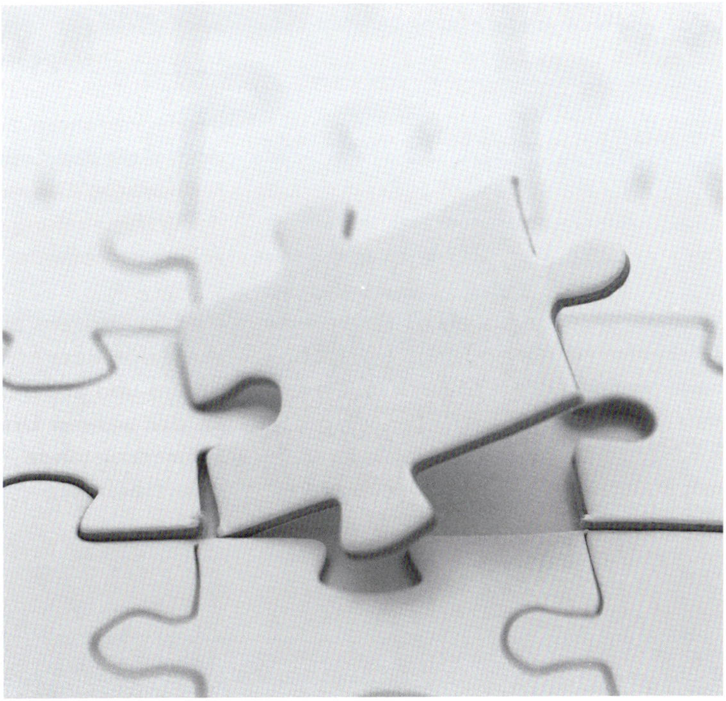

# Volkskrankheit Rückenschmerzen – die mit Abstand größte Schmerzgeißel

Im Rückenbereich quält der Schmerz am meisten. Die Verteilung der Schmerzen und Schädigungen ist aus unserer Sicht logisch. Zu 62 Prozent ist die Lendenwirbelsäule betroffen, zu 2 Prozent die Brustwirbelsäule und zu 36 Prozent die Halswirbelsäule.

## Woher kommt das?

Zwei der drei Teile der Wirbelsäule sind viel mehr auf eine gute Muskelfunktion angewiesen als der dritte Teil. Nämlich die Lendenwirbelsäule und die Halswirbelsäule. Der dritte Teil, die Brustwirbelsäule, schmerzt zwar auch, aber es kommt im Vergleich zur Hals- und Lendenwirbelsäule viel weniger zu Bandscheibenverletzungen.

## Warum ist das so?

Die Brustwirbelsäule wird außer durch die umgebende Muskulatur massiv vom Brustkorb gestützt. Der Brustkorb stabilisiert alle Wirbel, mit denen er verbunden ist. Wird die Brustwirbelsäule in der Jugend in einer guten Haltungsposition eingerichtet, dann profitiert dieser Mensch im Erwachsenenalter sein ganzes Leben davon. Er wird nie größere Haltungsprobleme wie einen Rundrücken haben. Leider bekommen die meisten Kinder durch das viele Sitzen während ihrer Jugend einen Rundrücken antrainiert, der dann ein ganzes Leben lang Probleme bereitet.



Ob in einer guten oder schlechten Haltung: In beiden Fällen stabilisiert der Brustkorb die Brustwirbelsäule, so dass die Bewegungen und Belastungen, die zu Bandscheibenvorfällen und anderen Schädigungen führen können, biomechanisch so gut wie ausgeschlossen sind.

**Die Tatsache, dass die beiden viel freier beweglichen Teile der Wirbelsäule auch drastisch mehr Schädigungen entwickeln, ist ein weiterer Beweis für die herkömmlich leider noch völlig unterschätzte und daher viel zu wenig untersuchte gesunde Muskelfunktion. Entsprechende Diagnosemöglichkeiten sind in der breiten Ärzte- und Therapeutenschaft noch viel zu wenig bekannt und angewendet. Bildgebende Verfahren zeigen die Struktur, jedoch nicht den funktionellen Zustand der Muskulatur. Deswegen bleibt dieser aus der Wahrnehmung der Therapeuten meist völlig ausgeblendet.**

**Dies ist übrigens auch eine der Erklärungen dafür, dass Millionen von Forschern, Ärzten und anderen Therapeuten immer an der wahren Ursache für die meisten Schmerzzustände – den Muskeln – vorbeigeforscht haben.**

# URSACHE

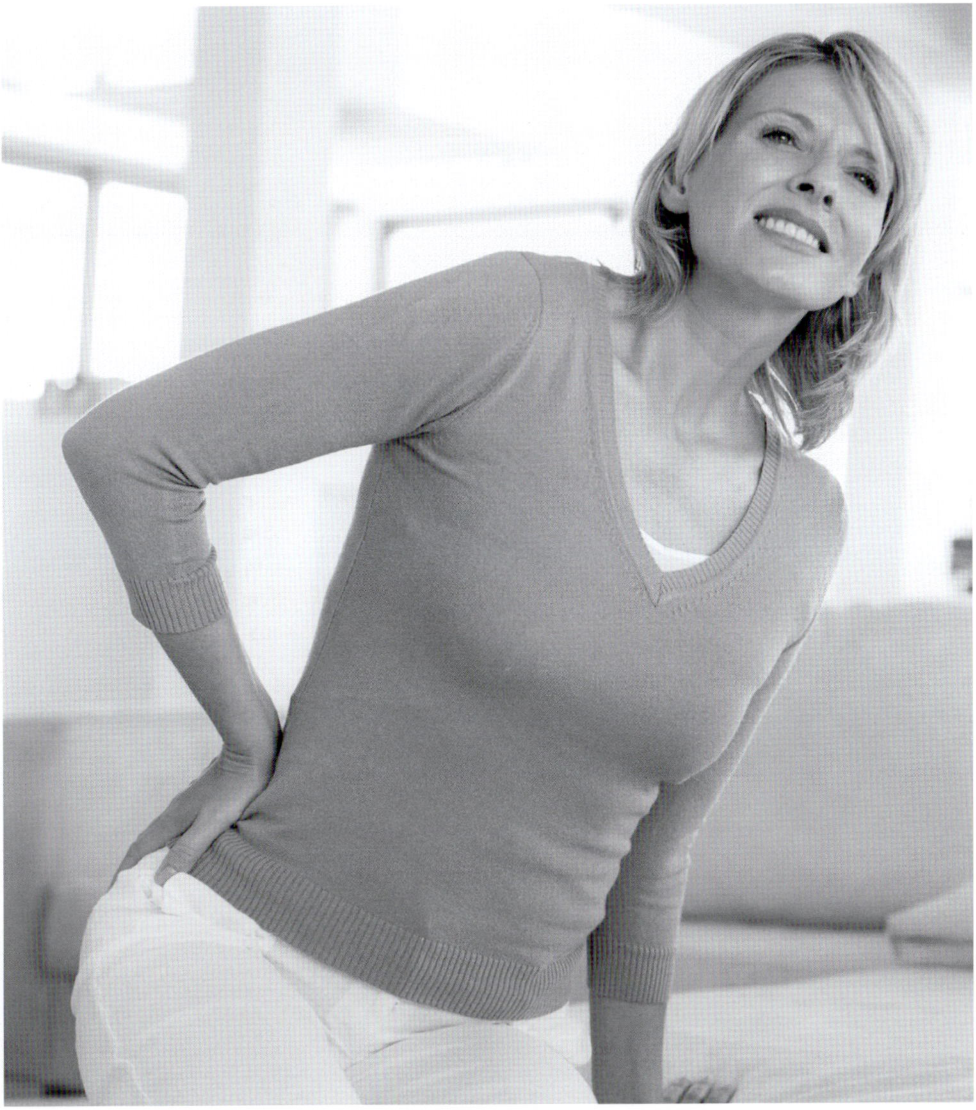

# Die Logik der Rückenschmerzen im kurzen Überblick

Erinnern Sie sich an unser Gelenk, das wir einige Kapitel zuvor besprochen haben?

An die Wippe, den Partnerversuch mit dem Tuch oder dem Bändchen, den Mörser mit dem Stößel und an die Verwandlung des Mörsers und Stößels in eine Gelenkpfanne und einen Gelenkkopf?

Und daran, dass der antagonistische Zug von unnachgiebiger Muskulatur dazu führt, dass das Gelenk mit unphysiologisch hohem Druck und Fehlbewegungen überbelastet wird, worauf der Körper einen Alarmschmerz in die Agonisten schaltet, um vor der drohenden Schädigung des Gelenks zu warnen?

Falls Sie das entsprechende Kapitel nicht gelesen haben oder die Mechanik des Alarmschmerzes nicht mehr präsent ist, könnten Sie noch einmal zurückblättern und sich die Abläufe neu vergegenwärtigen.



Dieses vorher beschriebene Prinzip, das bei jedem Gelenk im Körper gilt, gilt natürlich auch bei den 25 funktionellen Gelenken der Wirbelsäule. Denn die Wirbelsäule ist nichts anderes als eine Aneinanderreihung von 25 Gelenken, die jeweils nur einen kleinen Bewegungsspielraum haben und die anders konstruiert sind als die anderen Gelenke. In der Summe addieren sich diese vielen kleinen Bewegungsspielräume zu den großen Bewegungsmöglichkeiten auf, die die Wirbelsäule insgesamt hat.

Um die Wirbelsäule herum finden sich ebenso Beuger und Strecker wie bei allen anderen Gelenken. Die Beuger der Wirbelsäule liegen vor ihr auf der Vorderseite des Körpers, die Strecker hinter ihr, am Rücken.

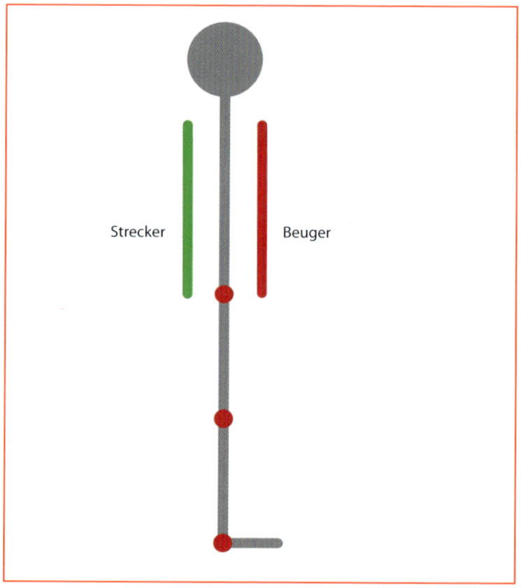


Vergegenwärtigen Sie sich nun, wie häufig wir sitzen und wie weit eingefallen im Rumpf nach vorne gebeugt wir meist sitzen. In dieser typischen Haltung verkürzen im Laufe der Jahre und Jahrzehnte bestimmte Muskeln im Bereich vor der Wirbelsäule immer mehr.

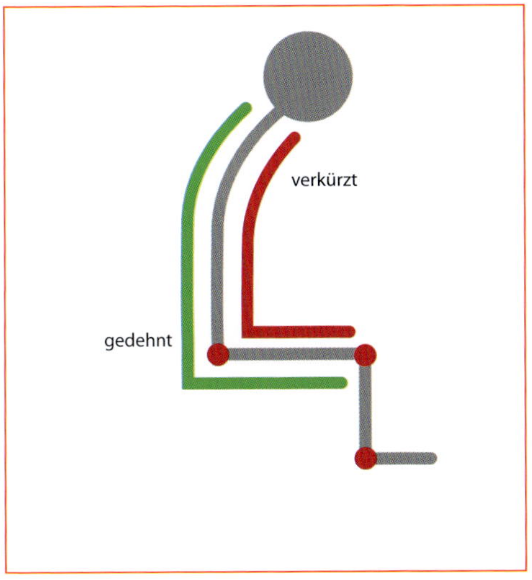


Diese rot eingefärbten Rumpfbeuger und andere Muskeln müssen beim Aufstehen nachgeben. Sie sind für das Aufrichten des Körpers die Antagonisten. Ihr Widerstreben gegen ein geschmeidiges Nachgeben kann nun immer größer werden: Durch Einflüsse zum Beispiel die einseitige Haltung des Körpers beim Sitzen, durch vornübergebeugtes Arbeiten und ähnliche Körperpositionen, müssen die Rückenstrecker immer mehr Kraft aufbringen, um den Körper gerade zu stellen. Nach vorne zieht die Kraft der unnachgiebigen Beuger, nach hinten zieht die Kraft der Rückenstrecker.

Die resultierende Kraft geht nun wie beim früheren Gelenkbeispiel ins Gelenk, also im Fall der Wirbelsäule direkt auf die Bandscheiben. Wenn dieser Entwicklung nicht gegengesteuert wird, nehmen die beschriebenen Kräfte immer weiter zu. Der Körper registriert diese Bedrohung der Bandscheiben und schaltet nach derselben Logik, wie im früheren Kapitel für das Gelenk beschrieben, einen Alarmschmerz in die Agonisten der Bewegung. Die Agonisten sind die Rückenstrecker. Der Mensch fühlt diesen Alarmschmerz als Rückenschmerzen.

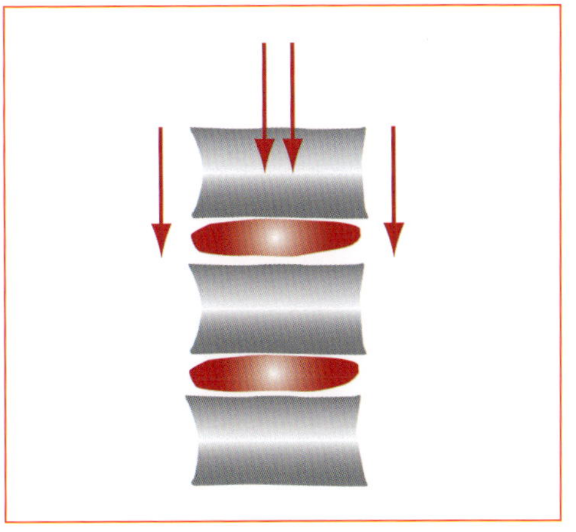

Paradoxerweise liegt die Ursache für Rückenschmerzen also nicht am oder im Rücken, sondern am Bauch, an der Vorderseite des Körpers. Nur dort können Rückenschmerzen ursächlich behandelt werden. Wenn man das realisiert hat und das Handwerk versteht, die krankhaften Muskelprogramme an der Vorderfront des Körpers, die die Muskeln unnachgiebig machen, zu löschen, verschwinden Rückenschmerzen wie von Zauberhand. Auf diese Art therapiert gehören sie neben Knie-, Hüft-, Kopf- und Schulterschmerzen zu den am leichtesten zu reduzierenden oder ganz abstellbaren Schmerzen!

# Rückenschmerzen und Hexenschuss im Detail entschlüsselt und beleuchtet Oder: Was das Sitzen bei uns anrichtet, wenn wir es nicht ausgleichen

Die folgenden Ausführungen erfolgen der Einfachheit halber in maskuliner Form, treffen aber natürlich ebenso für Frauen zu.

## Der Busfahrer, der vom Schrebergarten direkt zum Arzt gebracht wird

Nehmen wir als Beispiel einen „Sitzberufler“. Ob er Bus, Taxi oder Lastwagen fährt oder am Büroarbeitsplatz sitzt, ist eigentlich egal. Er sitzt den Großteil des Tages, das verbindet alle diese Berufe quer durch alle Branchen. Seit langen Jahren kennt er leichte bis deutlich wahrnehmbare Rückenschmerzen. Vor allem wenn er aus dem Auto steigt, geht er nur langsam in den geraden Stand. Er spürt, dass er seinem Rücken die notwendige Zeit zum Aufrichten geben muss, da dieser dabei leicht schmerzt. Am Wochenende geht er in den Schrebergarten. Er möchte an die frische Luft und sich bewegen. Außerdem ist es mal wieder an der Zeit, das Gemüsebeet von Unkraut zu befreien. Zu diesem Zweck nimmt er sich eine Hacke, lockert damit die Erde auf und zupft dann das Unkraut sorgfältig aus dem Boden. So arbeitet er schon einige Zeit, er spürt langsam, wie er hungrig wird. Plötzlich ruft jemand: „Essen fertig!“. Unser Mann schnellt freudig aus seiner vorgebeugten Haltung hoch und wirft die Hacke weg. In diesem Augenblick durchzuckt ihn ein übler Schmerz im unteren Rücken. Er beugt sich sofort wieder nach unten, humpelt in vorgebeugter Schonhaltung zu der Person, die für ihn gekocht hatte, und die ihn – weil er es vor Schmerzen nicht aushält – zum Arzt fährt.

13

## Der Eishockey-Torwart, der vom Platz getragen wird

Es passiert während eines Spiels kurz vor Saisonende. Die Mannschaft hat viele Spiele in den letzten Wochen hinter sich. Alle sind ziemlich nervös und angespannt, denn von diesem Spiel hängt der Einzug ins Finale ab. Der Torwart steht hochkonzentriert und nach vorne gebeugt, gestützt auf seinen Schläger, in seinem Tor und beobachtet das Spiel. Er hat in den letzten Wochen immer schon leichte Rückenschmerzen gehabt. Damit sie nicht schlimmer werden, macht er täglich das ihm angeratene Rücken- und Bauchmuskeltraining, um seine Wirbelsäule zu stützen. Plötzlich sieht er, wie aus weiter Distanz ein gegnerischer Spieler völlig überraschend einen Schuss abzieht. Bis seine körperliche Reaktion einsetzt, hat der Puck schon die Hälfte seiner Entfernung zum Tor zurückgelegt. Er realisiert, dass der Schuss gut gezielt in der oberen rechten Ecke einzuschlagen droht. Seine Arme und sein Rumpf schnellen nach oben, als ihn plötzlich ein stechender Rückenschmerz so quälend durchfährt, dass er seinen Schläger fallen lässt und stürzt. Da bei der geringsten Bewegung schlimmste Schmerzen einschießen, muss er vom Platz getragen werden.

## Was ist passiert?

Beide, der Sitzberufler und der Eishockey-Torwart, haben ein sogenanntes akutes lokales Lumbalsyndrom, kurz Lumbago, im Volksmund Hexenschuss. Beim Hexenschuss kann man dem Schmerz nur ausweichen, wenn man vornüber gebeugt steht oder mit angezogenen Beinen und eingerolltem Rumpf liegt. Sobald man sich aufrichten möchte, schießt ein heftiger Schmerz in den unteren Rücken, die Lenden und eventuell auch ins Gesäß. Die Therapie besteht herkömmlich aus der hoch dosierten Gabe von Schmerzmitteln. Die Ursachen laut dem klinischen Wörterbuch Pschyrembel, das jeder Arzt und Heilpraktiker besitzt, sind ein Bandscheibenschaden, Wirbelsäulenaffektionen (Affektion heißt von einer Krankheit befallen) oder Tumore. Wir behaupten, dass diese Ursachen zu höchstens zehn Prozent, wenn überhaupt, zutreffen. Die häufigste Ursache wird nicht einmal indirekt erwähnt. Wir besprechen sie nun ausführlich.

## Die Biomechanik des Stehens

Um zu verstehen, wie es zur Volkskrankheit Rückenschmerzen kommen konnte, müssen wir einige einfache biomechanische Grundlagen verstehen. Aber keine Sorge: Auch ohne Vorkenntnisse werden Sie diese Zusammenhänge leicht nachvollziehen können. Lassen Sie uns anschauen, wie der Mensch von der Seite gesehen strukturell gebaut ist. (siehe Bild 12.1)

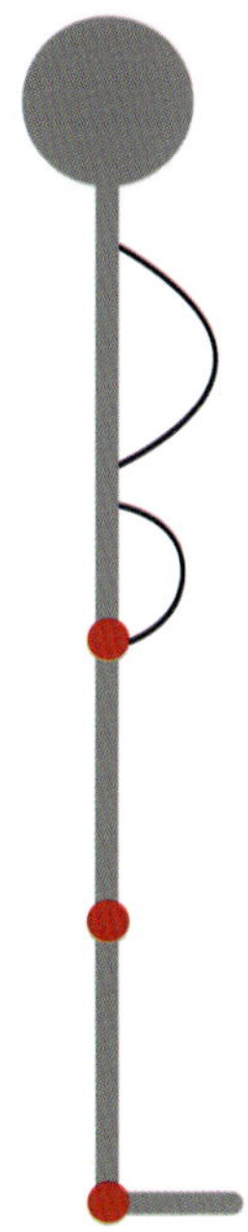
12.1

Wichtig zu wissen: Der Schwerpunkt des Menschen liegt immer vor der Wirbelsäule. Bei normal gebauten Menschen etwas unterhalb des Nabels ungefähr 5 Zentimeter vor der Wirbelsäule. Was resultiert daraus? Dadurch, dass der Schwerpunkt vor der Wirbelsäule liegt, würde der Rumpf, wenn keine anderen Kräfte wirken, immer nach vorne kippen. Und zwar über die Drehpunkte Wirbelsäule oder Hüfte, je nachdem in welcher Höhe man die Situation betrachtet und wie die individuelle muskuläre Situation sich darstellt. Es gibt also einen Hebelarm zum Drehpunkt Wirbelsäule. Dieser Hebelarm erzeugt ein Drehmoment, welches den Rumpf nach vorne zieht. (siehe Bild 12.2)

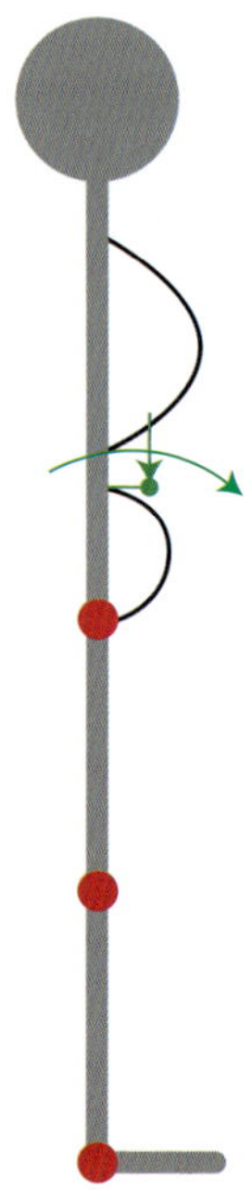


Damit der Rumpf nicht nach vorne kippt, gibt es die Rückenstrecker. Sie bauen eine Kraft auf, die ein Drehmoment erzeugt, welches den Rumpf nach hinten in die Streckung beziehungsweise in die Überstreckung zieht. Wenn diese von ihnen aufgebrachte Kraft nach hinten genauso groß ist wie die Kraft, die nach vorne zieht, steht der Mensch gerade. In diesem Moment ist das nach vorne wirkende Drehmoment exakt gleich groß wie das nach hinten wirkende. (siehe Bild 12.3)

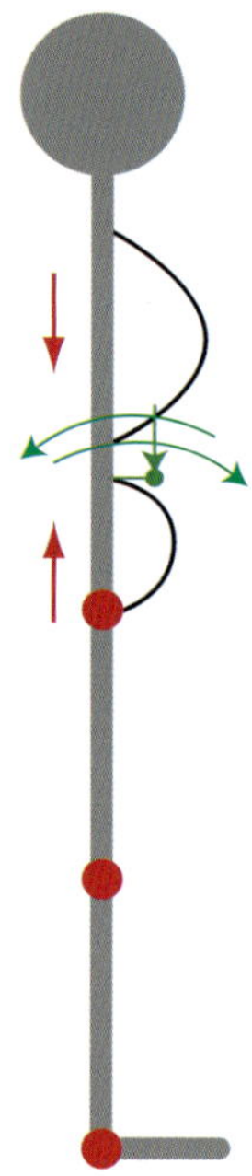


## Das viele Sitzen und davon betroffene Muskeln

Lassen Sie uns nun anschauen, wie es zu den epidemisch vorhandenen und immer weiter zunehmenden Rückenschmerzen kommt. Wie unsere eingangs geschilderten Sitzberufler sitzen die meisten Menschen heutzutage täglich 20 Stunden oder länger. Wie kommt das zustande? Lassen wir einen „normalen" Alltag Revue passieren: Morgens sitzt man beim Frühstück, dann im Auto, Bus oder Bahn auf der Fahrt zum Arbeitsplatz, der Schule oder Uni, wo man den ganzen Morgen sitzt. Mittags isst man am Tisch. Nachmittags sitzt man wieder bis zum Feierabend. Danach fährt man im Auto oder anderen „Sitzbeförderungsmitteln" nach Hause. Beim Abendessen geht es weiter, dann verbringen viele Menschen den Rest des Abends vor dem Fernseher. Die Aktiven gehen ins Kino, ins Restaurant oder ins Theater und sitzen dort. Und dann schlafen die meisten sitzend. Wie das? Ungefähr die Hälfte der Menschen schläft auf dem Bauch oder auf der Seite in Embryohaltung mit einem oder auch zwei mehr oder weniger angezogenen Knien und gebeugtem Rumpf.

Neben den Rückenstreckern gibt es noch eine Vielzahl weiterer Muskeln, deren Funktion etwas mit dem Stehen und Sitzen zu tun hat. Um das Prinzip zu verstehen, genügt es, wenn wir drei Muskeln beispielhaft in ihrer Funktion betrachten. Wir nehmen den langen Anteil des Kniestreckers, M.rectus femoris, der, weil er bis über das Hüftgelenk spannt, auch eine die Hüfte beugende Funktion hat. Als zweiten den Hüftbeuger selbst, M.illiopsoas. Als dritten den geraden Bauchmuskel, M.rectus abdominis. Anhand dieser drei Muskeln wollen wir nun überlegen, welche Auswirkungen das häufige Sitzen hat.
(siehe Bild 12.4)

## Muskeln passen sich an

Muskeln gehören mit zu den anpassungsfähigsten Körperstrukturen überhaupt. Wenn wir sie fordern, werden sie kräftiger, wenn wir sie auf Länge beanspruchen, werden sie länger. Wenn wir sie nicht mehr fordern, werden sie schwächer und wenn

12.4

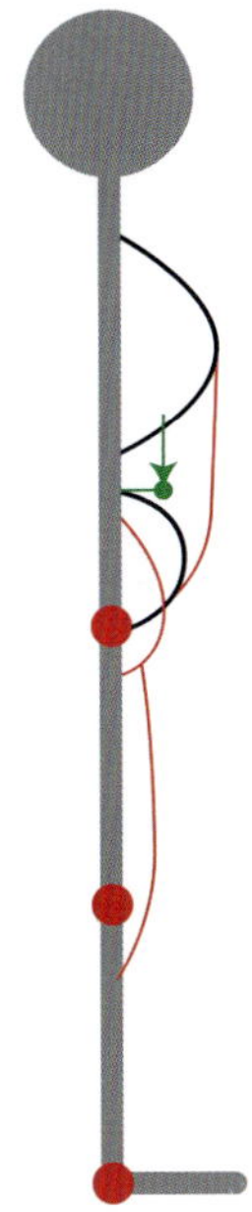

wir sie an einen kurzen Zustand gewöhnen, dann werden sie kürzer. Die Stärke oder Schwäche bezieht sich hierbei eher auf den Faseranteil der Muskulatur. Die Länge oder Kürze bezieht sich eher auf den Bindegewebsanteil, die Faszien.

Was passiert nun mit Muskeln, die große Teile des Tages in eine kurze Position gebracht werden? Sie passen sich an den kurzen Zustand an. Die Anpassung an den kürzeren Zustand kann man direkt geometrisch verstehen. Wer nicht glaubt, dass Muskeln und Faszien verkürzen können – diese Meinung wird manchmal vertreten –, der mache bitte einen Versuch mit einem Familienangehörigen oder einem Freund: Lassen Sie ihn sich auf den Bauch auf eine feste Unterlagen legen. Nehmen Sie dann seinen Fuß und beugen Sie seinen Unterschenkel behutsam Richtung Gesäß. Wenn er sich nicht regelmäßig dehnt oder ausgleichende Bewegungen macht, um Verkürzungen entgegenzuarbeiten, dann bemerken Sie sehr häufig ungefähr bei senkrecht stehendem Unterschenkel, also bei einem Kniewinkel von ungefähr 90 Grad, zunehmenden Widerstand und einige Winkelgrade weiter die völlige Blockade, die meist – nicht immer – von einem starken Dehnungsschmerz begleitet ist. Dieser Effekt ist umso deutlicher zu bemerken, je älter diese Versuchsperson ist. Was aber nichts mit dem Alter an sich zu tun hat, sondern damit, dass sich ältere Menschen in aller Regel länger als Jüngere einseitig bewegt haben.

## Der verkürzte Quadrizeps (Oberschenkelstrecker)

Ich werde nie die Geschichte eines vor Muskeln strotzenden Bodybuilders vergessen. Er kam eines Tages wegen starker Knieschmerzen und war kaum noch in der Lage, normal zu laufen. Er erzählte mir, dass er das nicht verstehen könne, denn er sei von seinen Beinmuskeln her, die er ausgiebig trainiere, sehr fit. Er war sehr stolz darauf, in der Beinpresse fast 400 Kilogramm zu drücken. Ich untersuchte zuerst die Längenverhältnisse seiner Beinmuskulatur. Als ich seinen M.quadrizeps (vierköpfiger Kniestrecker) testete, war ich geschockt: Nach ungefähr 30 Grad Beugung (Kniekehlenwinkel von 150 Grad!) war keine weitere Bewegung mehr möglich und er empfand sehr starke Schmerzen! Mir fiel auf, dass ich seinen Unterschenkel sehr leicht mit einer Hand an seiner Bewegungsgrenze halten konnte. Ich forderte den Bodybuilder auf, doch einmal mit voller Kraft sein Bein zu strecken. Er konnte kaum Kraft aufbauen. Dann dehnte ich noch einmal weiter bis zur Schmerzgrenze, sagte ihm, er solle wieder mit vollster Kraft drücken, und reduzierte mein Gegenhalten schließlich auf den rechten Zeigefinger. Mir war schon sehr lange klar, dass die Kraft der Muskeln über ihren Bewegungswinkel sehr unterschiedlich sein kann. Je nach Trainingszustand und vor allem der Art des Trainings. Dass ich aber in der Lage sein würde, ein Bein zu halten, das in der Beinpresse fast 400 Kilogramm zu drücken im Stande ist, das hätte ich dann doch nicht erwartet. Der Fehler, den dieser Bodybuilder machte, ist klar. Auf mein genaues Nachfragen gab er zu, diese 400 Kilogramm nur in einem Winkel von maximal 20 Grad Beugung, also einem Kniekehlenwinkel von 160 Grad, drücken zu können. Weiter in die Beugung zurück ging er nie, da er unbedingt sehr hohe Gewichte in der fast vollständigen Verkürzung des Muskels bewegen wollte. Dies ist bei Bodybuildern sehr beliebt, da dann der Muskel mehr an Höhe aufbaut.

## Was lernen die Muskeln beim Sitzen?

Nun wollen wir uns genau anschauen, was im Sitzen passiert. Dazu bringen wir die beteiligten Knochen in die entsprechende Position. Wie Sie deutlich sehen können, wird der Hüftbeuger und auch der lange Anteil des Kniestreckers dabei in eine sehr kurze Position gebracht. (siehe Bild 12.5)

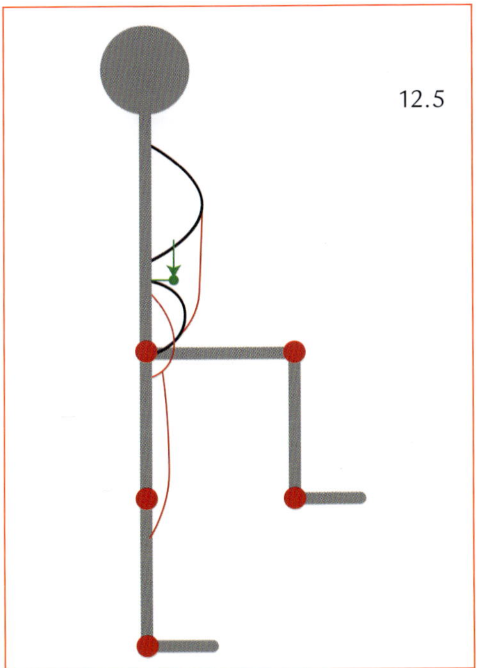
12.5

Wenn unser Sitzberufler in guter Haltung sitzt, bleibt der gerade Bauchmuskel von der Sitzposition unbeeinflusst. Wenn er aber in eine schlechte Haltung mit Rundrücken fällt, was umso mehr passiert, je länger er sitzt, dann nähert sich das Brustbein dem Schambein an. In diesem Fall wird auch der Bauchmuskel deutlich kürzer. Wird ihnen nun klar, welchen Einfluss das Sitzen auf unseren Bewegungsapparat schon in diesem nur kleinen Teilaspekt der Körperstruktur hat?

## Verkürzte Frontmuskeln ziehen den Rumpf mehr nach vorne

Was passiert nun, wenn unsere beispielhaft ausgewählten Frontmuskeln und noch andere, die wir jetzt nicht explizit einbeziehen, nur ungern ihre angewöhnte Kürze aufgeben wollen? Wenn sie also beim Aufrichten und Strecken des Rumpfes nicht geschmeidig nachgeben, sondern Widerstand dagegen aufbauen?
Ihr Gegenziehen äußert sich in einer Vergrößerung des Drehmoments nach vorne. Aufgrund dieses vergrößerten Drehmomentes würde der Rumpf sich nun eigentlich nach vorne beugen.

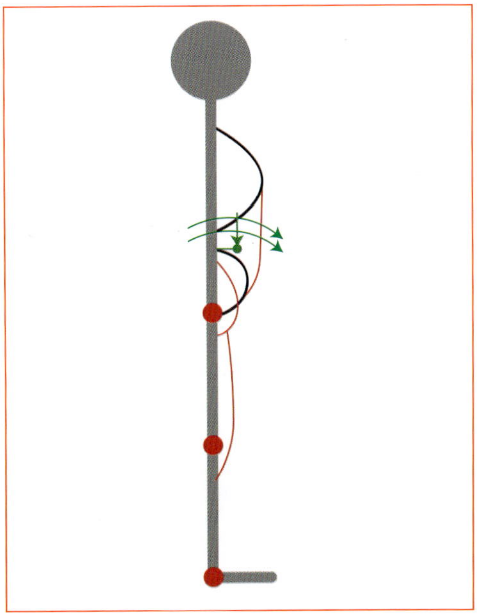

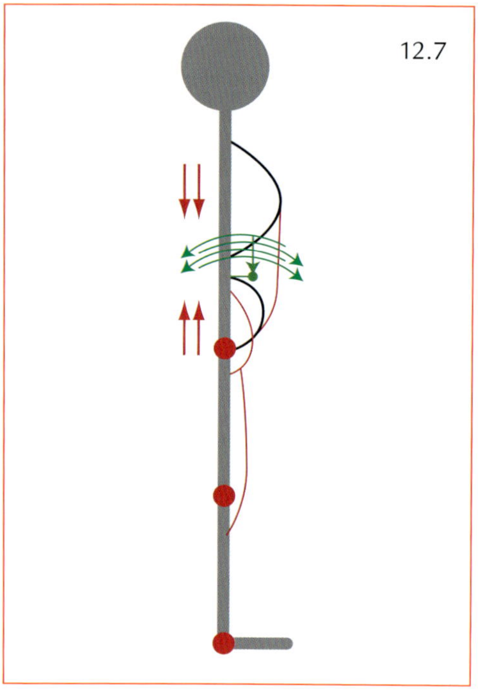


Damit das nicht passieren kann, muss von den rückwärtigen Muskeln mehr Kraft aufgebaut werden. Wenn diese größere Kraft ein Drehmoment erzeugt, welches genauso groß ist wie das nun größere, welches den Rumpf nach vorne zieht, dann ist der Mensch im Lot und steht gerade.



## Auswirkung des größeren Zuges nach vorne auf die Wirbelsäule

Die höheren Kräfte, die nun auftreten, haben natürlich Auswirkungen auf die Wirbelsäule, insbesondere die Bandscheiben. Um das nachvollziehen zu können, betrachten wir das Geschehen einmal in einer Ausschnittvergrößerung.

Wir fassen jetzt die Kräfte, die durch die Schwerkraft und die Muskeln zustande kommen, als Kraftvektoren zusammen, die direkt an den Wirbeln ansetzen. Das ist physikalisch-biomechanisch genau das Gleiche und erleichtert das Nachvollziehen der Zusammenhänge. Die kurzen Pfeile zeigen an der Frontseite die Schwerkraftwirkung an und auf der Rückseite die entsprechende Gegenkraft der Rückenstrecker.

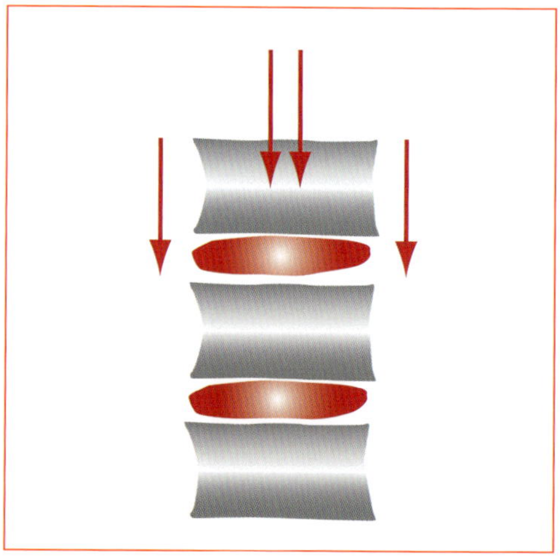

Wohin geht die resultierende Kraft, die durch das Ziehen vorne und hinten entsteht? Wie Sie leicht erkennen können, wirkt sie direkt auf die Bandscheiben und drückt diese zusammen. Sie erkennen, dass die Bandscheiben bei geringen Drehmomenten mit normalem Druck, für den sie auch genetisch konstruiert sind, physiologisch belastet werden. Nimmt der Passivzug der Frontmuskeln zu, steigt auch der resultierende Druck auf die Bandscheiben.

Wie äußern sich all diese Vorgänge nun? Was ist an Muskeln und der Wirbelsäule spürbar? Es gibt prinzipiell drei Möglichkeiten. Zwei davon bemerkt der Betroffene, eine ist für ihn nicht oder nur sehr schwer wahrnehmbar. Letzteres ist dann der Fall, wenn die Kräfte gerade noch so ausgeglichen werden, dass weder die rückwärtigen Muskeln schmerzhaft ermüden noch der Druck so hoch ist, dass ein Alarmschmerz ausgelöst werden müsste. Doch auch in diesem Fall fühlt sich die Bandscheibe nicht wohl, denn der Dauerdruck, auch wenn er noch nicht so groß ist, führt zu einem immer größeren Nachgeben der Struktur. Meist aufgrund fehlender Entspannungsimpulse.

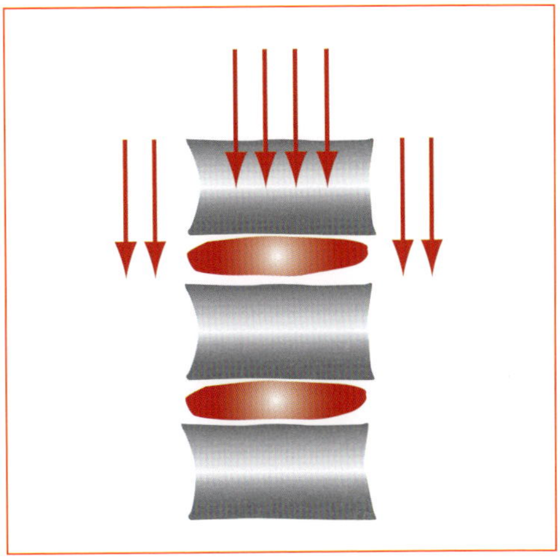

## Unsere Lebensweise peinigt die Bandscheiben

Weiter vorne hatten wir besprochen, wie der Gelenkknorpel ernährt wird. Auf die gleiche Weise werden auch die Bandscheiben ernährt. Durch Belastung werden Abfallstoffe hinausgedrückt. Werden sie wieder entlastet, saugen sie sich mit einer neuen Ladung Nährstoffe voll. Diese Nährstoffe sind natürlich umso umfangreicher in der Gelenksflüssigkeit enthalten, je besser sich der Betroffene über seine Ernährung mit gesunden Baustoffen versorgt. Das größte Problem dabei ist, dass es heute bei den meisten Menschen noch nicht einmal mehr zu einer vollständigen Entspannung kommt. Genetisch angelegt ist bei uns nämlich eine noch intensivere Entspannung: das Auseinanderziehen der Wirbelkörper, so dass immer wieder mal im Tagesverlauf weniger als das Eigengewicht des Körpers auf den Bandscheiben lastet. Diese Entlastung fand während der Evolution regelmäßig auf den Bäumen beim Klettern statt, wenn unsere Vorfahren sich an Ästen heraufzogen oder herunterließen. Diese Belastung wird heutzutage außer von Sportlern, die Klimmzüge machen oder an Felsen klettern, so gut wie nicht mehr ausgeübt. Dadurch ist ein äußerst wichtiger Entlastungsimpuls für die Bandscheiben fast völlig verloren gegangen. Fallen zusätzlich Dreh- und Beugebelastungen der Wirbelsäule aus dem Bewegungsrepertoire heraus, bekommen die Bandscheiben so gut wie keine Möglichkeit mehr, sich zu ernähren. Sie verhungern und bauen ab.

## Bandscheiben können sich erholen!

Ganz im Widerspruch zur gängigen, von vielen Therapeuten geäußerten Meinung können Bandscheiben wieder aufgebaut werden. Wir haben das öfter beobachtet und ich habe es auch an mir selbst bewiesen. Als ich im Alter von 18 Jahren meinen Reisepass bekam, wurde ich mit 182 Zentimeter Größe gemessen, bei der Musterung zur Bundeswehr und einigen anderen Gelegenheiten ebenfalls. Ich weiß das so genau, weil es zwischen 18 und 22 im Freundeskreis immer Größenwettbewerbe gab. Natürlich waren wir schon damals so schlau, die Messungen am Morgen zu machen, bevor sich der Einfluss der Schwerkraft im Tagesverlauf auswirken konnte. Als ich mit der Entwicklung meiner Bewegungslehre begann, stand natürlich die Verbesserung der Haltung bei meinen Schülern und damit automatisch auch bei mir an erster Stelle. Dadurch kann ich ausschließen, dass die Positionierung der Wirbelsäule und des Beckens später noch einen Einfluss hatten. Um die Jahrtausendwende experimentierten wir mit einer umlaufenden Sprossenwand, um die Auswirkungen der Kletterbewegung auf die Gesundheit, auch den Zustand der Wirbelsäule, von Patienten zu erforschen. In diesem Zusammenhang wurde auch unsere Größe wieder exakt erfasst. Ich war geschockt zu realisieren, dass ich um 1,7 Zentimeter geschrumpft war. Ich maß nur noch 180,3 Zentimeter! Das ließ mir keine Ruhe und ich begann mit speziellen Übungen, um die Bandscheiben wieder aufzubauen. Nach 9 Monaten hatte ich meine ursprüngliche Größe von 182 wieder erreicht. Der Zeitraum des Wiederaufbaus von 1,7 Zentimetern zog sich über 9 Monate, das heißt er betrug pro Monat nur knapp 1,9 Millimeter.

## 13 Der Überlastungsschmerz im Rücken

Je mehr die verkürzten Frontmuskeln den Rumpf oder auch die Hüfte in die Beugung ziehen, desto mehr müssen die Rückenstrecker und andere dagegen ziehen. Irgendwann ist der Punkt erreicht, dass nach längerem Stehen oder freiem Sitzen die entsprechenden Fasern ermüden. Da die Position aber gehalten werden muss, ermüden sie immer mehr. Irgendwann beginnen sie dumpf zu schmerzen, schließlich zu brennen. Wie schon weiter vorne bei den Schmerzgruppen beschrieben, fühlt sich dieses Brennen so an, als ob die Wirbelsäule oder entsprechende Nerven entzündet wären. Verantwortlich für diese Entwicklung ist der passive Bindegewebszug der Faszien der Frontseite, den man mit dem Dauerzug eines Gummibandes vergleichen könnte. Letztendlich muss dieser irgendwann immer über die Faserspannung der rückwärtigen Muskulatur siegen. Denn deren Fasern ermüden irgendwann im Gegensatz zu den Faszien, deren Zug den Körper keinerlei Anstrengung kostet.

Letzteres ist unserer Einschätzung nach der Grund für viele schmerztherapeutische Fehleinschätzungen der herkömmlichen Schmerztherapie. Zum Beispiel die Trigeminusneuralgie, die Interkostalneuralgie oder die Ischialgie. Diese Zustände, die herkömmlich den Nerven zugeordnet werden, haben wir immer wieder als rein muskuläre Probleme kennengelernt.

## Ein starker Rücken kennt keinen Schmerz?

Auf den ersten Blick erscheint es nun logisch, die Rückenmuskeln zu kräftigen. Denn dann sind sie ja eher in der Lage, den von vorne kommenden Zug zu halten. Dadurch herrscht die leider weit verbreitete Meinung, Rückenschmerzen seien zuallererst ein Problem zu schwacher Rückenmuskeln. Große Teile der Physiotherapie und der Krankengymnastik kräftigen Muskelgruppen, die als zu schwach eingestuft werden. Ein weit verbreitetes spezielles Trainingsverfahren verkündet, dass ein starker Rücken keinen Schmerz kenne. Kennt man dort nicht all die Athleten, die vor Rückenmuskeln strotzen und die größten Probleme mit Rückenbeschwerden haben? Leider führt die Stärkung der Rückenstrecker mittels spezieller Trainingsmaschinen teilweise – bei ungefähr der Hälfte der Betroffenen – zur vorübergehenden Schmerzreduzierung oder sogar Schmerzfreiheit. Leider deswegen, weil der Betroffene dann irrtümlich an eine Besserung glaubt, in Wirklichkeit die Schädigung aber weiter vorbereitet wird. Bei der anderen Hälfte bleiben die Schmerzen oder verstärken sich sogar. Wann welcher Effekt eintritt, das werden wir später noch eingehend untersuchen.

Doch ist das wirklich die gesunde Dauerlösung? Was passiert bei der Kräftigung der Rückenstrecker? Schauen wir noch einmal auf die Zeichnung. Wir hatten festgestellt, dass die Rückenstrecker dem permanenten Zug von vorne nicht standhalten können. Dass sie ermüden und anfangen zu brennen. Welche Auswirkung hat nun deren Kräftigung? Natürlich, dass sie weniger schnell ermüden, das heißt dass sie weniger brennen und wehtun. Vielleicht steht oder sitzt der Betroffene auch nicht lange genug, als dass sie sich überhaupt noch wegen Übermüdung bemerkbar machen müssen. Auf den ersten Blick könnte man meinen, das Problem sei gelöst. Auf den zweiten Blick aber wird klar, dass man sich diese Ermüdungsfreiheit teuer erkauft hat. Denn was passiert, wenn die rückwärtigen Muskeln den immer stärker werdenden Zug von vorne ermüdungsfrei kompensieren können? Die Bandscheiben werden immer stärker unter einem Dauerdruck zusammengepresst.

## Kräftigung löst keine Probleme, sondern verschärft die Situation



Da der Rückenschmerzpatient das Maximum für die Gesundheit seines Rückens tun möchte, macht er zusätzlich zur Kräftigung des Rückens auch Kräftigungsübungen für seine Bauchmuskulatur, da diese „die Wirbelsäule stützt und stabilisiert“. Das lernt er in der Rückenschule, in der Wirbelsäulengymnastik, beim Physiotherapeuten, in der Krankengymnastik und in seinem Sportstudio, Sportverein und im Fitnesscenter. Oder wenn er sich Privatstunden leisten kann, auch beim Personal-Trainer. Die Übungen hierzu sind vielfältig und was die Kräftigung der Bauchmuskeln, schlimmstenfalls sogar der Hüftbeuger angeht, sehr wirkungsvoll. Leider entfalten sie in aller Regel auch eine Nebenwirkung, die entweder unbekannt ist, nicht wahrgenommen oder völlig unterschätzt und nicht ernst genommen wird: Die verwendeten Übungen versehen die Bauchmuskulatur meist mit immer höherer Spannung und verkürzen sie dabei. Diesmal nicht durch die direkte Verkürzung der Faszien, des Bindegewebes, wie beim zu vielen Sitzen, sondern durch die Aufsummierung der Restkontraktionen, ähnlich wie beim Bizepstraining, dem wir im Partnerversuch schon begegnet sind. Durch diese Aufsummierung der Restkontraktionen wird der Bauchmuskel immer kräftiger und kürzer.

Was passiert nun? Lassen Sie uns einen Blick auf die Zeichnung (12.8) werfen.

Der Bauchmuskel zieht den Rumpf nun noch mehr in die Beugung. Eventuell hat der betroffene Schmerzpatient die für ihn „verbotene" Kräftigungsübung Sit-ups gemacht, die zusätzlich zum Bauchmuskel auch noch den Hüftbeuger verkürzt. Aufgrund dessen wird die gesamte Hüfte mehr in die Beugung gezogen, das Drehmoment nach vorne wird noch einmal größer. Dadurch wird es nötig, dass die Rückenstrecker und andere aufrichtende Muskeln stärker ziehen.

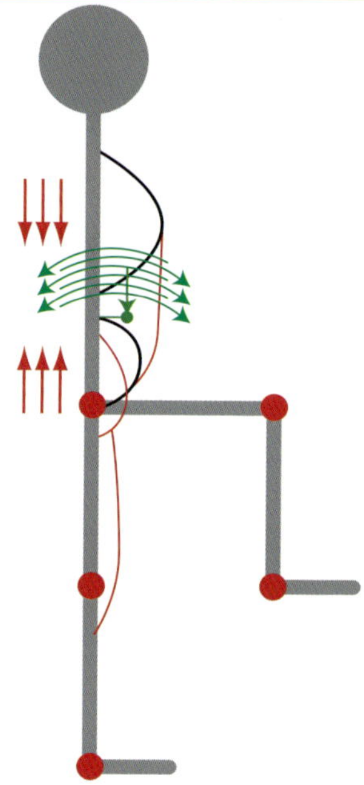

12.8

## Die Bandscheibe gibt immer nach – langsam oder plötzlich

Sie können nun nachvollziehen, wie im Laufe eines Lebens die Bandscheiben immer mehr Druck verkraften müssen, ohne dass sie jemals wirklich entspannen können. Der durch die verschiedenen Kräfte ausgelöste Dauerdruck auf die Bandscheiben wird immer größer. Naturgemäß müssen diese irgendwann dem täglich steigenden Druck nachgeben. Dieses Nachgeben kann prinzipiell auf zwei verschiedene Arten erfolgen.

Entweder die Bandscheiben bauen langsam immer weiter ab. Der Druck steigt und die Nährstoffzufuhr schläft immer mehr ein. Ist es da verwunderlich, dass bei älteren Menschen und immer häufiger auch bei jüngeren irgendwann Restknorpelstärken von nur noch wenigen Millimetern im Bereich der Lendenwirbelsäule festgestellt werden?

Oder der Betroffene hebt eines Tages einen Kasten Wasser aus seinem Auto, rutscht über die Bordsteinkante und es kommt zu einer unkontrollierten schnellen Bewegung. Aus technischen Zusammenhängen weiß man, dass in diesem Moment Spannungsspitzen entstehen, die leicht den vielfachen Wert der in unserem Fall ohnehin viel zu großen Druckbelastung erreichen können. Die sowieso schon überforderten Bandscheiben sind diesem plötzlichen Druck nicht mehr gewachsen. Die schwächste oder am meisten belastete reißt ein und der Inhalt des gallertartigen Kerns tritt aus. Dessen Druck auf Nervenwurzeln soll ja laut der herkömmlichen Theorie die Ursache der meisten Rückenschmerzen sein. Wie wir aus Erfahrung aber wissen, trifft das in den meisten Fällen nicht zu. Denn wir sind mittels der SchmerzpunktPressur in der Lage, den Schmerz, der üblicherweise dem Druck der ausgetretenen Masse zugeschrieben wird, allein durch muskuläre Maßnahmen auf 0–30 Prozent Restschmerz zu reduzieren.

## Der Alarmschmerz im unteren Rücken

Die Kräfte auf die Wirbelsäule nehmen so lange in der beschriebenen Form zu, bis es auch bei langsamen Bewegungen zu einer drohenden Überbelastung der Bandscheiben kommt. Zum Beispiel beim Aussteigen aus dem Auto nach längeren Fahrten macht sich diese drohende Überforderung bemerkbar. Der Betroffene steigt aus, möchte sich aufrichten und bemerkt, während er hochkommt, einen Schmerz im unteren Rücken. Er ist gezwungen, sich nur so langsam aufzurichten, wie die entstehenden Schmerzen es zulassen. Was passiert dabei genau? Während der langen Autofahrt haben die Muskeln und Faszien an der Vorderseite der Wirbelsäule ihren verkürzten Zustand angenommen. Steigt der Fahrer nun aus, müssen sie beim Aufrichten des Körpers nachgeben. Das wollen sie aber eigentlich nicht, weil sie sich erstens seit Jahren immer mehr an ihren kurzen Zustand gewöhnt haben und zweitens während der mehrere Stunden dauernden Autofahrt wieder diesen verkürzenden Trainingsreiz bekommen haben. Sie geben also Stück für Stück nur unwillig nach. Sowie sie nachgeben, kann der Fahrer sich aufrichten, ohne den Alarmschmerz, der vor der Überbelastung der Bandscheiben warnt, auszulösen. Nach einer Weile hat es der Fahrer dann geschafft: Er steht wieder gerade, das Problem ist für den Moment gelöst.

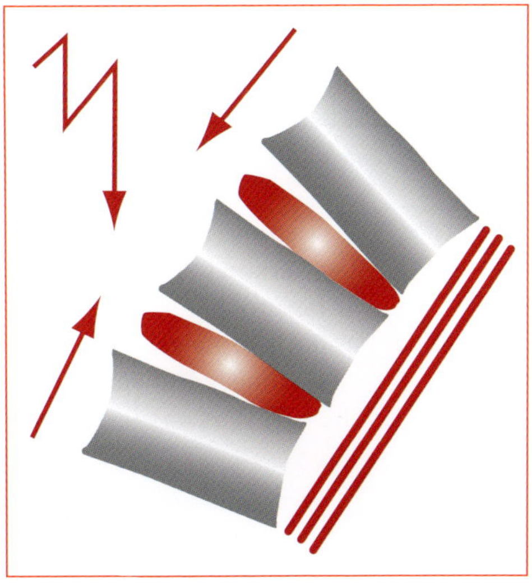

## Der Hexenschuss beim Busfahrer und dem Eishockeytorwart

Erinnern Sie sich an den Anfang des Kapitels? Ich schilderte Ihnen zwei Unfälle. Zwei unterschiedlich ausgelöste Hexenschüsse, deren Ursache wir nun ausführlich besprechen werden.

Beide, der Busfahrer und der Eishockey-Torwart, bringen ähnliche Vorbedingungen mit. Der Busfahrer sitzt den ganzen Tag. Dadurch hat er alle die im Laufe dieses Kapitels beschriebenen Verkürzungen. Der Eishockey-Torwart sitzt im Alltag ebenso, aber beim Training sitzt er nicht auf einem Stuhl, sondern er sitzt im Stehen. Was bedeutet das? Er steht in seinem Tor andauernd vornüber gebeugt. Oder er steht stark in den Knien eingewinkelt. Ob die Oberschenkel beim Sitzen auf dem Stuhl zum Rumpf hin gebeugt sind oder ob die Oberschenkel relativ senkrecht stehen und der Rumpf zu ihnen hin gebeugt ist, ist für die beteiligten Muskeln und Faszien das gleiche. In beiden Fällen sind die Verkürzungen fast identisch.



Beide, der Busfahrer und der Torwart, leiden also an den Verkürzungen und Fehlkräften, die wir besprochen haben. Beide machen aus der nach vorne gebeugten Position heraus eine schnelle Aufwärtsbewegung mit dem Rumpf. Was passiert dabei?

In den Muskeln sind sogenannte Mechano-Rezeptoren eingebaut. Das sind Messfühler, die bestimmte Meldungen an das Zentralnervensystem weitergeben. Eine Art davon sind die Muskelspindeln. Sie messen die Geschwindigkeit, mit der die Fasern auseinandergezogen werden. Ist die Geschwindigkeit zu groß, werden die entsprechenden Fasern über den Befehl der Muskelspindeln an das Zentralnervensystem auf Kontraktion geschaltet. Dies geschieht aus folgendem Grund: Der Muskel wird so schnell auseinandergezogen, dass der Körper befürchtet, dass etwas außer Kontrolle geraten ist und Gefahr für seine Struktur droht. Deshalb will er diese Bewegung durch sein Zusammenziehen stoppen, damit nichts passieren kann. Je gestresster ein Muskel ist, weil er eigentlich aus Gewöhnung kurz sein möchte, er aber immer wieder gegen seinen Widerstand gezwungen wird, länger zu sein, desto genervter ist er also und desto empfindlicher und damit intensiver reagieren die Muskelspindeln.

Der Busfahrer und der Eishockey-Torwart reißen beide bei ihren Aufwärtsbewegungen und Streckungen ihres Rumpfes ihren Bauchmuskel und ihre Hüftbeuger schnell auseinander. Die betroffenen Muskelspindeln schalten Alarm an das Zentralnervensystem, dieses reagiert sofort und verfügt die schnellstmögliche starke Kontraktion.

Dadurch ergibt sich folgende Situation:

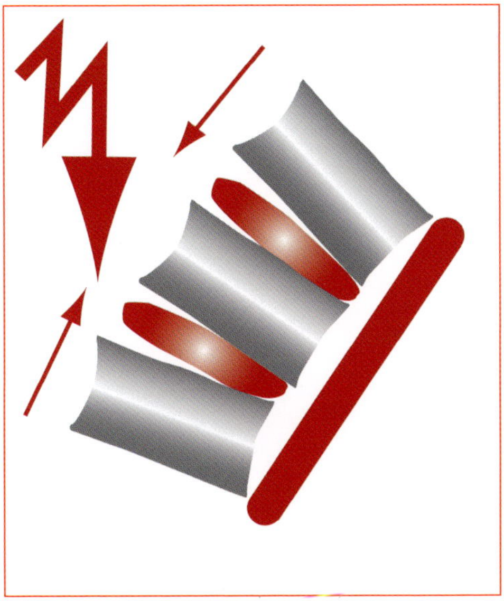

In diesem Fall geben die krampfartig zusammengezogenen Bauchmuskeln und der Hüftbeuger keinen Millimeter nach. Dadurch kommt es in dem Moment, in dem die Rückenstrecker den Rumpf aufrichten wollen, sofort zu einem starken Anstieg des Drucks auf die Bandscheiben. Das interne Messsystem registriert dies und projiziert sofort ohne Verzögerung einen heftigen Alarmschmerz in die Muskeln, die in diesem Moment für den sprunghaften Anstieg des Druckes auf die Bandscheiben verantwortlich sind: die Rückenstrecker. Sie werden durch den Schmerz völlig blockiert. Jedes Mal, wenn der Betroffene sie aktiviert, um sich aufzurichten, wird er durch sie daran gehindert. Dadurch wird die starke Druckerhöhung auf die Bandscheiben vermieden, sie werden geschützt.

Auslöser für den Schmerz ist, wie beim schon bekannten Beispiel mit dem Mörser, die Aktivität der Agonisten, denn sie würden ja den Druck auf die Bandscheiben bewirken. Die Ursache ist die krankhafte, weil verkürzende, Programmierung der Fasern der Rumpf- und Hüftbeuger und die daraus folgenden faszialen Verkürzungen.

## Der Hexenschuss ist die logische Steigerung der Rückenschmerzen

Der Rücken ist die Nummer eins der Volkskrankheit Schmerzen. Rückenprobleme sind beispielsweise für 80 Prozent der Frühberentungskosten verantwortlich. Lassen Sie uns ausgehend vom Hexenschuss das ganze schmerzhafte Geschehen noch einmal logisch nachvollziehen.

Die Situation beim Hexenschuss ist klar. Die Frontmuskulatur ist unnachgiebig wie ein Drahtseil, deswegen muss der Betroffene in einer extrem gebeugten Position verharren. Dies ist die einzige Möglichkeit, dem Alarmschmerz einigermaßen aus dem Weg zu gehen.

Ist die Frontmuskulatur nicht völlig kontrahiert wie beim Hexenschuss, sondern hat nur eine gewisse Unnachgiebigkeit, so ist ausschlaggebend, bei welchem Winkel diese Unnachgiebigkeit so viel Druck auf die Bandscheiben erzeugt, dass ein Alarmschmerz geschaltet wird. Wie stark dieser erzeugte Alarmschmerz ist, hängt davon ab, wie laut der Körper Achtung rufen muss, um Schaden zu verhindern.

Gibt die Beugemuskulatur an der Frontseite des Körpers ausreichend nach, so kann man aufrecht stehen, ohne dass es zu Alarmschmerzen kommt. Viele Menschen sind heute aber in der Situation, dass sie beim aufrechten Stehen gerade an der Grenze sind. Sitzen sie dann während einer längeren Autofahrt, verliert die Beugemuskulatur ein wenig an Länge, so dass beim Aussteigen das schon beschriebene langsame Aufrichten nötig wird, um beim Auseinanderziehen der Beugemuskulatur allzu großen Druckanstieg auf die Bandscheiben zu verhindern.

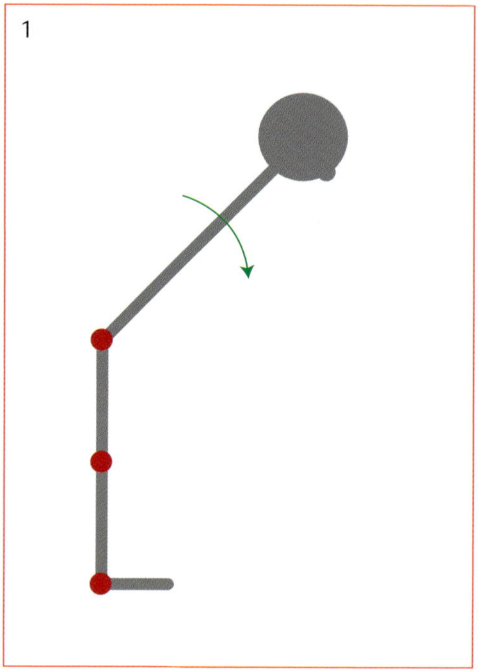


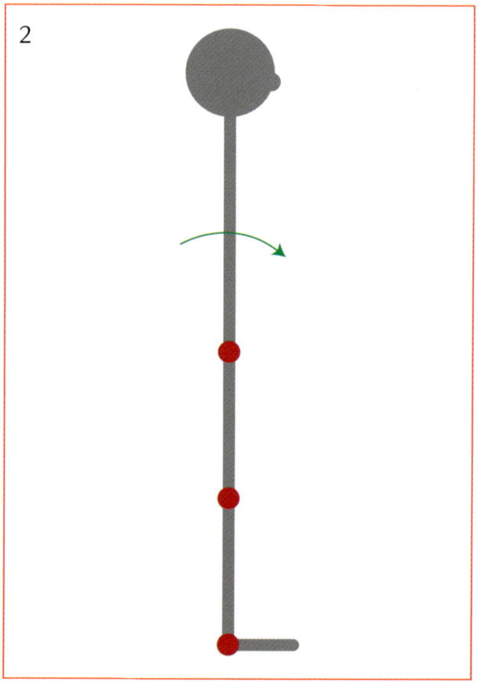


Hat man in den normalen Alltagspositionen Sitzen und Stehen keine Schmerzen, so können sie die meisten Menschen leicht hervorrufen, indem sie sich genügend weit nach hinten überstrecken. Dadurch, dass bei diesem nach hinten Überstrecken vermehrt Zug auf die Beuger kommt, werden bei den meisten Menschen heutzutage ab einem genügend großen Winkel Alarmschmerzen ausgelöst.

Wahrscheinlich durch die beim nach hinten Beugen ausgelösten Schmerzen konnte sich die weit verbreitete Lehrmeinung etablieren, dass diese Bewegung schädlich und gefährlich für den Rücken ist. Deshalb wird immer wieder und immer noch davor gewarnt. Dies ist problematisch, stellt sie doch die einzige Möglichkeit dar, das Problem, die stark verkürzte Frontmuskulatur, wieder auf funktionelle Länge zu bringen.

Menschen, die über eine vollständig funktionelle Beugemuskulatur verfügen, haben, so weit wie sie sich zurück überstrecken können, keinerlei Schmerzen. Solch muskulär gesunden Menschen sind aber heutzutage sehr selten. Das rückwärti-

3

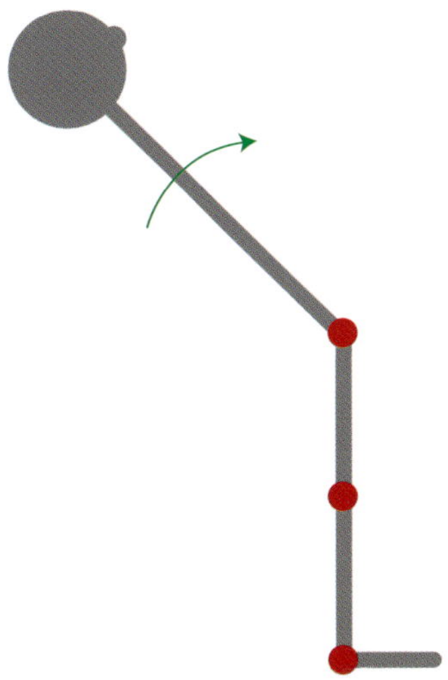

ge Überstrecken, auch wenn es aufgrund des Alarmschmerzes wehtut, ist viel ungefährlicher als gemeinhin verbreitet wird, da die Dornfortsätze der Wirbelkörper zu starke punktuelle Überstreckungen verhindern und oft sogar entlastend wirken. Viel gefährlicher ist das nach vorne Beugen, vor allem wenn man etwas Schweres dabei hebt oder ruckartige Bewegungen ausführt. Dabei reißen, wie weiter oben beschrieben, die Bandscheiben ein und ihr gallertartiger Inhalt wird durch die Keilwirkung meist nach hinten, Richtung Nervenwurzel, herausgedrückt.

Sie sehen, dass die verschiedenen Schmerzen im Rückenbereich und Schädigungen der Bandscheiben logisch erklärbar sind. Rückenschmerzen, Hexenschuss, Bandscheibenvorfälle fallen nicht vom Himmel. Sie sind das Resultat jahre- und jahrzehntelanger, krankhafter Fehlprogrammierung der beteiligten Muskulatur. Scheinbar plötzlich brechen sie dann hervor.

Um es noch deutlicher zu formulieren: Bitte machen Sie sich an dieser Stelle bewusst, dass Rückenschmerzen und Bandscheibenvorfälle durch eigenes Tun oder Lassen entstehen, also eigens herbeigeführt sind; zwar unwissentlich, ohne diese Zusammenhänge zu erkennen, aber dennoch selbst ausgelöst. Spätestens jetzt, nachdem Sie diese Kausalitäten kennen, können Sie die Gesundheit Ihrer Wirbelsäule und Ihren schmerzfreien Rücken selbst in die Hand nehmen.

Geben Sie uns dreimal wöchentlich eine Stunde Fernsehübertragung zur besten Sendezeit. Durch gezieltes Bewegungstraining wären dann nach einem Jahr – sehr zurückhaltend geschätzt, unter den Zuschauern Rückenschmerzen und Bandscheibenvorfälle auf die Hälfte reduziert. Schon allein dadurch wären die entsprechenden Krankenkassen saniert. Das gleiche würde bei den meisten anderen Schmerzzuständen genau so funktionieren.

## Kräftigung löst meist keine Probleme, sondern verschärft die Schädlichkeit der Situation

Sie konnten am Beispiel der Rückenschmerzen gut nachvollziehen, dass eine Kräftigung der Muskulatur keine Lösung der Schmerzprobleme darstellt. Ganz im Gegenteil führt die Kräftigung in den allermeisten Fällen zu einer Verschlimmerung der Situation. Am Beispiel „Ein starker Rücken kennt keinen Schmerz" haben wir die langfristige Entwicklung hinein in die Sackgasse in allen Einzelheiten besprochen, die unausweichlich ist, wenn das eigentliche Problem, die Verkürzung der antagonistischen Muskulatur, nicht gleichzeitig angegangen wird.

Diese Problematik der Kräftigung, die leider flächendeckend gegen Schmerzen eingesetzt wird, birgt immer die Gefahr, die Situation eher zu verschlimmern als zu verbessern. Oft werden Genesungs- und Entspannungseffekte, die ohne zusätzliche Aktivitäten wie Kräftigung zum Abklingen der Schmerzen führen würden, durch solches Training wieder aufgehoben, so dass die Situation gleich bleibt oder sich sogar durch die Kräftigung verschlechtert.



Der Hintergrund für diese Fehleinschätzung liegt offenbar darin begründet, dass das Flexibilitätsverhalten eines Muskels entlang seiner Bewegungsamplitude viel zu wenig beachtet wird. Ein Muskel ist nach herkömmlicher Anschauung stark oder schwach. Und da es nach dieser herkömmlichen Auffassung keine „zu starken" Muskeln geben kann, müssen sie eben zu schwach sein, wenn es offensichtlich Probleme gibt.

Man kann diese Situation sehr gut und anschaulich mit einem uns allen bekannten Alltagsgegenstand vergleichen: mit einem Auto. Stellen Sie sich vor, irgendjemand zieht in Ihrem Auto Monat für Monat die Handbremse einen Zahn weiter an. Die Zähne in diesem Auto sind noch viel feiner als im realen Auto. Das heißt, dieser Jemand kann über Jahre hinweg die Bremse unmerklich immer fester anziehen. Sie werden davon nichts merken, wenn Sie aus irgendwelchen Gründen nie die Handbremse kontrollieren. Irgendwann aber merken Sie, dass Sie lieber ein schnelleres Auto hätten, denn Sie haben immer mehr Schwierigkeiten, Steigungen hinaufzufahren. Sie bauen also einen stärkeren Motor ein, damit Sie trotz immer stärker angezogener Handbremse noch ausreichende Fahrgeschwindigkeit erreichen. An diesem Beispiel – auf uns Menschen übertragen – wird klar, wie schädlich die überall angewandte Kräftigung ist.

Daraus resultiert unsere feste Regel: Solange Schmerzen im System sind, darf der Patient keine Kräftigung betreiben.

## Haben Rückenstrecker Kräftigung nötig?

Ab dem Zeitpunkt, ab dem der Mensch sitzt, steht oder läuft, arbeiten die Rückenstrecker, um die aufrechte Rumpfhaltung zu ermöglichen. Sie gehören also zu den Muskeln, die täglich trainieren. Muskeln passen sich immer an die Belastungen an, denen sie ausgesetzt sind. Wie sollte es möglich sein, dass bei jemandem, der aufrecht geht, die Rückenstrecker jemals zu schwach sind?

Manualtherapeuten und Masseure wissen, dass gerade die unteren Rückenstrecker alles andere als schwach sind. Die meisten Menschen haben dort völlig feste, vor Arbeitsanspannung verhärtete Muskelstränge.

Da wie weiter oben beschrieben nach der herkömmlichen Auffassung gute Muskeln prinzipiell starke Muskeln sind, kommt niemand auf die Idee, dass die Frontmuskulatur zu stark ziehen könnte. Dass sie also in ihrem Zug geschwächt werden müsste, um das Problem zu lösen. Dass die notwendige Schwächung sich nicht auf die kontraktile Muskelfaser, sondern auf das passive Bindegewebe bezieht, ist Quell des nächsten Missverständnisses.

### Siegen Faszien und Nerven über Muskeln?

Nerven sind unter biomechanischen Gesichtspunkten innerhalb unseres Gewebes äußerst beweglich gelagert. Der Ischiasnerv zum Beispiel, welcher übrigens im Gesäßbereich fingerdick sein kann, kann jeder physiologischen Beinbewegung problemlos folgen.

Unter Zugspannung kann sich ein Nerv in Längsrichtung anspannen, jeder andere Druck verteilt sich auch im Nerv selbst aufgrund seiner Konstruktion. Innerhalb einer gesunden „Gefäß-Nerven-Scheide“ ist er ebenfalls verschiebbar gelagert (Nerven werden begleitet durch Arterien, Venen und Lymphgefäße). Im Gesamtkörpergefüge stellt die Kontinuität der Nerven ein Netz aus anpassungsfähigen Elementen dar. Einige Systemabschnitte sind äußerst dehnbar, andere sind im Bindegewebe fest verankert, um bei den alltäglichen Bewegungen unseres Körpers für einigermaßen stabile Lagebedingungen zu sorgen. Denn das sichert die Funktionen unseres Körpers. Wichtig zu wissen ist, dass ein Nerv eigentlich ähnlich einem Stromkabel aufgebaut ist. Er besteht aus mehreren kleinen umhüllten „Adern“. Diese sind dann nochmals umhüllt und bilden dann den eigentlichen Nerv. Da der Nerv aus lebenden Zellen besteht, müssen diese natürlich auch von kleinsten Blutgefäßen und wiederum von kleinsten Nerven versorgt werden; man spricht hier auch von „Privatversorgung“. Werden Teile eines Nerven – groß oder klein – kurzfristig oder länger unter Druck gesetzt, so verändert sich auch sein privater Stoffwechsel.

Die unter Stress gesetzten kleinsten Nerven senden Signale zu den Rückenmarkssegmenten, aus denen er entspringt, und dann

13

auch weiter zum Gehirn. Diese Signale nehmen wir nicht unbedingt direkt als Schmerz wahr, sie können sich auch unterschwellig „aufsummieren“. Weiterhin werden Bewegungen, welche diesen unterschwelligen Schmerz verstärken können, von der Oberinstanz ZNS (Zentrales Nervensystem) eingeschränkt oder strikt untersagt. Als Folge verändern sich die Bewegung in den Gelenken und auch die Körperhaltung.

Ein schmerzhaftes Beispiel stellt die Ischialgie dar, die eigentlich ausschließlich durch muskuläre Engpässe erzeugt wird; sie teilt sich uns durch Schmerz sehr deutlich mit. Innere Organe können bei akuter Erkrankung Schmerzen in Regionen erzeugen, ohne dass dort eine Schädigung vorliegt. So kann ein Herzinfarkt in den linken Arm ausstrahlen, eine Milzschädigung kann die linke Schulter schmerzen lassen und eine Gallenkolik die rechte. Störungen in bestimmten Körperregionen können unter Umständen die ihnen zugeordneten Rückenmarkssegmente und Gehirnareale erregen, in die sie projizieren (Fazilitation). So kann sich ein Schmerzareal nach und nach ausdehnen und Organstrukturen können ihre Kompetenz einbüßen.
So können, ausgehend von einer Grundschädigung, z.B. einer verspannten Faszie, welche die kleinen Nerven „bedrängt“, stillschweigend mehr und mehr Körperareale und Organe, welche anatomisch miteinander verschaltet sind, in Schonhaltung versetzt und nachfolgend mit größeren Schmerzen versehen werden. Werden also Fixierungen des Bindegewebes, speziell der Faszien, nicht gelöst, so ist eine störungsfreie Nervenfunktion nicht möglich. Erhöhte Gewebespannung führt zu Mikrozirkulationsstörungen, welche ein Schmerzareal vergrößern und unmerklich auch Gelenkbeweglichkeit, Organfunktion und Körperhaltung beeinflussen können. Diese Modelle können helfen, die Bindegewebsfunktion – insbesondere der Faszien – neu zu überdenken und als ursächlich zu erkennen. Faszien können also über Muskeln „siegen“.

*Alexander Lay*



## Vorsicht, wenn Rückenkräftigung Rückenschmerzen lindert

Wenn Rückenschmerzpatienten ihre Rückenmuskeln kräftigen, dann wissen wir aus Erfahrung, dass es bei ungefähr der Hälfte zu einer Minderung der Schmerzen kommt und bei der anderen Hälfte zu einer Verschlimmerung. Mit dem inzwischen erarbeiteten Wissen können wir exakt beschreiben, was in beiden Fällen passiert.

Waren die Rückenschmerzen Überlastungsschmerzen, dann führt die Kräftigung der Muskulatur dazu, dass die Muskelfasern ihre Aufgabe länger erfüllen können. Sie müssen die Haltearbeit gegen die zu stark ziehenden Frontmuskeln leisten. Sie ermüden später, weil die Kraftleistung verbessert wurde. Da der Betroffene nicht in sein Inneres schauen kann und nicht registriert, dass der Dauerdruck auf seine Bandscheiben dadurch kontinuierlich zunimmt und diese immer mehr kaputtgedrückt werden, fühlt er sich subjektiv zunächst besser. Er glaubt, er sei auf dem richtigen Weg heraus aus dem Schmerz. Wie wir einige Seiten früher verstanden haben, verschlimmert sich in Wirklichkeit seine Situation immer mehr. Irgendwann kommt das böse Erwachen, wenn die Druckkräfte so zunehmen, dass bei raschen Bewegungen die Stabilität der Bandscheibe überfordert wird, sie einreißt oder sich vorwölbt. Oftmals wird das übrigens nicht bemerkt, da dieses Geschehen nicht unbedingt mit Schmerzen verbunden sein muss. Oder der stetige Druckanstieg löst ab einer vom Körper definierten Bedrohungsgrenze den Alarmschmerz aus. Waren die Rückenschmerzen des Betroffenen schon geschaltete Alarmschmerzen, führt die Kräftigung direkt zu einer Verschlimmerung der Schmerzen, da nun hinten noch mehr Zug aufgebaut werden kann, der die Bandscheiben bedroht.

Zusammenfassend können wir also feststellen: Die Kräftigung der Rückenstrecker führt in die Sackgasse und birgt eine immer größere Bedrohung für die Wirbelsäule.

## Die Wirbelsäule ist keine Zeltstange

Nun ist es an der Zeit, mit einem weit verbreiteten Missverständnis aufzuräumen. Es geht um die immer wieder im Zusammenhang mit der Wirbelsäulengesundheit bemühte Stabilisierung und Stützung durch eine kräftige Bauch- und Rückenmuskulatur. Wir hatten weiter oben schon hergeleitet, dass es keine zu schwachen Rückenstrecker geben kann. Vor allem nicht im Lendenwirbelsäulenbereich und eigentlich auch nicht im Brustwirbelsäulenbereich. Wobei sich die Situation im Brustwirbelsäulenbereich anders darstellt. Denn während bei zu schwachen unteren Rückenstreckern der Rumpf nach vorne abklappen würde, bildet sich im Brustwirbelsäulenbereich ein Rundrücken aus, der in sich wieder stabil ist; der obere Rumpf samt Kopf bleibt also über dem Becken und fällt nicht aus der Schwerpunktsenkrechten nach vorne.

In beiden Fällen setzen wir bei Kräftigung der Rückenstrecker der nach vorne ziehenden Kraft der Faszien der Frontmuskeln die nach hinten streckende Kraft der Rückenstrecker entgegen, wodurch die Bandscheibenbelastung steigt. Wir wollen das noch einmal mit einem anderen Bild verdeutlichen.

An diesen Bildern können Sie gut nachvollziehen, dass der ganze Druck der beiden Zugkräfte umso mehr auf die Bandscheiben geht, je kräftiger gezogen wird.

Woher kommt der Gedanke, dass starke Bauch- und Rückenmuskeln die Wirbelsäule stützen und stabilisieren würden? Haben Sie schon einmal ein Zelt aufgebaut? Erinnern Sie sich daran, was Sie taten, wenn Sturm aufzog? Sie haben noch einmal die Spannseile nachgezogen. Weil Sie wussten, dass dann die Gefahr, dass das Zelt umgeweht wird, herabgesetzt ist. Je straffer Sie die Seile zogen, desto weniger konnte die Spitze der Stange sich bewegen und desto fester wurde die Stange in die Erde gedrückt. Wie Sie sich vielleicht erinnern können, legte man deswegen auch immer einen Kunststoffteller unter, damit die Zeltstange nicht in den Boden hineingedrückt werden konnte, wodurch sich die Seile wieder gelockert hätten.

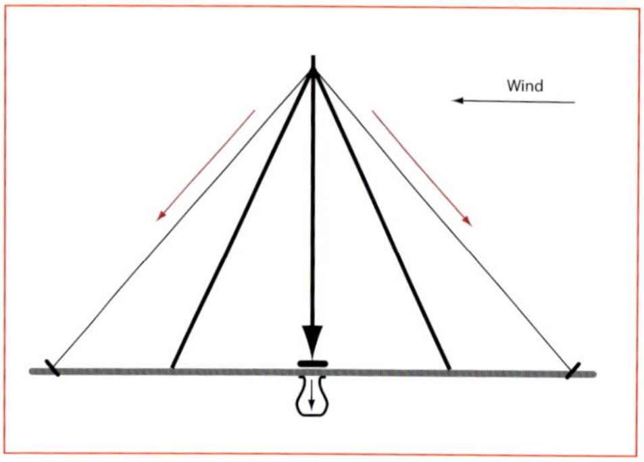


Für unser Zelt ist das eine gute Vorgehensweise. Je fester die Seile gezogen sind, umso stabiler kann es dem Wind trotzen. Aber wollen wir diese Kräfte, die die Zeltstange auszuhalten hat, unserer Wirbelsäule zumuten? Ist unsere Wirbelsäule eine Zeltstange, die sich möglichst wenig bewegen und die axial möglichst fest nach unten gedrückt werden soll? Natürlich nicht! Wir haben schon ausreichend nachvollziehen können, dass genau das die Bandscheiben überlastet und zu Schmerz und Schäden führt.

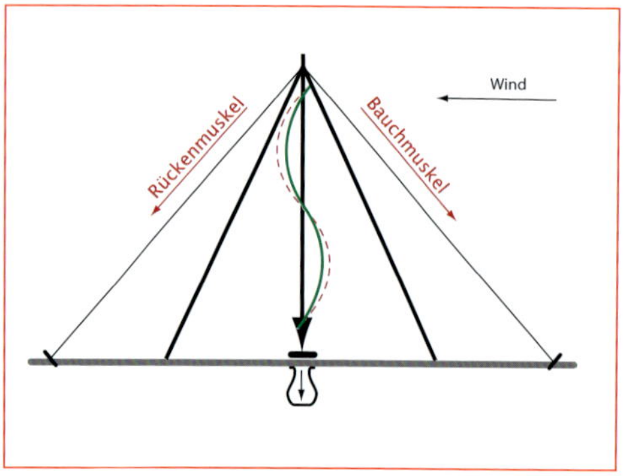


Darüber hinaus wird deutlich, warum die zunehmenden Zugkräfte die Rundungen der Wirbelsäule in immer extremere Kurven ziehen. Der Rundrücken der Brustwirbelsäule, die zu starke Lordose der Lendenwirbelsäule (das Hohlkreuz) oder die krankhafte Überstreckung der Halswirbelsäule, sie alle sind Auswirkungen dieser immer stärker werdenden Muskelkräfte und Faszienverkürzungen.
Eigentlich müsste Kräftigung diese Auswirkungen gar nicht haben. Es gibt Möglichkeiten, Muskeln so zu kräftigen, dass die zur Verfügung stehende Kraft größer wird, ohne dass es zu dauerhaften Spannungserhöhungen, verbunden mit den damit einhergehenden faszialen Bindegewebsverkürzungen, kommt. Diese Technik der Muskelkräftigung, bei der die Muskeln stärker und gleichzeitig geschmeidiger und nachgiebiger werden, wird in der von uns entwickelten Bewegungslehre angewendet. Aber bitte vergessen Sie nicht, dass, auch wenn es diese Möglichkeiten gibt, eine Kräftigung der Rückenstrecker nicht nötig ist, wenn die Ursache an der Vorderfront des Körpers behoben wird, das heißt die hauptsächlich durch das Sitzen verkürzten Stränge wieder auf eine funktionelle Länge gebracht worden sind.

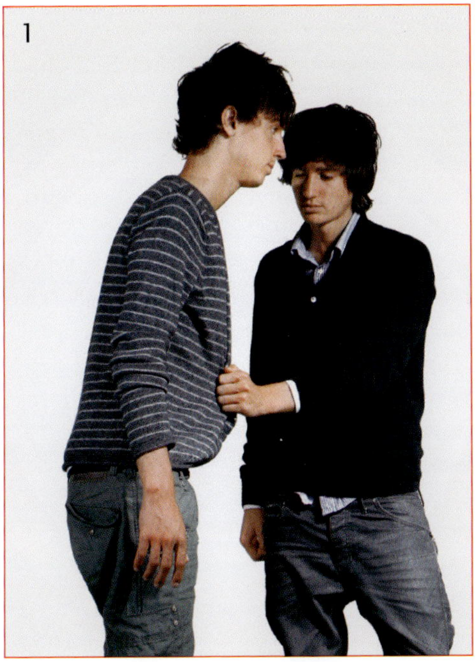

1

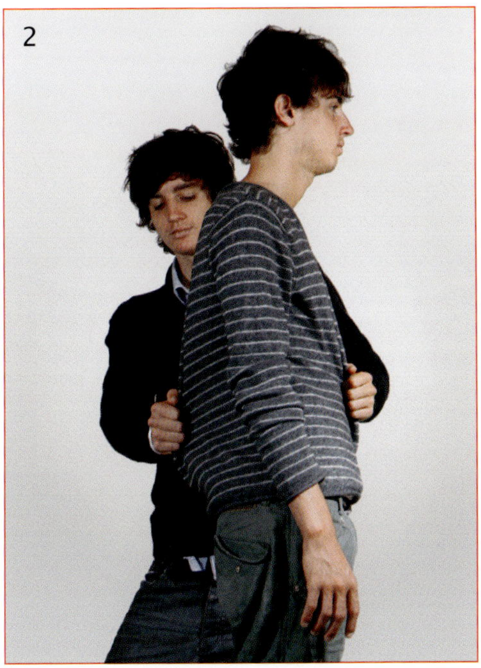

2

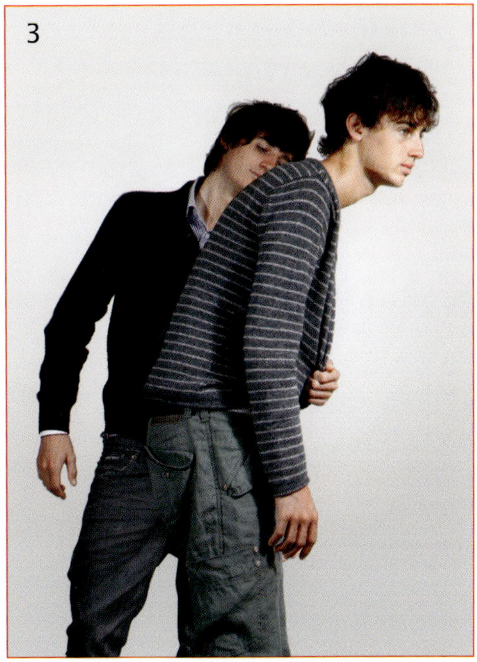

3

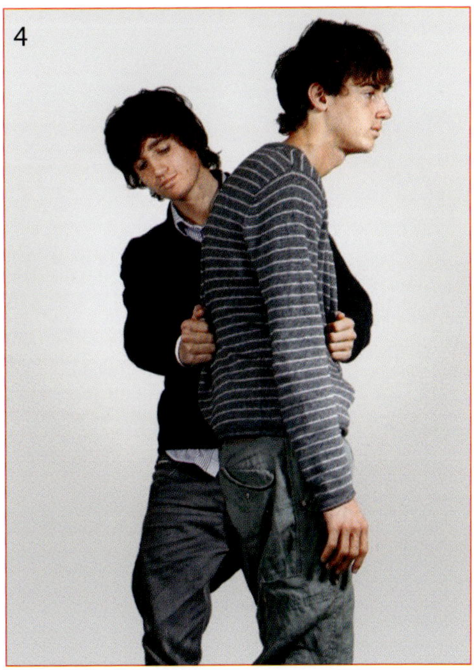

4

## Durchdacht bis ins letzte Detail

Der Körper ist so ausgeklügelt, dass wir ihn immer wieder mit Hochachtung begreifen sollten. Er baute einen Bauchmuskel ein, der vielen zwar bekannt ist, aber dessen Funktion immer wieder übersehen wird. Denn sonst würde die Kräftigung der Bauchmuskulatur nicht so erfolgen, wie das herkömmlich üblich ist. Es handelt sich um den Queren Bauchmuskel, M.transversalis abdominis. Er hat die Aufgabe, Druck in der Bauchhöhle aufzubauen. Dadurch wird das Zwerchfell hoch und der Beckenboden nach unten gedrückt. Die Lendenwirbelsäule als verbindendes festes Element wird dadurch auseinandergezogen. Die Bandscheiben werden beim Heben von Lasten dadurch um bis zu 40 Prozent entlastet! Dadurch, dass dessen Fasern horizontal verlaufen, kann er immer stärker werden, ohne dass dadurch die beim normalen Bauchmuskeltraining auftretenden Verkürzungen zu den geschilderten Schädigungsspannungen führen. Wie man ihn trainiert? Er trainiert sich selbst durch das Heben von Lasten. Gibt es ein funktionelleres Training?

## Wo Kräftigung hinführen kann

Eines Tages hielten wir einen Vortrag in Offenbach am Main. Anwesend war auch eine Physiotherapeutin, die sich am Ende des Vortrags auf unsere Frage meldete, an wem wir jemandem zeigen könnten, wie unsere Schmerztherapie funktioniert. Als sie in langen und beschwerlichen Minuten versuchte, sich ausgestreckt auf den Rücken zu legen, begann sie vor Schmerzen zu weinen. Sie konnte die Kniekehlen nur bis auf ungefähr 30 Zentimeter dem Boden nähern. Ihre Muskeln rund um das Becken und die Hüfte schrien vor Überforderung. Schon die leichteste Berührung der Schmerzpressurpunkte überforderte sie völlig. Sofort begannen die entsprechenden Muskeln rasend zu zucken. Man konnte quasi fühlen, welche Stressenergien sich dort aufgestaut hatten, die sich entladen wollten. So hatten wir uns das kurze Zeigen unserer Methode nicht vorgestellt. Aber nun gab es kein Zurück mehr, denn wir mussten ihr demonstrieren, wie sehr es notwendig war, diese Fehlspannungen abzubauen. Diese Frau litt seit vielen Jahren unter stärksten Rückenschmerzen mit Ausstrahlungen bis in die Füße. Seit eineinhalb Jahren aber, so erzählte sie, sei es täglich akut und würde jeden Tag schlimmer. Sie arbeitete trotz dieser massiven Beeinträchtigung in ihrer Praxis. Sie würde alle ihre Kräftigungen machen, aber teilweise hätte sie das Gefühl, dass diese Übungen es nur verschlimmern würden. Wir sahen sie vielsagend an, denn genau das war ja eines der Themen im Vortrag gewesen. Trotz ihres Weinens musste sie lachen und meinte, sie sei wohl ein gutes Demonstrationsobjekt. Wir mussten ihr fast 45 Minuten lang zeigen, wie nötig ihre gestressten Muskeln es hatten, sich von den krankhaften Überspannungen zu befreien. Hinterher war sie völlig erschöpft und wir beantworteten zunächst die Fragen der anwesenden Ärzte und anderen Therapeuten, die ziemlich aufgewühlt über diesen schweren Fall waren, um ihr Zeit zum Ausruhen zu lassen.

Nach ungefähr 20 weiteren Minuten begann sie, sich aufzusetzen. Ihr Gesichtsausdruck hatte sich völlig verändert. Sie stand auf, konnte es kaum glauben und machte alle Bewegungen, die sie seit langer Zeit überhaupt nicht hatte ausführen können. Zu guter Letzt deutete sie einen noch vorsichtigen Bauchtanz an. Sie war wie ausgewechselt. Wir fragten sie, ob sie nun einverstanden sei, nie mehr mit Kräftigung Schmerzen zu therapieren. Die Antwort können Sie sich denken.

# Doch keine perfekte Evolution?

Wir halten den Menschen für perfekt. Wir glauben fest daran und gehen grundsätzlich davon aus, dass es da nichts zu korrigieren gibt. Wissen Sie, warum?

Ein Auto benötigt heute drei bis vier Jahre von der Idee bis zur Auslieferung des ersten Modells. Und es fährt! Es hat vielleicht noch Kinderkrankheiten, die beseitigt werden müssen, aber es funktioniert, bekommt den TÜV-Stempel und seine Zulassung vom Straßenverkehrsamt.

Wissen Sie, wie lange an dem „Modell Mensch“ schon gebastelt und verbessert wird? Wir wollen es nicht übertreiben und letztendlich weiß das keiner so ganz genau. Aber vor 32 Millionen Jahren turnte ein ungefähr 70 Zentimeter großes Äffchen durch den tropischen Urwald. Dieses Lebewesen könnte ein ferner Vorfahre gewesen sein.

Nun setzen Sie drei Jahre ins Verhältnis zu 32 Millionen Jahren. Nach einem überraschten Blick auf den Taschenrechner erkennen wir, dass das Auto eine Spanne von nur 0,000 000 093 von der Entwicklungszeit des Menschen zur Verfügung hatte. Oder umgekehrt: dass der Mensch ungefähr 10 Millionen Mal mehr Zeit hatte, perfekt zu werden. Einmal ganz abgesehen davon, dass Entwicklungsingenieure sich schon mal irren können, die Natur oder Gott sich aber eigentlich nie.

Wenn wir Menschen perfekt durchdacht sind, wenn keine Systemfehler vorliegen, wenn also auch unser Alarmschmerzprogramm optimal durchdacht ist, wie kann es dann sein, dass uns Schmerzen ohne ersichtlichen Grund so leiden lassen?

Hat sich die Evolution, hat sich ein Schöpfer doch geirrt? Bitte beachten Sie hierzu auch den Kasten „Schöpfungsgeschichte oder Darwin“ im ausführlichen Teil.

# ENTWICKLUNG

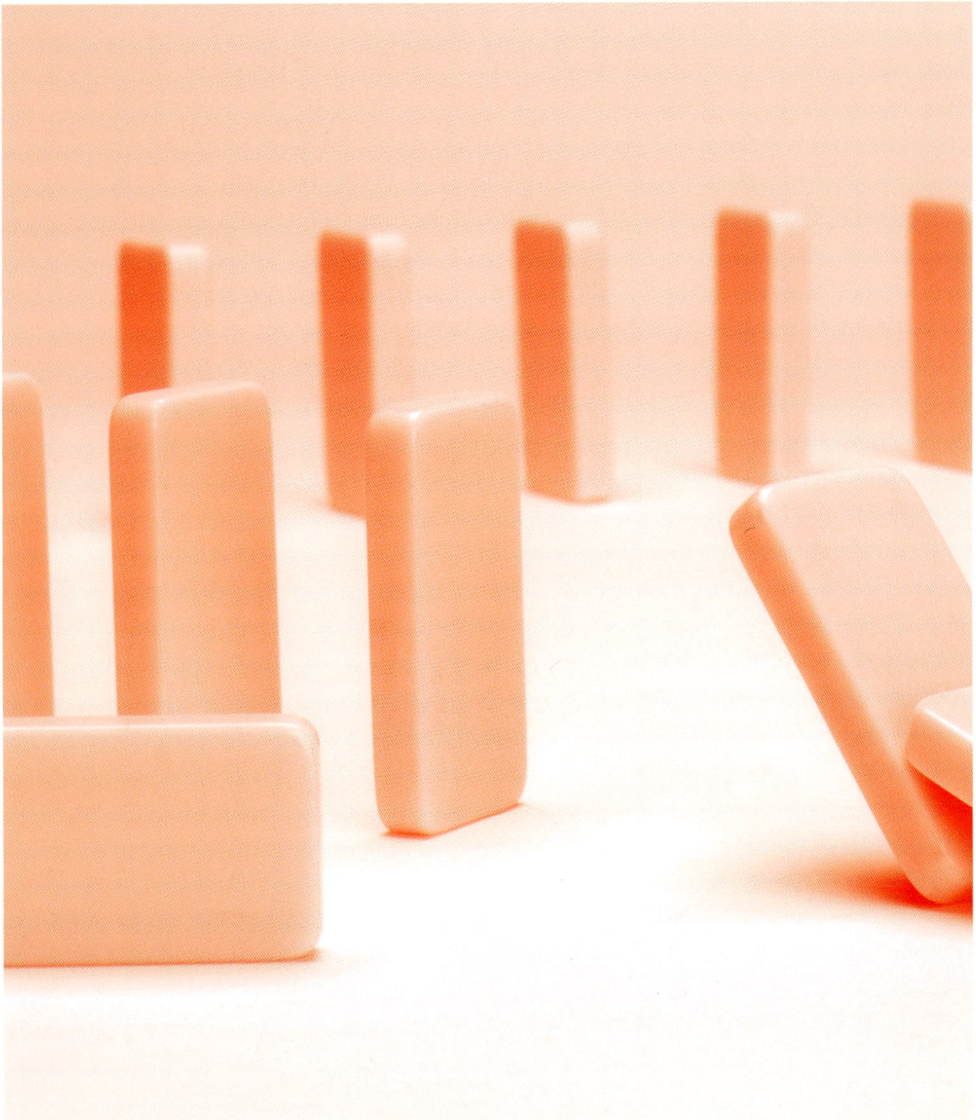

# Das Alarmschmerzprogramm funktioniert zuverlässig, aber wir täuschen es unabsichtlich

Aufgrund welcher Ereignisse wurde das Alarmschmerzprogramm in vielen Millionen Jahren immer perfekter eingestellt? Was passierte, damit der „Einbau" nötig wurde?

Unsere Ahnen haben sich immer sehr vielfältig bewegt. Wer das nachvollziehen möchte, studiert die Möglichkeiten des menschlichen Bewegungsapparates. Unsere fernen Vorfahren mussten perfekt klettern können, eine große Gewandtheit im schnellen Herumturnen in Bäumen besitzen, sich gegen Artgenossen oder auch natürliche Feinde verteidigen können, später – mehr und mehr auch am Boden – weite Entfernungen zurücklegen, Behausungen, Unterkünfte und Schutzvorrichtungen bauen, Werkzeuge, Waffen und viele alltagsnotwendige Dinge herstellen, Handwerker, Bauern, Züchter sein.

**Vor ungefähr 15.000 Jahren begann die Entwicklung von Handwerk und Beruf. Menschen spezialisierten sich, setzten mehr und mehr helfende Tierkräfte oder einfache Geräte ein. Kraft wurde ebenso gespart wie manche Bewegungen unnötig wurden. Trotzdem der Mensch sich mehr und mehr spezialisierte, war sein Bewegungsrepertoire bis zum Beginn der industriellen Revolution noch sehr vielfältig, der Einsatz von Muskelkraft noch vorherr-**

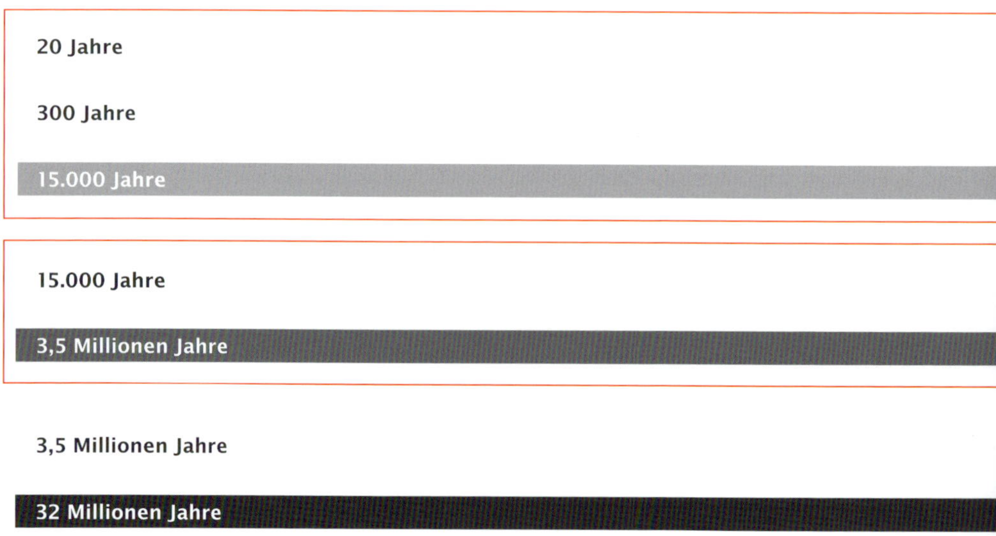


14

**schend.** Mit der industriellen Revolution aber veränderte sich das Bewegungsverhalten in der westlichen Welt drastisch. Und sehr viel einschneidender noch mit dem Beginn des Informationszeitalters, mit unserem heutigen Bildschirmarbeitsplatz.

Sind Sie damit einverstanden, dass wir auf Nummer sicher gehen und unter dem Spezialisierungsaspekt diesmal die letzten 15.000 Jahre mit den 32 Millionen vergleichen? Dabei dürfen wir aber nicht vergessen, dass wir eigentlich erst in den letzten 200 Jahren durch die industrielle Revolution die größten Veränderungen im Bewegungsverhalten erlebten. Wenn wir jetzt noch berücksichtigen, dass sich anschließend noch einmal mit dem vor ungefähr 30 Jahren begonnenen Informationszeitalter die „Unbewegtheit" geradezu drastisch vergrößerte, liefert uns das einen dritten Verhältnisaspekt.

15.000 Jahre sind rund 0,05 Prozent der 32 Millionen Jahre. 200 Jahre sind nur 0,0006 Prozent davon. Und 30 Jahre sind 0,000 0937 Prozent. Unser Alarmschmerzprogramm wurde also mindestens zu 99,95 Prozent (bei 15.000 Jahren) unter ganz bestimmten Bedingungen programmiert. Schon das ist deutlich genug. Die anderen beiden Zeiträume nähern diese Überlegungen den 100 Prozent an. Damit ergibt sich eine klare Tendenz: Wir Menschen haben uns in deutlich über 99 Prozent unserer Konstruktionszeit an ein völlig anderes Bewegungsspektrum angepasst.

Unsere Urahnen haben sich vor ungefähr 3,5 Millionen Jahren aufgerichtet. Fußabdrücke eines Affen, die ein ausgeprägtes

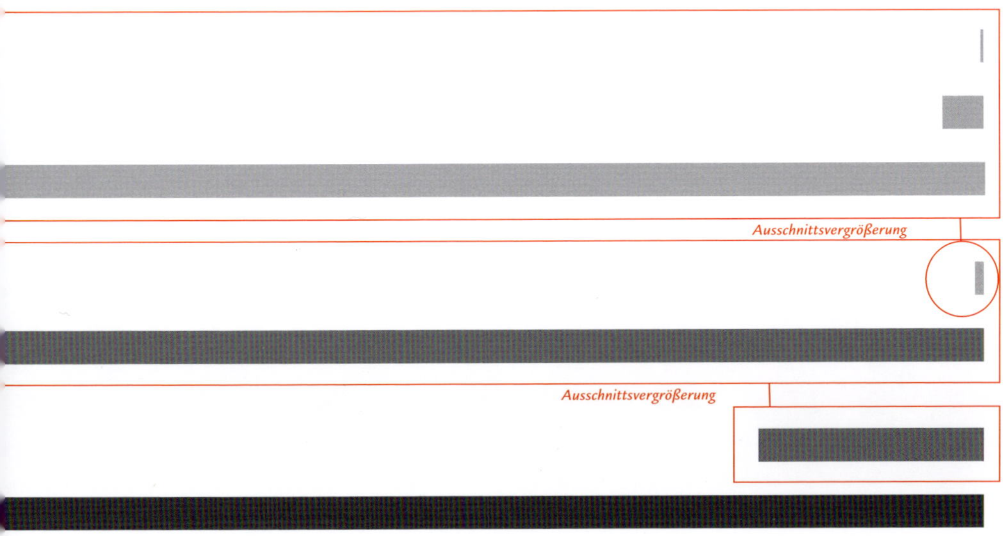

Fersenbein in versteinerter Vulkanasche zeigen, beweisen das. Wussten Sie, dass unsere Hüftgelenke selbst nach dieser langen Zeit noch nicht vollständig an den aufrechten Gang angepasst sind? Dass wir noch Reste der Kletterhüfte in uns haben? Dies ist übrigens der Grund, warum die Hüftgelenke unsere anfälligsten sind und wir deren „Antriebsmuskeln" optimal mit ihren genetisch notwendigen Bewegungsreizen versorgen müssen.

Die in diesen langen Zeiträumen zum Leben notwendigen Bewegungsanforderungen, die man kurz zusammengefasst als vielfältigste Bewegung bei maximaler Nutzung der Körperkraft beschreiben könnte, diese Anforderungen formten uns auf allen Funktionsebenen unseres Seins. Im Umkehrschluss bedeutet das: Unser Organismus funktioniert dann bestmöglich, wenn wir die Bewegungsreize bekommen, an die wir angepasst sind. Davon ist unser heutiger Durchschnittsalltag weit, weit entfernt. Keiner unserer Urahnen konnte es sich leisten, fünfmal in der Woche stundenlang am Tag auf einem Ast zu sitzen, keiner machte Fließbandarbeit mit einseitiger Bewegung, keiner spielte Tennis.

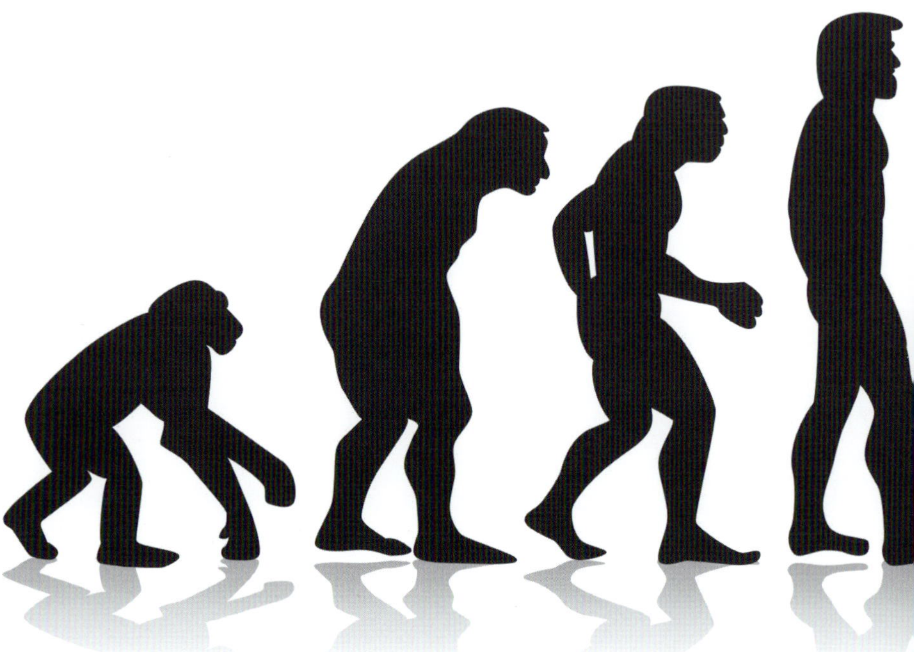

Die Tatsache, dass wir mit unserem Körper heute völlig anders umgehen, als das eigentlich vorgesehen war, birgt sehr viel Stoff zum Forschen. In unserem Falle bezüglich der unkontrolliert immer mehr ausufernden Schmerzsituation der Bevölkerung.

Warum führt das eigentlich perfekt entwickelte Alarmschmerzprogramm heute zu den ausufernden Schmerzen, unter denen Millionen von Menschen scheinbar sinnlos leiden? Diese Frage beantworten wir Ihnen im ausführlichen Teil dieses Kapitels.

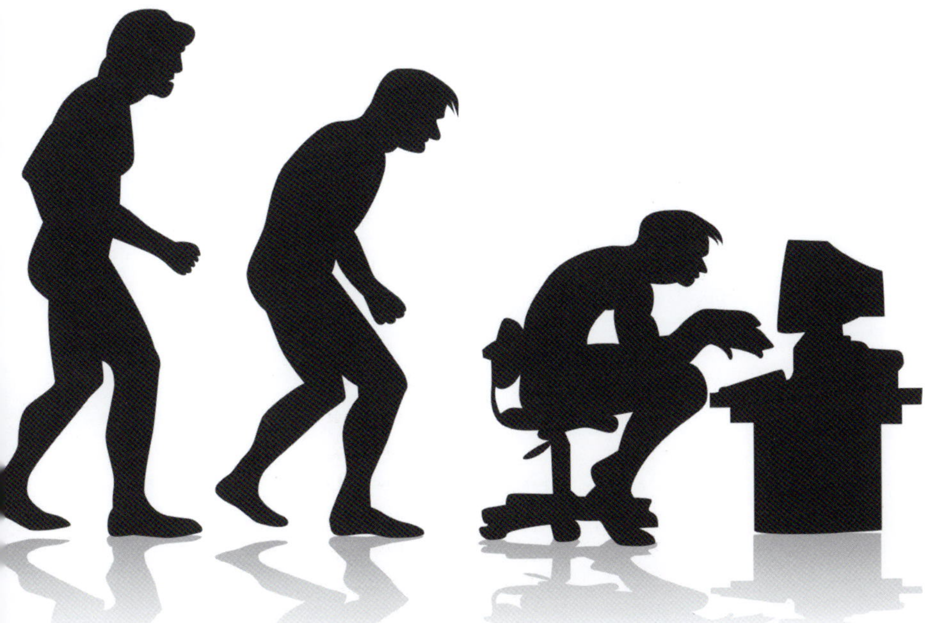

# Alarmschmerzen: Programmiert für bewegungsreiche Zeiten

Stellen Sie sich vor, ein Affe fällt vom Baum. Da er nicht mit Rücken und Hinterkopf auf dem Boden aufschlagen möchte, stützt er sich nach hinten, beziehungsweise unten ab. Da die Kräfte natürlich viel zu groß sind, knickt sein Handgelenk maximal in die Überstreckung.

Ein Mensch rutscht beim Laufen im Winter auf einer Eisfläche aus, die Füße fliegen nach vorne, er hat Angst, mit Rücken und Hinterkopf auf dem Boden aufzuschlagen und versucht sich instinktiv nach hinten unten abzustützen. Auch seine Hand wird extrem in die Überstreckung gerissen.
Wir hatten weiter vorne bei der Analyse des Hexenschusses bereits die Muskelspindeln erwähnt. Sie wurden von der Evolution zum Schutz des Muskels und der kraft-

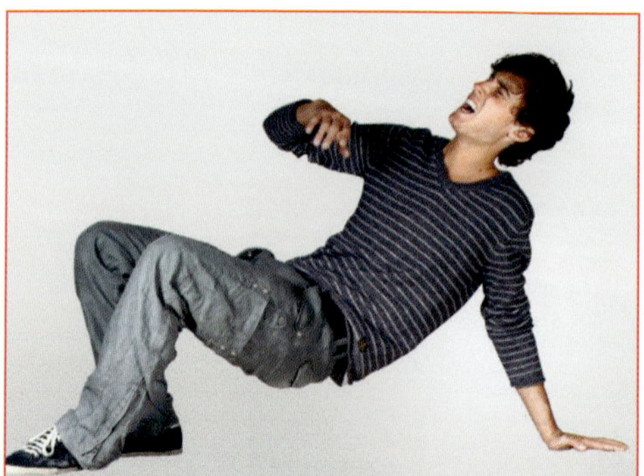

übertragenden Strukturen eingebaut. In diesen beiden oben geschilderten Unfällen, beim Menschen und beim Affen, reagieren die Muskelspindeln der auseinandergerissenen Handgelenk- und Fingerbeuger. Sie melden ans Zentralnervensystem: Alarm, die Fasern werden so schnell auseinandergezogen, dass wir Verletzungen befürchten, bitte Gegenmaßnahmen einleiten! Diese Gegenmaßnahmen bestehen aus einer reflektorischen Kontraktion, auseinandergerissenen Fasern. Es kommt zu einer Zerrung. Bei dieser Zerrung werden mehr oder weniger viele Fasern verletzt.

Solange der Schockzustand des Muskels anhält, so lange die nun eingeleitete Reparatur der verletzten Fasern andauert, so lange bleibt die schützende Verkürzung bestehen. Das eingebaute Alarmschmerzprogramm sorgt dafür, dass der verletzte Muskel nicht auseinandergezogen werden kann. Es projiziert den Alarmschmerz in die Streckmuskulatur des Handgelenks, also auf die Handrückenseite, dort, wo die Kraft aufgebaut würde, die verletzte Beugemuskulatur wieder auseinanderzuziehen. Die Hand des Verletzten nimmt dadurch automatisch eine Schonhaltung ein, die sogenannte Pfötchenstellung.

Dadurch erreicht der Alarmschmerz gleich zweierlei. Der verletzte Muskel wird nicht auseinandergezogen, er wird in seinem Reparatur- und Erholungsprozess nicht gestört. Und das Handgelenk, das durch den nachgebenden unwilligen Beuger fehl- oder überbelastet würde, bleibt von diesen schädigenden Bewegungen verschont.

Zusätzlich können natürlich noch Repa-

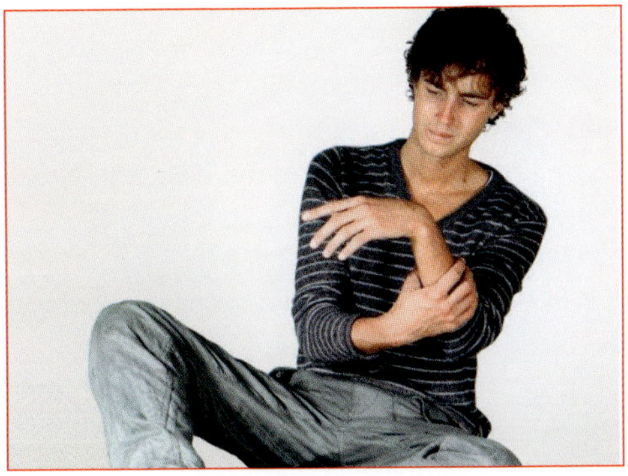

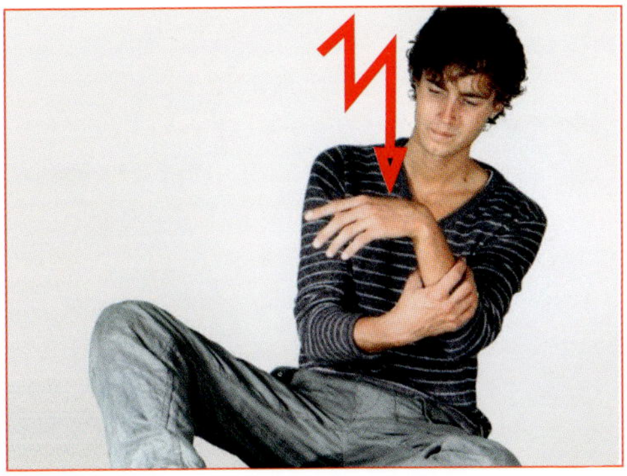

raturschmerzen verletzter Strukturen auftreten. Diese überlagern sich dann mit den projizierten Alarmschmerzen. Ist aufgrund von anderen Schmerzen in bestimmten Situationen das Projizieren von Alarmschmerzen überflüssig, verzichtet der Körper darauf.

Sowie sich der gezerrte Muskel erholt und wieder flexibles Nachgeben zulässt, klingt allmählich der Alarmschmerz ab. Irgendwann kann das Gelenk wieder völlig normal und schmerzfrei bewegt werden. Das funktioniert beim Affen genauso wie beim Menschen. Beide müssen es nicht verstehen, da sie von selbst auf die Stimme des Körpers oder des Inneren Arztes – den Schmerz – hören.

## Schöpfungsgeschichte oder Darwin?

Damit auch diejenigen unter Ihnen, die aufgrund ihrer Religion von der Abstammungslehre nach Darwin nicht so begeistert sind, keine Probleme bekommen, unseren Gedankengängen zu folgen, lassen Sie uns eine Übereinkunft treffen, damit wir alle von den gleichen Voraussetzungen ausgehen.

Wenn Darwin Recht hat, dann sind wir das vorläufige Endprodukt einer sehr langen Entwicklung, die sich in unterschiedlichen Linien von unterschiedlichen Ursprungsorten vollzogen hat. Diese Linien lassen sich heute von Evolutionsbiologen anhand genetischer Daten recht gut nachvollziehen.

Wenn wir uns über sehr lange Zeiträume entwickelt haben, dann passten wir uns in sehr langen Zeiträumen immer wieder durch genetische Sprünge bestmöglich an unsere Umwelt an. Manche Autoren sprechen von genetischen Unfällen. Wenn das so war, dann sind wir, verglichen mit dem neu auf den Markt gekommenen Automodell, der Inbegriff der Perfektion. Denn wenn sich durch Auslese immer wieder die menschlichen Entwicklungen durchsetzen konnten, die bestmöglich überlebten – kann es da nach diesen unvorstellbar langen Zeiträumen noch Systemfehler geben?

Und wenn die Religionen Recht haben und wir ein Ergebnis der Schöpfung sind, dann ist der ganze Gedankengang recht einfach: Wenn Gott uns erschaffen hat, dann sind wir fehlerfrei. Denn Gott macht keine Fehler.

Übrigens: Wäre nicht auch eine Kombination möglich? Unser Körper, unsere feststoffliche Struktur, gemäß Darwin – und die Entstehung unserer geistigen Fähigkeiten durch eine andere, vielleicht eine göttliche oder auch energetische Kraft?

Egal, welcher Gruppe Sie angehören: Wir denken, wir können voraussetzen, dass im „Modell Mensch" keine Systemfehler oder Unvollkommenheiten zu finden sind. Der Mensch ist auf all seinen Funktionsebenen perfekt konzipiert.

## Die Alarmschmerzen in der heutigen Zeit

Wie arbeiten sehr viele Menschen in der heutigen Zeit? Am Schreibtisch an der Tastatur beziehungsweise mit der Computermaus. Das tun sie mehrere Stunden an fünf oder mehr Tagen pro Woche. Wenn sie 100 Anschläge pro Minute schreiben, dann bewegen sie bei ungefähr 8 Gramm pro Anschlag pro Arbeitswoche schon fast 1.000 Kilogramm, das ist eine Tonne! Bei möglichen 200 bis 400 Anschlägen pro Minute sogar 2 bis 4 Tonnen!



Realisiert man diese Zahlen und wie sie zustande kommen, dann überrascht es eigentlich, dass nicht noch viel mehr Menschen an Handgelenkschmerzen, Tennisellenbogen, Golfellenbogen, Überbeinen, Karpaltunnelsyndrom oder Sehnenscheidenentzündung leiden. Vergegenwärtigen Sie sich, dass sich in dieser nur einen Woche 120.000! Restkontraktionen in der Beugemuskulatur aufsummiert haben. Wen wundert es da, dass in der Beugemuskulatur massive Verkürzungen aufgebaut werden?

Diese Verkürzungen hemmen die Streckbewegung des Handgelenks und der Finger immer mehr. Überreizungen in den überforderten Sehnen und deren Führungen bauen sich auf, die Spannung rund ums Handgelenk nimmt immer mehr zu. Den Muskel-Faszien-Verlauf, der sich von der Außenseite des Ellenbogens bis zur Innenseite zieht, nennt man in der Technik eine Zuggurtung. Die in ihr aufgebaute Spannung wird immer größer. Irgendwann wird der Alarmschmerz geschaltet, der die Überlastung der gereizten Sehnen und des Handgelenks vermeiden soll.

Die Betroffenen versuchen, das Problem mit Salben, Schmerzmitteln und entzündungshemmenden Mitteln in den Griff zu bekommen. Da diese Vorgehensweisen aber nicht im Entferntesten etwas mit dem Zustandekommen des Alarmschmerzes zu tun haben, fruchten sie nicht. Auch das vorübergehende Stilllegen des Handgelenks mittels Bandagen, Schienen oder Gips kann das Problem langfristig nicht lösen. Es kann im Gegenteil sogar zu Verschlimmerungen kommen.

Das Problem dieser Überlastung ist inzwischen so weit verbreitet, dass findige Menschen sich Abhilfe ausgedacht haben. Es gibt Unterlagen zum Auflegen der Handgelenke. Diese können tatsächlich eine Weile das Empfinden verbessern, bevor die Schmerzen dann erneut mit größerer Wucht als zuvor zuschlagen. Das liegt daran, dass durch die Auflage lediglich der Arbeitswinkel des Handgelenks in Richtung Beugung verändert wird, wodurch eine Weile „mehr Platz" ist. Doch dann wird durch die sich weiter aufsummierenden Verkürzungen alles „wieder eng". Zum Glück gibt es inzwischen aber auch erhöhte Positionen der Tastatur und der Maus. Dadurch verschiebt sich der Arbeitswinkel in Richtung Streckung des Handgelenkes. Dies hilft und ist ein Schritt in die richtige Richtung, weil dabei während des Arbeitens wieder mehr Muskellänge für die Beuger hergestellt wird.

## Unfall und Training: Gleiche Auswirkung und doch nicht dasselbe

Lassen Sie uns nun beide Geschehen vergleichen. Beim Sturz als auch beim Computerjob entwickeln sich Unnachgiebigkeiten und Überreizungen im Bereich der Beugemuskulatur. Diese führen dazu, dass – wenn notwendig, um das Gelenk und die Struktur zu schützen – ein Alarmschmerz projiziert wird. Durch diesen Alarmschmerz wird die Bewegung gehemmt. So wird die Beugemuskulatur, die nicht nachgeben möchte, auch nicht von der Streckmuskulatur auseinandergezogen. Dies ist in beiden Situationen das gleiche.

Es gibt aber zwischen beiden Situationen auch einen wichtigen Unterschied. Dieser besteht darin, dass beim Sturz des Affen und auch des Menschen die Beugemuskulatur des Handgelenks und der Finger vorher in einem funktionell guten Zustand waren. Zumindest setzen wir beim Menschen voraus, dass er vorher noch keine Schmerzen oder anderen Beeinträchtigungen hatte. Affe und Mensch, die diesen Zustand in den Unfall einbringen, haben also zuvor ein Bewegungsverhalten gehabt, das einen gesunden funktionellen Muskelzustand hervorbrachte. Dieses Bewegungsverhalten ist ihre Gewohnheit, die sie natürlich auch nach dem Unfall weiterleben möchten. Zunächst ist das aber sehr schmerzhaft und deswegen nicht möglich. Trotzdem versuchen sie es täglich, gehen also immer wieder an die Grenze ihrer Bewegung im Handgelenk. Sowie der verletzte Muskel sich erholt, können sie mehr und mehr wieder ihr gewohntes, normales Bewegungsverhalten ausführen. Irgendwann ist dann wieder ihre volle gewohnte Beweglichkeit da. Der Alarmschmerz hat dazu geführt, dass die verletzte Struktur immer nur so weit belastet wurde, wie der Körper es guthieß.

Beim Betroffenen, der am Computer arbeitet, führt der Alarmschmerz natürlich ebenfalls dazu, dass die Bewegung vermieden wird. Denn: „Man hört ja auf seinen Schmerz“. Die verkürzten Beuger werden durch den Alarmschmerz daran gehindert, in das verlängernde Nachgeben zu gehen. Dadurch wird das Gelenk, insbesondere der Knorpel, geschont.

**Zu was führt in diesem Fall der Alarmschmerz? Dazu, dass die durch das Tippen eintrainierte Verkürzung beibehalten wird und sich immer mehr verfestigt.**

Wie konnte es zu der Verkürzung durch das Tippen überhaupt kommen? Weil andere, ausgleichende Bewegungen im Alltag dieses Menschen offensichtlich gefehlt haben. Was bedeutet das? Dass dieser Mensch, auch nach Eintritt der Verkürzung, aller Wahrscheinlichkeit nach nicht immer wieder „an die Grenzen dieser Verkürzung anklopfen“ wird. Was bedeutet das für die Verkürzung? Dass sie immer mehr fixiert wird, immer mehr ins muskuläre Programm eintrainiert wird und außer zufälligen „ausgleichenden“ Bewegungen keine planvolle „Gegen-Nutzung“ stattfindet, die die Situation irgendwie positiv lösen könnte.

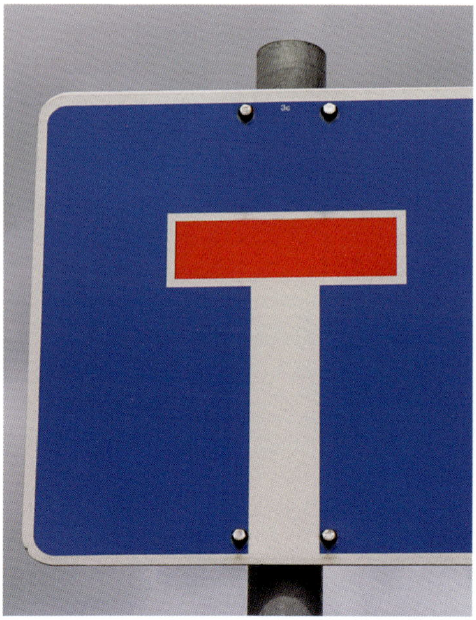

14

**Die bittere Erkenntnis: Heute führt uns der Alarmschmerz in eine Sackgasse**

Das große Problem heute besteht darin, dass die weit überwiegende Anzahl von Schmerzzuständen nichts mit einem Unfallgeschehen zu tun hat. Bei den meisten Schmerzgeplagten fangen die Schmerzen irgendwann, aus nicht nachvollziehbaren Gründen, an und werden immer schlimmer. Durch langes einseitiges Bewegen entstehen meist Verkürzungen. Das Alarmschmerzprogramm ist aber genetisch an diese muskulären Fehlprogrammierungen nicht angepasst. Da es diese Überlastungssituation in der Evolution nicht gab, konnte der Körper dafür keine Schutzmechanismen entwickeln. Deshalb kann das Alarmschmerzprogramm diese beiden Situationen auch nicht unterscheiden. Es reagiert auf die Verkürzung so, wie sich das in vielen Millionen Jahren immer wieder bewährte. Dies ist der Grund dafür, dass Schmerzen uns heutzutage so sinnlos leiden lassen. Der Körper schreit immer lauter, weil die Situation sich immer weiter verschlimmert. Deshalb wirken irgendwann auch keine Schmerzmittel mehr. Das Alarmschmerzprogramm ist so effektiv angelegt, dass es sich zum Schutz des Menschen nicht unterdrücken lässt.

## Die einzige ursächliche Lösung: Wir müssen die Evolution unterstützen

Deswegen haben wir heute nur zwei Möglichkeiten, mit diesem Problem umzugehen. Die eine wird schon beschritten und stellt für diejenigen, die diese Zusammenhänge nicht kennen, auch die einzige dar: Den Schmerz zu unterdrücken, ohne zu verstehen, was passiert, die deswegen auftretenden Schädigungen – Symptome – so gut es geht zu reparieren und mehr und mehr künstliche Gelenke und andere Strukturen einzusetzen.
Die andere Möglichkeit ist die, die wir mit der Schmerztherapie und der Bewegungslehre nach Liebscher & Bracht beschreiten. Wir werden uns intensivst bemühen, möglichst vielen Menschen aus dieser Sackgasse herauszuhelfen, indem wir dieses Wissen so weit wie nur möglich verbreiten.

### Das Alarmschmerzsystem: Perfekt für viele Millionen Jahre

Unser Schmerzwarnsystem ist ein hoch spezialisiertes Instrument, das nur eine Aufgabe hatte und heute noch hat: den Schutz, die Unversehrtheit unseres Bewegungsapparates unter allen Umständen zu gewährleisten. Insbesondere unseren Gelenken und der Wirbelsäule durfte nichts passieren, da unsere Überlebenschancen sofort gesunken wären.
Aber was musste passieren, dass Antagonisten nur schwer nachgaben, dass sie unflexibel waren?

Die einzige Gelegenheit, bei der das in den 99,97 Prozent unserer bewegungsintensiven und bewegungsvielfältigen Entwicklungsgeschichte passieren konnte, waren Unfälle, Stürze, Überlastungen im Kampf und ähnliche Vorkommnisse. Was geschah in diesen Situationen mit der Struktur? Es gab vor allem Zerrungen, Muskelanrisse und -abrisse, Bänder- oder Sehnenanrisse und -abrisse sowie Knochenbrüche.

So wurden im Bewegungsapparat verschiedenste Vorkehrungen getroffen, um verletzte Strukturen zu schützen. Viele davon funktionieren über den herkömmlichen Weg, vergleichbar einer Festnetztelefonverbindung: Schmerzrezeptoren in der Sehne, in den Bändern oder der Knochenhaut melden über diesen Weg Verletzungsschmerzen. Parallel dazu gibt es aber unser Alarmschmerzprogramm, dessen Informationserfassung zwar ebenfalls über das Festnetzsystem läuft; der Alarmschmerz aber benutzt – um bei dem Vergleich zu bleiben – sozusagen das Mobilfunksystem des Körpers und projiziert den Schmerz wie ein Gefühl dorthin, wo er seine Funktion erfüllen soll. Also meistens in den Agonisten, den aktiven Muskel, wie wir weiter oben besprochen haben.

In dem Moment, in dem sich unser Urahn bei einem dieser Unfälle einen Muskel zerrte, sorgten die Muskelspindeln dafür, dass dieser Muskel in eine Erholungskontraktion ging. „Lasst mich in Ruhe, ich will mich zusammenrollen, bis ich mich wieder erholt habe", würde er sagen. Dadurch, dass er nachgebeunwillig war, wurde diese Gegenspannung direkt gemeldet und der Körper selbst entschied, einen Alarmschmerz in den Gegenspieler des durch die Zerrung überbeanspruchten Muskels zu schicken, damit er sich weiter ungestört erholen konnte. Gleichzeitig wurde das Gelenk geschont, das bei Aktivierungen des Agonisten, trotz der Gegenkraft des gezerrten Antagonisten, in Mitleidenschaft gezogen worden wäre.

Sowie der Muskel sich von der Zerrung erholte, ließ der Widerstand gegen das Nachgeben wieder nach und damit auch der Alarmschmerz. Irgendwann war die Normalsituation wiederhergestellt. Durch den Alarmschmerz wurde der gezerrte Muskel so lange geschont, wie es für seine vollständige Erholung notwendig war.

## Es trifft uns doppelt: Warum harmlose Belastungen schlimme Folgen haben

Wir haben eben bei unseren Überlegungen den Unfall besprochen, der sich unter funktioneller Muskulatur ereignet, sowie die Fehlprogrammierung, die zur krankhaft verkürzten Muskulatur führt. Doch was passiert, wenn Muskeln über Jahre hinweg einseitig trainiert werden oder ganz aus dem Bewegungsrepertoire eines Menschen herausgefallen sind? Wenn sie also schon längere Zeit gestresst in Fehlprogrammen laufen und in dieser Situation ein Unfall mit strukturellen Überforderungen eintritt?

14

Dies ist die Situation, die wir heute bei den meisten Stürzen oder sonstigen plötzlichen Belastungen haben: Menschen setzen ihre fehltrainierte Muskulatur ungewollt oder sogar beabsichtigt plötzlichen Belastungen aus, die normalerweise völlig unproblematisch wären. Nur aufgrund des schlechten muskulären Zustands führt das zu Zerrungen, Muskelfaserrissen, Sehnenanrissen oder gar -abrissen, Bänderschäden oder Bandscheibenverletzungen. Denn die antagonistischen Gegenspannung setzt Kräfte frei, die ansonsten nicht auftreten würden.

Beim Hexenschuss beispielsweise kommt es ja nur zum Schmerzgeschehen, weil die Frontmuskulatur aufgrund ihrer Unnachgiebigkeit und Gestresstheit überfordert wird. Es kann im Übrigen durchaus passieren, dass es beim schnellen Aufrichten zu einer Bandscheibenschädigung kommt, die dann im Nachhinein für das Schmerzgeschehen verantwortlich gemacht wird. Man verwechselt dann sozusagen Ursache und Wirkung. So passieren auch die zunehmenden Achillessehnenabrisse bei eigentlich völlig harmlosen Anlässen wie dem Anschieben eines Autos. Auch Fußballspieler können ein Lied davon singen. Immer wieder leiden sie an Muskelfaserrissen, die sehr einfach zu vermeiden wären. Neuerdings hört man sogar von einer so genannten Schambeinentzündung, die durch nichts anderes zustande kommt als durch eine völlig gestresste und überforderte Bauchmuskulatur - und die mit einfachsten Mitteln zu beseitigen wäre.

Wir sind überzeugt davon, dass ein Mensch, der eine in unserem Sinne gut trainierte Muskulatur hat, viel weniger anfällig für Verletzungen bei Unfällen oder plötzlichen Belastungen ist. Abgesehen davon hat dieser Mensch weder Schmerzen noch Gelenk- und Wirbelsäulenverschleiß.

## Resümee

Das perfekt installierte Alarmschmerzprogramm, das uns und die Strukturen unseres Bewegungssystems schützen soll, ist in einer Zeit genetisch programmiert worden, in der sich unsere Urahnen vollständig bewegten. Im Umkehrschluss können wir sagen: Bei uns wurde nichts eingebaut, was nicht zu benutzen ist. Denn das wäre zwecks fehlender Notwendigkeit niemals eingebaut worden. Das Alarmschmerzprogramm entstand also in einem über viele Millionen Jahre definierten, relativ gleich bleibenden Bezugssystem: Umweltanforderungen mit den entsprechenden Bewegungsanforderungen. Dieses Bezugssystem hat sich in neuester Zeit so schnell und so grundlegend geändert, dass die genetische Anpassung nicht mal ansatzweise mit diesem Tempo der Veränderung mithalten konnte. Das Alarmschmerzprogramm nimmt seine überlebenswichtige Aufgabe immer noch war. Es leitet uns aber in der heutigen Lebensweise fehl, wodurch es zu unverstandenem Leiden kommt. Dieses sinnlose Leiden kann ursächlich nur durch die hier entworfenen Vorgehensweisen beendet werden. Durch den Einsatz unseres Wissens um die Zusammenhänge können wir allen Schmerzleidenden helfen.

# Viele Einflüsse können Schmerzen auslösen, viele Maßnahmen Schmerzen lindern

Viele an Schmerzen Leidende wissen aus eigener Erfahrung, dass die unterschiedlichsten Einflüsse ihre Schmerzen verstärken können. Manchmal können sie diese unzweifelhaft erkennen, weil sie so offensichtlich sind. Oft sind es aber eher vage Vermutungen, denen sie aber nicht konsequent nachgehen. Denn die herkömmliche Auffassung akzeptiert fast nur greifbare Schädigungen als Auslöser.

Die einzige Ausnahme bilden psychische Auslöser. Vermutlich weil diese Zusammenhänge sich so deutlich äußern, werden sie allgemein akzeptiert. Warum aber Stress Kopfschmerzen verursacht, warum die Überforderung im Büro oder in der Familie zu Rückenschmerzen führt, das kann niemand so richtig begründen.

Auch ist für die meisten nicht befriedigend erklärbar, warum eine Gesprächstherapie Schmerzen lindern kann, auch wenn diese Schmerzen im Vorfeld klar als Spannungsschmerzen der Muskulatur erkannt werden. Es wird also mehr oder weniger bewusst wahrgenommen, dass es da Einflüsse gibt; es fehlt aber, diese Zusammenhänge konsequent nachzuvollziehen und sie systematisch in eine Theorie einzuordnen.

Den Therapeuten geht es ähnlich. Sie hören die Vermutungen ihrer Schmerzpatienten, können diese aber, ob es sich dabei nun um schmerzverstärkende oder schmerzlindernde Einflussgrößen handelt, nicht objektivieren. Da der theoretische Hintergrund fehlt, der ihnen diese Systematik liefern würde, sind sie – je nach persönlicher Einschätzung – mehr oder weniger offen dafür. Manche ermuntern ihre Patienten, die Zusammenhänge aufzuspüren, manche reden sie ihnen aus. Andere amüsieren sich sogar darüber. Bevor die Diagnose „Fibromyalgie“ ins Leben gerufen wurde, die ein Auffangbecken ist für alle Schmerzen, für die man keine Erklärung fand, mussten psychische Auslöser als letzte Erklärungsmöglichkeit herhalten. Eben weil die Zusammenhänge nicht beweisbar, aber auch nicht abstreitbar waren.

Lassen Sie uns nun logisch nachvollziehen, warum auch andere Einflussgrößen als der muskuläre Trainingszustand schmerzlindernd oder schmerzverstärkend wirken. Und wie das zu unserer bis jetzt erarbeiteten Theorie passt.

# EINFLÜSSE

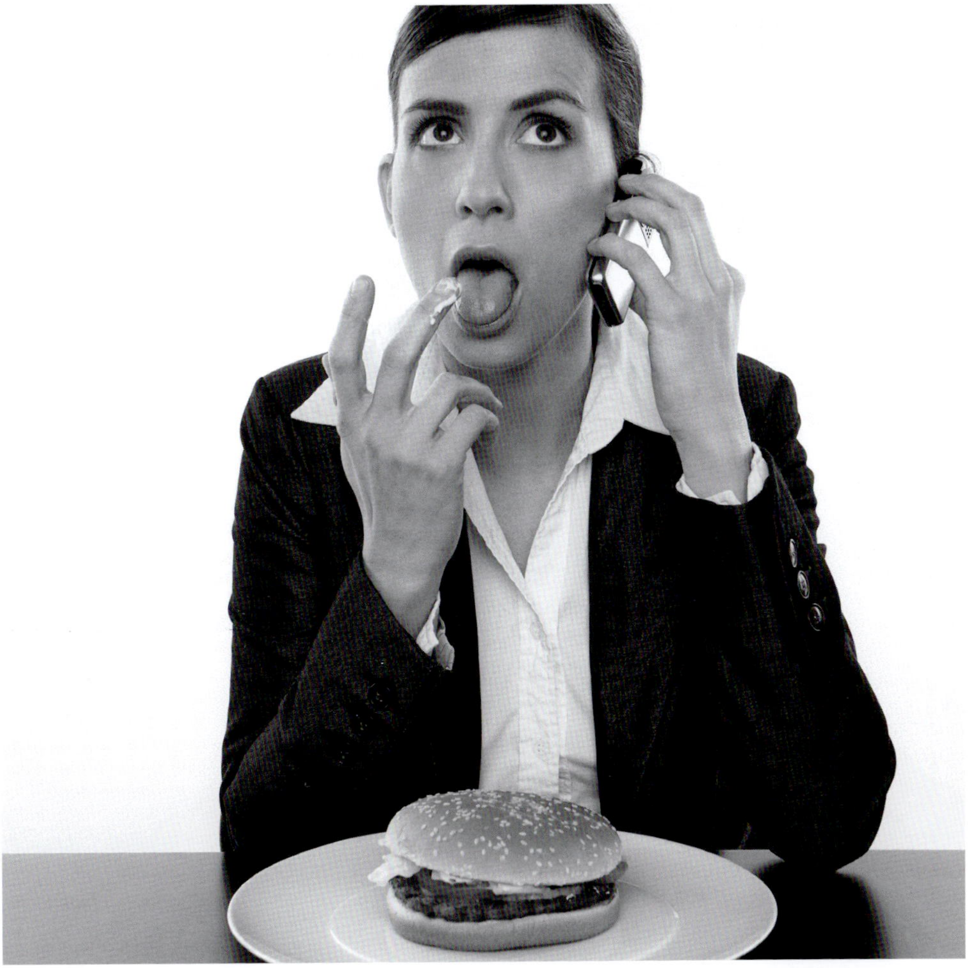

15

# Welche muskelunabhängigen Einflussgrößen auf Schmerzen könnte es geben?

Gemäß der von uns entwickelten natürlichen Gesundheitstherapie gibt es fünf Parameter, wir nennen sie LifeFactors, die den Zustand des Menschen bestimmen.

- **Die Erbfaktoren:** Sie sind die Basis unseres stofflichen und psychischen Gesundheitszustands. Sie enthalten die individuellen Vererbungsmuster als Grundlage unseres Stoffwechselgeschehens und psychischen Grundstrukturen. In einer erweiterten Betrachtung zählen wir auch die Seeleneigenschaften hinzu. Schon während der Schwangerschaft, in voller Form nach der Geburt, entfalten die vier anderen Parameter ihren Einfluss auf unseren Gesundheitszustand.
- **Die Bewegung:** Darunter verstehen wir alle körperlichen Aktivitäten, die der Mensch leistet, inklusive der Atemaktivität. Wir unterscheiden dabei die Quantität der Bewegung und die Qualität der Bewegung.
- **Die Ernährung:** Sie enthält all das, was wir aufnehmen. Essen und Trinken in jeder Form, Tabak, Arzneimittel, Drogen (inklusive injizierte oder durch die Nase aufgenommene).
- **Die Psyche:** Das sind alle Einflussgrößen, die auf mentaler, energetischer und psychologischer Ebene auf unseren Gesundheitszustand einwirken.
- **Die Umwelt:** Alle Einflussgrößen, die durch die Anwesenheit an bestimmten Orten auf uns einwirken. Die durch Nahrung aufgenommenen Umweltgifte zählen zum Faktor Ernährung, psychische Einflussnahmen zum Faktor Psyche.

Mehr als diese vier Faktoren, die über den Erbfaktor hinaus auf uns Einfluss nehmen, gibt es nicht. Natürlich bildet der Erbfaktor die zugrunde liegende genetische Situation ab. Durch ihn ist man mehr oder weniger anfällig auf bestimmten Funktionsebenen. Da wir auf ihn aber keinen direkten Einfluss nehmen können und er uns nicht daran hindert, über 90 Prozent der heute verbreiteten Schmerzzustände auf 0–30 Prozent Restschmerz reduzieren zu können, ist er bei dieser Betrachtung nicht ausschlaggebend.

Wenn es Einflussgrößen auf die Schmerzen gibt, die unabhängig vom Trainingszustand, also dem individuellen Bewegungsmuster, sind, dann müssen sie in den Faktoren Ernährung, Umwelt und Psyche enthalten sein.

**Lassen Sie uns untersuchen, welchen Einfluss diese drei übrigen Faktoren haben.**

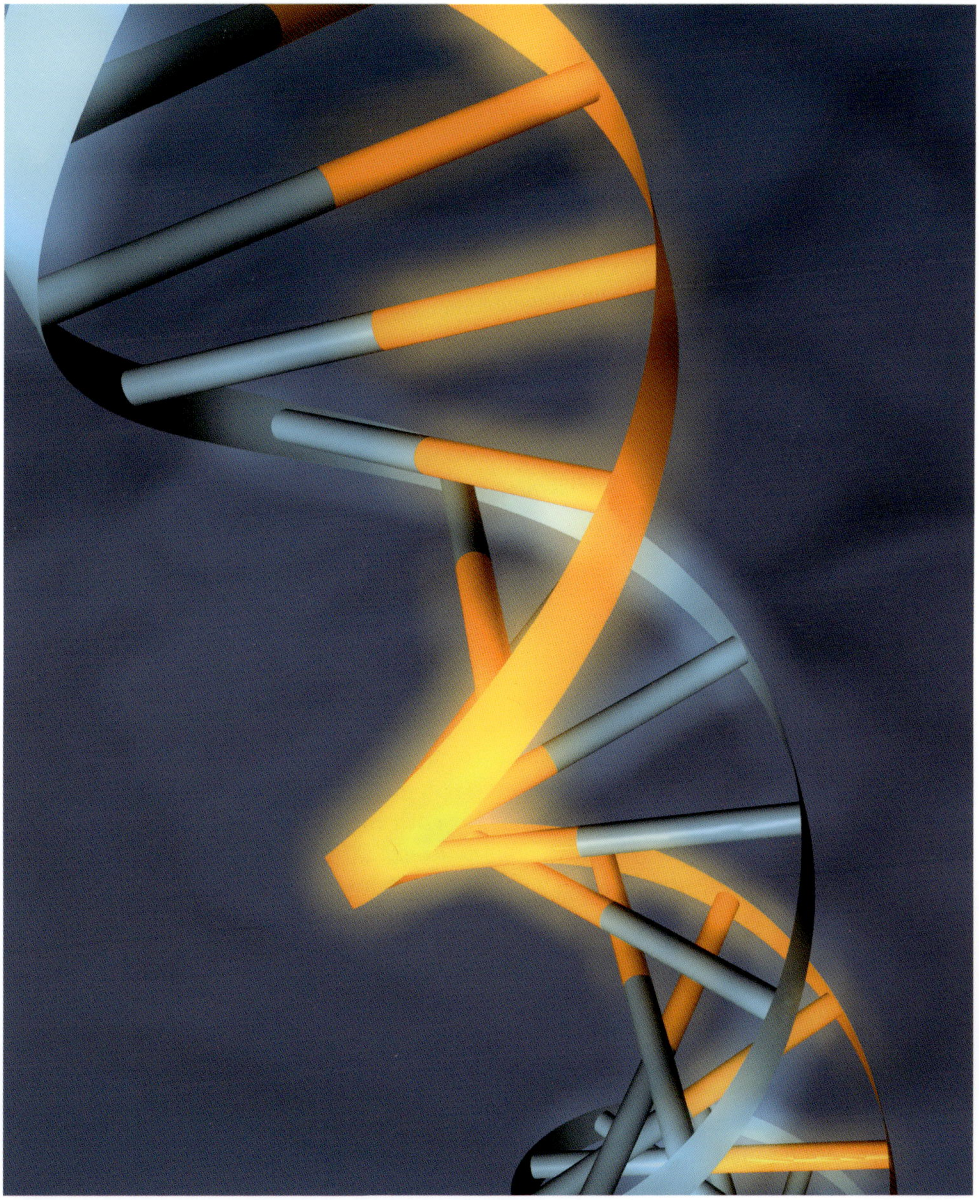

# Die muskelunabhängigen Einflussgrößen auf Schmerzen

## Auswirkungen der Ernährung auf Schmerzen:

Es ist naheliegend, davon auszugehen, dass „gesunde Ernährung" Schmerzen mindert und „schädliche Ernährung" dieselben verschlimmert. Wie hängt das zusammen?

Dazu ist zunächst zu definieren, was gesunde oder schädliche Ernährung überhaupt ist. Mit Ernährungsmedizin beschäftigen wir uns nun seit 25 Jahren. In dieser langen Zeit haben sich unbestreitbare Zusammenhänge herauskristallisiert. Es gibt neben der individuellen Reaktion auf unterschiedliche Nahrungsmittel einige Fakten, die für alle gelten. Es kann sein, dass bei unterschiedlichen Reaktionen Eigenschaften wie Blutgruppen oder Stoffwechseltypen eine Rolle spielen. In unserer Gesundheitstherapie bevorzugen wir aber immer die genaue Untersuchung der individuellen Situation.



Lassen Sie uns einen grundlegenden Gedanken anstellen. Wir sprachen im Zusammenhang mit der Bewegung des Menschen über die Entwicklung seines Bewegungsmusters und dem seiner Urahnen über sehr lange Zeiträume. Wir stellten fest, dass er sich über 30 Millionen Jahre lang völlig anders bewegte als heute. Diese Überlegung kann man auch gut auf unsere Ernährungsgewohnheiten anwenden. Was aßen wir in diesem langen Zeitraum? Zum Großteil das, was die Natur uns anbot: Früchte, Pflanzen, Pilze, Nüsse und Wurzeln. Auch stark schwankende Mengen an tierischen Eiweißen, die aber nie großen Raum einnahmen. Das zeigt der Aufbau unseres Verdauungstraktes, der für reine Fleischesser zu lang ist, da es durch die Fäulnisprozesse vor allem bei großen Mengen zu schleichend krankmachenden Rückvergiftungen kommen kann. Dass sich zu große Mengen an tierischen Eiweißen schädlich auswirken, beweist auch die Forschung von Professor Lothar Wendt, der schon in den fünfziger Jahren an der Frankfurter Universität die Eiweißspeicherkrankheit nachweisen konnte.

Doch das führt in diesem Zusammenhang zu weit. Wichtig ist zu verstehen, dass unser Körper viele Stoffe in unserer heutigen Ernährung nicht kennt, weil er in der Evolution nicht in Kontakt mit ihnen kam. Genetisch nicht an sie angepasst, wertet er so bestimmte Stoffe als Angreifer. Das Schöne daran ist, dass man diese Reaktion nachvollziehen kann. In der Medizin ist sie als Leukozytose bekannt. Nach der Nahrungsaufnahme kommt es zu einem Anstieg der weißen Blutkörperchen. Die fungieren als Körper-Polizei, die kontrolliert, ob auch niemand eingedrungen ist, der Böses im Schilde führt oder nicht einschätzbar ist. Interessant zu wissen ist, dass die Vermehrung der Leukozyten nicht generell gleich abläuft, sondern abhängig ist von der Art der Nahrung, die wir zu uns nehmen. Je schädigender diese für uns ist, desto höher ist der Anstieg. Parallel zu dieser Leukozytose kommt es zu einem Anstieg der Herzfrequenz. Auch dieser Anstieg fällt umso höher aus, je schädlicher die Nahrung ist. Parallel zu diesen beiden Veränderungen findet auch eine allgemeine Tonus-Erhöhung statt, die alle Muskeln des Körpers betrifft. Die der Skelettmuskeln ebenso wie die der Gefäße und Hohlorgane und des Herzens.

Erinnern wir uns an die Darstellung des Gelenks. An die Zeichnung, auf der wir die Widerstandskraft des Antagonisten eingezeichnet hatten. Wenn eine allgemeine Tonuserhöhung eintritt, dann wird der Antagonist von ihr genauso betroffen. Dadurch steigt seine Widerstandsspannung, die Flexibilität wird heruntergesetzt und der im Agonisten projizierte Alarmschmerz steigt an.
Liegt eine muskuläre Grundspannung vor, die schon erhöht ist, und wir ernähren uns aber gesund, führt das zu einer Absenkung dieser Grundspannung, von der der Antagonist ebenso profitiert. Er wird flexibler und kann leichter nachgeben, was den Alarmschmerz reduziert.

Vor vielen Jahren, als wir zum ersten Mal bewusst wahrnahmen, dass Schmerzpatienten, vor allem Rückenschmerz- und Migränepatienten, durch eine individuelle Ernährungsumstellung ihre Schmerzen reduzieren konnten, waren uns diese Zusammenhänge noch nicht klar. Vor allem bei Migräne, bei der ja auch schulmedizinisch mit Druckerhöhungen im Kopfbereich argumentiert wird, erklärt die nachlassende Gefäßspannung den Effekt zusätzlich.

## Ein ungeplanter, daher umso eindrucksvollerer Eigenversuch

Schon vor vielen Jahren war mir klar, dass wir unseren Konsum an tierischen Eiweißen reduzieren, vielleicht ganz einstellen sollten. Roland, der am liebsten alles nur ganz oder gar nicht macht, hatte mal wieder ungefähr drei Monate lang weder Fleisch noch Fisch noch Wurst gegessen. Milchprodukte wie Joghurt und Quark aßen wir zu diesem Zeitpunkt sowieso schon nicht mehr. Die einzigen tierischen Eiweiße, die er zu sich nahm, bestanden aus geringen Mengen an Käse und Eiern. Es ging wie schon oft um seine Tests der Zusammenhänge zwischen seiner körperlichen und geistigen Leistungsfähigkeit und dem Verzehr von tierischen Eiweißen.
Da seine Eltern in der Rhön wohnen, hielten wir uns mit den Kindern öfters an Wochenenden dort auf. So auch wieder an jenem Wochenende. Freunde von uns feierten Geburtstag und hatten zur Grillparty eingeladen. Was gibt es auf Grillfesten in der Rhön? Steaks, Würstchen und Brot. Roland hatte an diesem Wochenende offensichtlich genug vom Fleischverzicht und aß am Samstagabend und am Sonntagmittag ziemliche Mengen an Steaks und Grillwürstchen. Als wir dann am Sonntagabend, kurz

bevor wir wieder zurück nach Frankfurt fuhren, noch bei seinen Eltern zu Abend aßen, konnte er sich auch einige Brote mit der wirklich lecker schmeckenden, geräucherten Rhöner Bauernwurst nicht verkneifen.

Jeden Morgen stand er damals in unserem Frankfurter Haus im Trainingskeller, den er sich eingerichtet hatte, um private Schüler zu unterrichten, und übte seine Kampfkunstformen, bestimmte Bewegungsabläufe, die langsam und mit viel Konzentration ausgeführt werden. An diesem Montagmorgen saß ich währenddessen schon im Sprechzimmer meiner Praxis, die im Erdgeschoss des Hauses war. Plötzlich klopfte es. Ich war unwillig, da ich, wenn Patienten bei mir sind, eigentlich nicht gestört werden möchte. Roland kam herein und erzählte mit dem Einverständnis des Patienten, was er erlebt hatte.

Er begann wie jeden Morgen unter der Woche mit seinen Bewegungsformen. Vielleicht sollte ich noch erwähnen, dass bei diesen Bewegungsabläufen sehr feinmotorisch gearbeitet wird und in bestimmten Positionen auch bis an die Bewegungsgrenze gegangen wird. Schon gleich nachdem er begonnen hatte, bemerkte er, dass er sich bei den Bewegungen fühlte, als „sei er wie Max und Moritz in den Brotteig eingebacken“! Die Bewegungen fühlten sich schwergängig an, er erreichte bestimmte Positionen gar nicht und kam sich vor wie in Bandagen gewickelt. Zuerst dachte er, er sei krank und hätte einen beginnenden Infekt, da man sich dabei ja auch so „schwergängig“ fühlt. Aber dann realisierte er, dass seine Muskeln einfach nicht nachgaben. Er war völlig geschockt, machte seine Form, die er normalerweise dreimal machte, an diesem Morgen 50(!) Mal, bis er das Gefühl hatte, sich wieder einigermaßen bewegen zu können.

Seit diesem Vorfall ist die Erhöhung der muskulären Grundspannung durch tierische Eiweiße für uns keine Theorie mehr. Kurze Zeit später wurden wir Vegetarier und aßen ungefähr 15 Jahre lang weder Fleisch noch Wurst noch Fisch. Erst als wir nach Spanien ans Meer zogen, begannen wir wieder ab und zu frisch gefangenen Fisch zu essen.



Aber es geht nicht nur um die tierischen Eiweiße, die ja auch – in vernünftigen Mengen verzehrt – tolerierbar für die Gesundheit sind. Es geht bei der Schmerzreduzierung durch die Ernährung um alle Nahrungsmittel, an die wir nicht vollständig angepasst sind, die Einzelne in ihrer speziellen Situation nicht gut vertragen und die der Körper deswegen als Belastung empfindet. Im Folgenden geben wir Ihnen einen kurzen einführenden Überblick über die Nahrungsmittel, Genussgifte und Inhaltsstoffe, auf die aus unserer Erfahrung heraus besonders zu achten ist. Allergische Reaktionen nehmen mehr und mehr zu, deshalb sollten Unverträglichkeiten individuell bestimmt werden: Alkohol und Nikotin (Zellgifte), Koffein (ebenfalls ein Zellgift), Düngemittel, Konservierungsstoffe, Farbstoffe, Geschmacksverstärker (bei letzteren kann man krankmachende gut vermeiden, indem man versucht, möglichst nur Lebensmittel aus kontrolliert biologischem Anbau zu verzehren), ein Übermaß an tierischen Eiweißen (Fleisch, Fisch, Wurst, Eier), Milchprodukte, schlechte Fette und Öle, raffinierte Kohlenhydrate, Wasser (Mangel, Minderqualität), Fertignahrung und industriell hergestellte Nahrung, in Mikrowellen erhitzte Nahrung, bestrahlte Nahrung, genetisch manipulierte Nahrung (letztere kennt unser Körper einfach nicht, sie gab es niemals in der Evolution), Mikronährstoffmangel (sehr viele Menschen leiden heute daran, ohne es zu wissen).

Diese Ernährungsfaktoren können zur Schmerzentstehung oder seiner Steigerung beitragen oder andererseits – wenn wir sie möglichst vermeiden – Schmerzen durch die Absenkung der muskulären Grundspannung lindern oder sogar ganz beseitigen.

Doch es gibt noch einen durch die Ernährung ausgelösten Faktor, der sich schmerzsteigernd auswirken kann. Es geht um die Gewebeübersäuerung, die bei vielen Menschen, als Folge unbedachter Ernährung, unmerklich immer weiter ansteigt. Diese Übersäuerung macht sich in den Strukturen unseres Bewegungssystems in schlimmer Weise dadurch bemerkbar, dass sie das Bindegewebe unnachgiebig und brüchig werden lässt. Abgesehen von Sehnen- und Bänderan- oder -abrissen werden dadurch die Faszien immer unflexibler. Die Antagonisten können nur unter höherem Widerstand nachgeben, der Alarmschmerz oder Überlastungsschmerz im Agonisten steigt.

## Kann Schmerz „Nonsens"-Symptome auslösen?

Was wir natürlich alle unbedingt brauchen, ist das überlebensnotwendige Alarmschmerzprogramm. Zum richtigen Problem wird Schmerz jedoch erst, wenn er den Menschen länger quält, als es von der Evolution vorgesehen ist. Chronischer Schmerz und die damit verbundenen Komorbiditäten (Begleit-Erkrankungen) kosten Unsummen an Krankenkassenbeiträgen. Neben räumlicher und zeitlicher Ausbreitung der Schmerzen entstehen dabei übrigens noch viele weitere Symptome, die auf den ersten Blick gar nichts mit ihm zu tun haben. Hierzu eine wichtige Vorinformation: Unser ältestes Steuersystem ist das vegetative Nervensystem. Es ist von der Evolution geprüft; man könnte es mit einer Art „Maschinenprogramm" vergleichen. Es wird auch das „autonome" Nervensystem genannt, weil wir bewusst keinen Einfluss auf seine Funktionsweise nehmen können.

Es bleibt dann gesund, wenn wir unseren Körper richtig „warten". Neben gesundheitserhaltender Ernährung ist eine Wechselperiodik anderer Bedürfnisse hierfür unabdingbar: regelmäßige qualitativ hochwertige Bewegung sowie regelmäßiger erholsamer Schlaf. Ist dies nicht gegeben, überlastet das vegetative Nervensystem immer mehr. Depressive Entwicklungen sind mit einbegriffen. Chronische Schmerzpatienten verhindern oft ungewollt ihre „Eigenwartung“ durch Angst-Vermeidungsstrategien und falsche Krankheitsüberzeugungen. Letztere werden zum Großteil durch die mangelhafte Qualität unseres Gesundheitswesens noch erzeugt. Zu nennen sind Unzulänglichkeiten in der Schmerztherapie, sich widersprechende Diagnosen, ein Übermaß an bildgebender Diagnostik (Röntgen, CT, Kernspintomographie) und die Realität einer symptomorientierten Reparaturmedizin.

Gerät das vegetative Nervensystem in einen Notzustand durch Überlastung, erzeugt es „Nonsens“-Symptome und flutet den Körper mit Stresshormonen. Es kann so Fehlinformationen in jedes (!) Organ projizieren. Es kann jede (!) Körperfunktion beeinflussen. Eines oder mehrere dieser Symptome können auftreten: trockener Mund, Herzklopfen, Harndrang, Schwindel, Gefühl von Atemnot, Verdauungsstörungen, Ängste, Schwitzen oder lediglich kalte Hände und Füße. Nicht selten beginnt hier schulmedizinisch eine Irrfahrt an Diagnostik und Therapie. Vielen Therapeuten ist dieser Zusammenhang leider nicht hinlänglich bewusst. Dies produziert wiederum Kosten. Das Leiden des Patienten wird verlängert. Wohl dem, der ursächlich von seinem Akut-Schmerz befreit wird, denn hier kann nichts chronifizieren. Wohl dem, der in Bewegung bleibt, in artgerechter qualitativ hochwertiger Bewegung. Wichtig: Chronischer Schmerz bedeutet nicht automatisch Schädigung. Es ist nicht gefährlich, sich auch mit Schmerzen zu bewegen und zu belasten! Genau das Gegenteil ist der Fall! Bewegung baut die Gewebe wieder auf und heilt! Das System nach Liebscher & Bracht kann sowohl in der Behandlung akuter und chronischer Schmerzen als auch durch heilsame und gesundheitserhaltende Bewegungen einen entscheidenden Beitrag leisten.

*Alexander Lay*

## Auswirkungen der Umweltfaktoren auf Schmerzen



Prinzipiell gelten bei den Auswirkungen der Umweltfaktoren die gleichen Kriterien wie bei der Ernährung. Alles, an was wir nicht genetisch angepasst sind, führt zu einer Erhöhung der muskulären Grundspannung und zur Übersäuerung des Bindegewebes mit den oben schon genannten Effekten. Das Bindegewebe wird unnachgiebig und brüchig und erhöht damit den antagonistischen Widerstand.

Wir haben Elektrosmog immer schon ernst genommen. Es ist logisch, dass Menschen gesundheitliche Probleme bekommen, wenn durch Elektrosmog beispielsweise Spannungen von mehreren hundert Millivolt oder gar wenige Volt in den Körper von Schlafenden induziert werden, der Körper und seine Zellen aber nur mit Spannungen von Mikro- und Millivolt arbeiten. Da diese Felder und Spannungen sich gegenseitig beeinflussen, muss dies natürlich Auswirkungen auf die biophysikalischen Vorgänge in unserem Körper haben. Um das zu begreifen, braucht man keine Studien, das ist logisch und mit gesundem Menschenverstand nachvollziehbar. Da die Biophysik, welche viele Grundlagen der neuen Medizin liefern wird, momentan noch in den Kinderschuhen steckt und weil vieles allein unter den biochemischen Wirkweisen untersucht und beurteilt wird, ist der Elektrosmog eine noch von vielen völlig unterschätzte Einflussgröße. Wir sind den ganzen Tag Feldern unterschiedlicher Art ausgesetzt, vor allem der Mobilfunk darf dabei nicht unterschätzt werden, obwohl Studien immer wieder das Gegenteil zu belegen versuchen. Wenn Sie mal wieder von einer Studie lesen, die belegt, Mobilfunkstrahlung sei gesundheitlich völlig unbedenklich, machen Sie sich die Mühe und versuchen Sie nachzuvollziehen, wie das begründet sein soll.

Vor allem der Schlafplatz muss frei von Elektrosmog sein, denn in der Nacht schalten wir auf nur 10 Prozent unserer Abwehrbereitschaft herunter. Der Körper möchte sich erholen, aufräumen, neue Zellen bilden. Wenn er in dieser Zeit gestresst ist und von Feldern gestört wird, an die er genetisch überhaupt nicht angepasst ist, wen wundert es dann, dass er morgens nicht aus dem Bett kommt? Ein kleiner Tipp zur Einschätzung der Schlaf- und Lebensqualität: Wer morgens, wenn der Wecker klingelt, nicht frisch, voller Energie und gut gelaunt aus dem Bett hüpft, sollte unbedingt herausfinden, warum das so ist. Und nicht die heute oftmals herrschende morgendliche Gequältheit für normal halten.

Ebenso werden Körper und Psyche von Lärm genervt, von Giften in Kleidern, Ausdünstungen der Wohnungseinrichtung oder bedenklichen Inhaltsstoffen in Kosmetika. Chemikalien, Schwermetalle, Feinstaub, Pilze und Gase – die Liste ließe sich fast beliebig fortsetzen. Kaltes, feuchtes Klima lässt den Muskeltonus ansteigen, so wie Wärme ihn absenkt, egal ob in der Badewanne oder auf Mallorca. Unterschätzen Sie bitte auch nicht Arzneimittel. Fast alle haben übersäuernde, die Muskelgrundspannung erhöhende Effekte.

So wie schlechte Ernährung erhöhen schädigende Umweltfaktoren die nervliche Aktivität und damit den Muskeltonus und machen durch Übersäuerung das Bindegewebe unnachgiebig und brüchig. Ihre Vermeidung und die Nutzung positiver Effekte helfen, Schmerzen zu lindern.



## Nach diesem Rückenpatienten zogen wir Konsequenzen

Wir hatten einen neuen Patienten, der seit einigen Jahren an immer wiederkehrenden Rückenschmerzen litt, und behandelten ihn. Nach der SchmerzpunktPressur war der Schmerz, wie wir es gewohnt sind, um 80 Prozent reduziert, also auf 20 Prozent Restschmerz. Wir gaben ihm die erste EngpassDehnung zum Üben mit und sagten ihm, er solle jetzt beobachten, was passiere, und sich spätestens nach 3 Tagen melden. Am nächsten Morgen rief er an und berichtete, dass die Schmerzreduktion den restlichen Tag und Abend in etwa angehalten habe, an diesem Morgen jedoch wäre es wieder genauso schlimm wie am Tag zuvor, bevor er die Therapie begann. Wir bestellten ihn noch am gleichen Tag ein. Nach der erneuten SchmerzpunktPressur war er auf 10 Prozent Restschmerz. Diesmal hatten wir seine Schmerzen also um 90 Prozent reduziert. Wir glaubten an eine Erstreaktion, die jetzt überstanden sei. Am nächsten Morgen rief er wieder an, das gleiche war passiert, er hatte wieder genauso starke Schmerzen wie vor der ersten Behandlung. Nun war uns klar, dass es eine andere Einflussgröße geben musste. Wir überprüften seine Ernährung, fragten uns, was zwischen spätem Abend und dem Morgen ein Schmerzauslöser sein konnte. Da wir nichts fanden, ergänzten wir die Therapie um andere Vorgehensweisen. Er unterließ das späte abendliche Essen, gewöhnte sich an, auf dem Rücken zu schlafen. Die Matratze seines Futon-Bettes war gut hart, also nach unserer Erfahrung und Vorgehensweise geeignet, um Rückenbeschwerden zu lindern. Er entfernte Elektrogeräte aus dem Schlafzimmer, versuchte es sogar mit dem Ausschalten der Sicherungen. Wir suchten, probierten aus, hatten die ungewöhnlichsten Vermutungen. Es half alles nichts. Er war in diesen drei Wochen bestimmt achtmal bei uns zur Therapie. Es war immer der gleiche Ablauf: Wir reduzierten seine Schmerzen auf 0–20 Prozent Restschmerz. Er blieb für den Rest des Tages auf diesem Level, aber am nächsten Morgen war der Schmerz wieder richtig da. Ich weiß nicht mehr, wer genau auf die Idee kam, aber irgendwann war sie da: Gibt es Elektrosmog im Zimmer darunter, unter seinem Schlafzimmer? Nichts außer einer Lampe, alles andere ist weit weg, sagte er. Und was ist das für eine Lampe?, fragten wir weiter. Wissen Sie, was sich herausstellte. Im Zimmer darunter, dem Wohnzimmer, hatte er ein Niedervoltsystem mit vielen Scheinwerfern an zwei Drahtseilen. Der Transformator, der die Spannung herunterwandelt, war ein halbrunder Deckentransformator. Er war ziemlich genau unter der Lendenwirbelsäule des Patienten angebracht und führte absurderweise, wie ein Elektriker überprüfte, auch Spannung, wenn die Lampen nicht brannten. Was Sie wissen müssen, ist, dass elektromagnetische Felder durch Beton hindurchgehen wie durch Butter und der Transformator war nur ungefähr 50 Zentimeter von der Wirbelsäule des Patienten entfernt! Am Morgen nach der ersten Nacht, in der er ohne die Beeinträchtigung durch das Feld schlief, war der Spuk vorbei. Die Therapie schlug nun an wie gewohnt, er war bald dauerhaft schmerzfrei.

## Auswirkungen der Psychofaktoren auf Schmerzen

Bei den sich negativ auswirkenden Psychofaktoren gehört Stress an die erste Stelle. Und zwar der so genannte Disstress, der quälende. Aber auch Angst, Überforderung, Ärger, Neid, Wut, Depressionen, Verzweiflung und Druck belasten den Organismus. In den letzten Jahren gewinnt der Konkurrenzkampf und das Mobbing immer mehr an Boden.

Negative Psychofaktoren erhöhen ebenso wie schlechte Ernährung und schädigende Umwelteinflüsse die nervliche Aktivität und den Muskeltonus und machen durch Übersäuerung das Bindegewebe unnachgiebig und brüchig. Positive Psychofaktoren wie Freude, Erfolg, Verliebtsein, Anerkennung entspannen und wirken sich gesundheitsfördernd auf den Stoffwechsel aus.

Wissenswert ist hierbei, dass die Natur eigentlich eine hervorragend funktionierende Psychotherapie eingerichtet hat. Unverarbeitete negative Emotionen manifestieren sich körperlich in der Muskulatur als kleinste Spannungszustände, die sich immer weiter aufaddieren. Bewegen wir uns vielfältig – wie das bei unseren Urahnen eigentlich immer der Fall war –, werden durch die Aktivität der Muskeln diese kleinen Spannungszustände abgebaut, die abgespeicherten Negativ-Emotionen gelöscht. Nehmen also Stress und die anderen negativen Psychofaktoren zu und tragen zur Schmerzverstärkung bei, wodurch die Bewegung natürlich eingeschränkt wird, dann bildet sich ein sich selbst verstärkender Negativkreislauf.

Depressionen nehmen nicht ohne Grund immer mehr zu, vor allem auch schockierenderweise unter den jüngeren Menschen. Es ist wichtig zu wissen: Depressionen und Bewegung sind wie Feuer und Wasser. Menschen, die sich vielseitig bewe-

### Mit der Schmerzpunkt-Pressur die Psyche reinigen

Mein erstes Erlebnis mit dem manuellen Freilassen jahrelang aufgestauter Negativemotionen hatte ich schon vor vielen Jahren. Ich behandelte in Petras Praxis eine Patientin wegen massiver Beschwerden im Bereich der Lendenwirbelsäule. Irgendwann bemerkte ich, dass sie unruhig wurde. Ich hatte das Gefühl, unbeirrt weitermachen zu dürfen, und arbeitete mich gerade an die Engpassmuskeln heran, die diese Unruhe verstärkten. Plötzlich, ohne weitere Vorankündigung, bäumte sie sich auf und stieß einen Schrei aus, den man wohl als Urschrei bezeichnen müsste. Ich erschrak total, wartete, bis sie sich beruhigt hatte und hoffte, dass man in der Nachbarschaft nicht die Polizei verständigt hatte. Denn dieser Schrei hatte es in sich. Ich sprach sie vorsichtig darauf an, wie es ihr ginge, ob alles in Ordnung sei. Sie wirkte nach einigen Minuten viel ausgeglichener als vor der Behandlung, sagte, das sei schon lange mal nötig gewesen und nun sei es glücklicherweise draußen.

## Mit der Schmerzpunkt-Pressur unterdrückte Erinnerungen hervorholen und abarbeiten

Ein Teilnehmer an einer Schmerztherapieausbildung hatte am Morgen des vierten Tages noch seinen ungelinderten Schmerzzustand in der Halswirbelsäule. Das ist ungewöhnlich – denn auch wenn in der Therapeutenausbildung der Fokus auf dem Erlernen der SchmerzpunktPressur liegt und nicht auf der Reduzierung der mitgebrachten Schmerzzustände –, so sind durch die Anwendung am vierten Tag schon viele schmerzfrei oder zumindest stark schmerzreduziert. Die Halswirbelsäule dieses Therapeuten schmerzte seit 10 Jahren ununterbrochen. Vorausgegangen war ein Unfall, bei dem der Mann 70 Meter(!) mit seinem Auto von einer Autobahnbrücke gestürzt war, was er unglaublicherweise überlebt hatte. Die Erinnerung an den Unfall selbst war verlorengegangen. Das e inzige, an das er sich noch erinnern konnte, war die Ausfahrt aus einem Tunnel, stark blendende Sonne und dann der Moment, als der Hubschrauber neben seinem Auto landete, um ihn abzutransportieren. Der Unfall selbst, der Absturz war in seiner Erinnerung nicht mehr vorhanden. Er wusste aber, dass die Tunnelausfahrt acht Kilometer von seiner Absturzstelle entfernt war, er also diese ganze Strecke noch zurückgelegt haben musste. Wir zeigten ihm an seiner Halswirbelsäule, wie er seine Schmerzen zu behandeln hätte. Noch bevor wir alle Punkte aktiviert hatte, bemerkten wir, wie er unruhig wurde, sogar etwas unleidlich, und uns anmachte, nun hätte er genug, er wolle jetzt nicht mehr. Wir empfahlen ihm, erst einmal hinauszugehen und sich etwas zu erholen, was er auch tat. Etwa eine Stunde später tauchte er wieder auf, kam zu uns und wollte uns alleine sprechen. Er hätte fast eine Stunde lang heftig geweint, erzählte er mir. Die SchmerzpunktPressur hätte ihm seinen Unfall wieder zurück in die Erinnerung geholt. Er habe wieder alles vor sich gesehen und sei in Tränen ausgebrochen. Und: Die Schmerzen in seiner Halswirbelsäule, die ihn 10 Jahre lang gequält hatten, waren weg.

gen, können nur schwer Depressionen entwickeln. Und wie schwer es ist, Depressive in Bewegung zu bringen, wissen die Therapeuten, die mit diesen Menschen therapeutisch arbeiten. Nicht umsonst beginnen US-amerikanische Psychotherapeuten damit, Laufbänder in ihre Praxen zu stellen. Sie haben begriffen, dass bewegungsaktive Menschen Depressionen kontinuierlich abbauen.



## Wie wirkt sich eine psychische Last körperlich aus?

Dieses Thema beschäftigte uns vor vielen Jahren immer wieder und wir diskutierten es ausgiebig unter den verschiedensten Aspekten. Wie funktioniert es, dass eine psychische Last so feststofflich, physisch auf Schultern und Rücken drückt, dass dieser vor Überlastung wehtut? Wo ist die Brücke? Wie lautet die einheitliche Schmerztheorie, die dieses Phänomen integriert und befriedigend erklärt? Fragt man Psychotherapeuten, so ist von körperlichen Reaktionen auf die Psyche die Rede, von Stoffen, die Schmerzen erzeugen oder die sich schmerzlindernd auswirken. Das klingt alles gut, aber überzeugte uns nie. Denn jeder weiß, wie lange es dauern kann, Rückenschmerzen, denen therapeutisch nicht beizukommen ist, psychotherapeutisch zu beseitigen.

Heute, nachdem unsere Schmerztheorie viel weiter ausgearbeitet ist, kann eine überzeugende Erklärung gegeben werden: Die psychische Last beeinflusst direkt den Spannungszustand der Muskelfasern. Dieser erhöht sich und dadurch ziehen die Muskeln physisch vermehrt an den Bewegungsstrukturen des Rückens. Alarmschmerzen und ihre Untergruppe, die Überlastungsschmerzen, entstehen oder vermehren sich dadurch. Löse ich psychische Probleme, erarbeite ich mit dem Patienten Auswege aus schwierigen Lebenssituationen, dann entspannen sich rein körperlich die Muskelfasern, der Zug auf den Rücken reduziert sich, die Schmerzen verschwinden oder sind stark reduziert.

Wir haben inzwischen einige Psychotherapeuten, die unsere Manualtechnik in ihrer Arbeit nutzen. Sie beschreiben, dass es ihnen gelingt, die Patienten mittels der SchmerzpunktPressur in wenigen Sitzungen so zu öffnen, die abgespeicherten Emotionen so zugänglich zu machen, dass sie wochenlanges gesprächstherapeutisches Vorbereiten stark abkürzen können. Sie bringen die Probleme manualtherapeutisch zum Vorschein und arbeiten sie dann – wenn nötig – gesprächstherapeutisch ab. Wir sind uns sicher, dass diese Vorgehensweise einen eigenen Zweig innerhalb unserer Therapie hervorbringen wird.

## Die Einflüsse der bewegungsunabhängigen Schmerzeinflussgrößen im Überblick

Ernährung, Umwelteinflüsse und Psychofaktoren, die der Körper oder die Psyche als negativ, als belastend empfinden, führen zu einer allgemeinen Spannungserhöhung aller Muskelfasern. Der Körper geht auf Abwehr. Schon das führt zur Erhöhung der Gelenkfehlbelastung. Je nachdem, wie die individuelle muskuläre Situation des Patienten ist, kann dadurch ein Schmerz entstehen oder ein schon bestehender verstärkt werden. Dadurch wird dann auch die Psyche negativ belastet, was wiederum die Fehlbelastung und damit den Schmerz erhöht. Es entsteht ein sich selbst verstärkender Negativkreislauf. Alle drei Faktoren wirken zudem übersäuernd. Dadurch entsteht wieder eine Tonuserhöhung, wodurch der nächste Negativkreislauf installiert ist. Die Übersäuerung wirkt sich mit der Zeit immer mehr auf den Zustand des Bindegewebes aus. Sehnen, Faszien, Bänder und Kapseln werden zunehmend zäher und brüchiger. Dadurch steigt der passive Widerstand der antagonistisch wirkenden Strukturen, die Gelenkfehlbelastung steigt, der Alarmschmerz und der Überlastungsschmerz werden in die Höhe getrieben. Dadurch kommt es wiederum zur

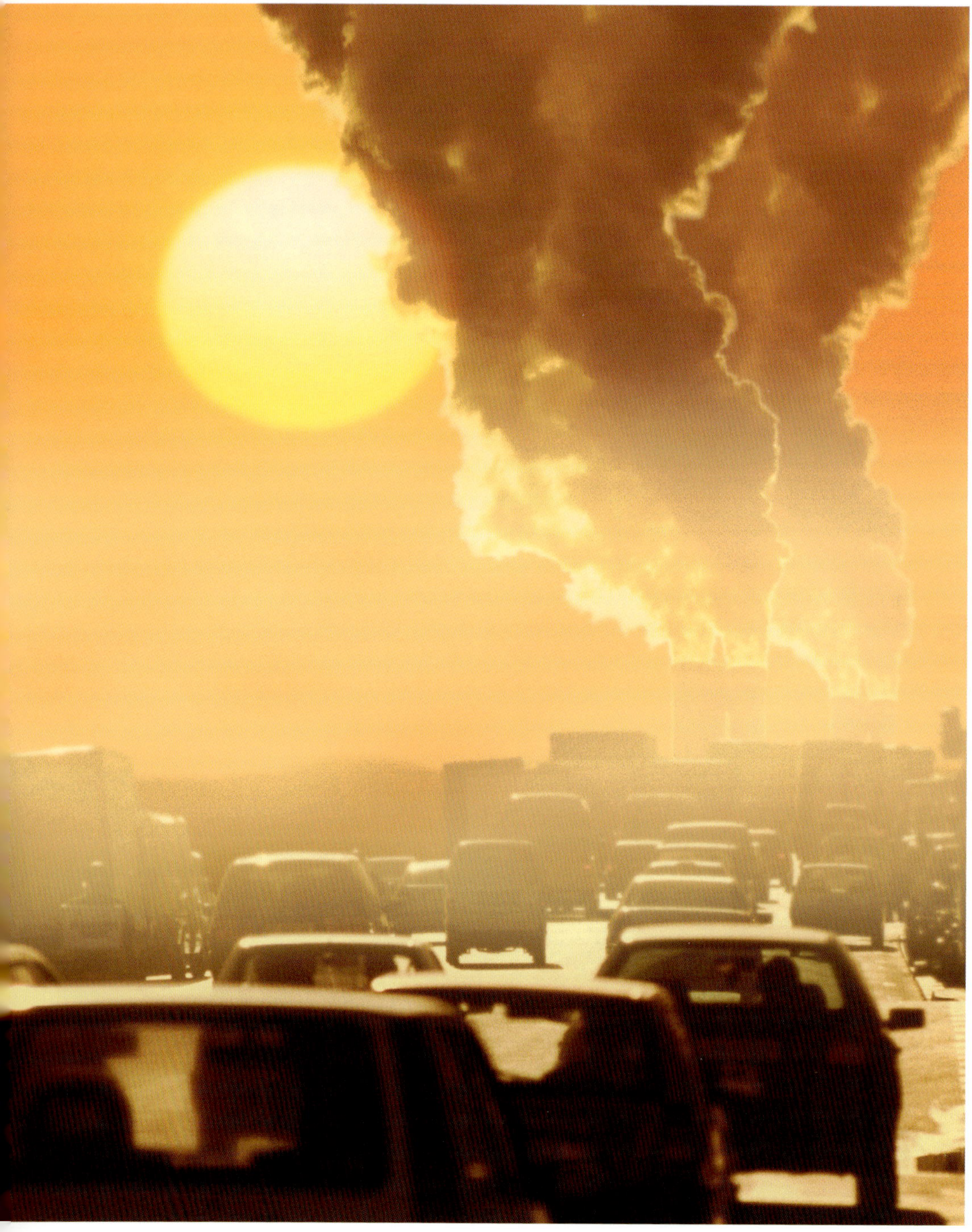

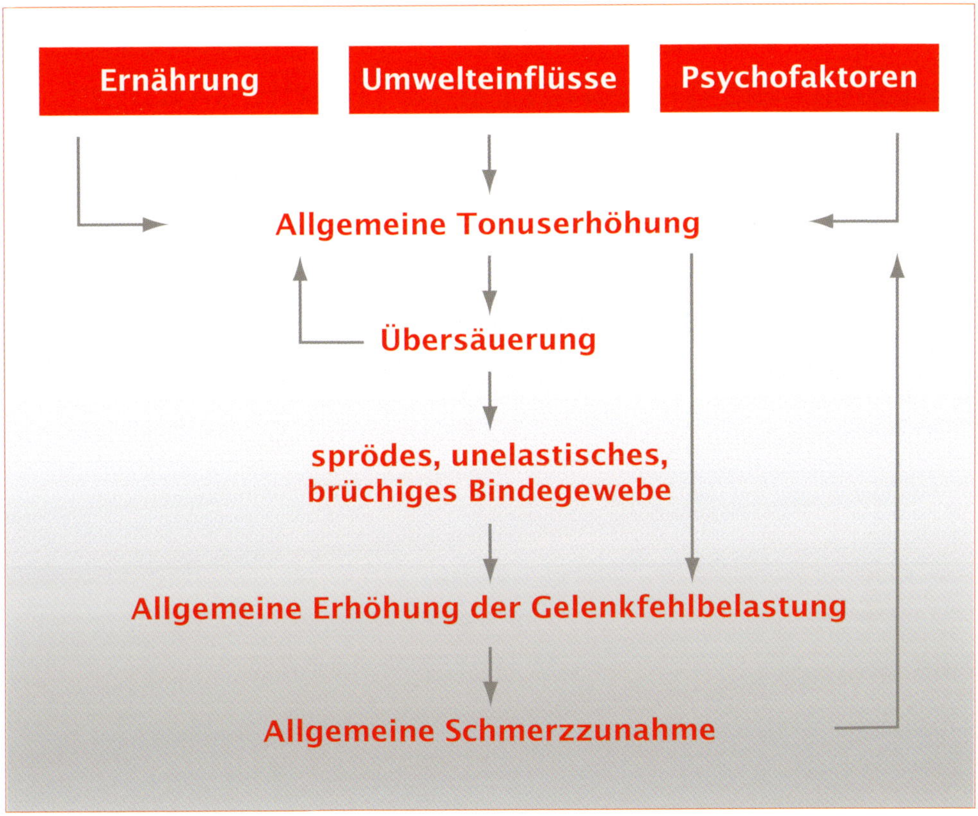


erhöhten Belastung mit negativen Empfindungen; der nächste Negativkreislauf ist installiert.

## Resümee

Die drei indirekt wirkenden Schmerzursachengruppen tragen individuell in unterschiedlicher Höhe zur Schmerzverstärkung oder zu deren Entstehung bei. Das ist die schlechte Nachricht. Die gute ist, dass dieselben Faktoren, positiv eingesetzt, die Negativkreisläufe in Positivkreisläufe verwandeln und dadurch Schmerz lindernd wirken können.

# Schmerzpatienten und Schmerztherapeuten sind verunsichert und desillusioniert

- Tante Ursel bekommt Knieschmerzen, wenn das Wetter umschlägt. Man sagt, sie ist „wetterfühlig". Aber was bedeutet das? Wie kann eine Wetteränderung Knieschmerzen verursachen?

- Manche ältere Menschen atmen lieber verbrauchte Luft ein, als das Fenster zu öffnen. Warum? Weil sie große Angst vor Schulterschmerzen durch Zugluft haben. Wie aber kann Zugluft Schulterschmerzen verursachen? Und warum passiert das nicht auf dem Segelboot?

- Man sagt: Dieser oder jener hat Rückenschmerzen, weil er zu viel Last zu tragen hat. Gemeint ist psychische Last. Wie soll psychische Last Rückenschmerzen verursachen? Oder wie soll Stress Migräne auslösen?

- Ein US-Chirurg behandelte zwei Gruppen von Kniepatienten. Die eine Gruppe wurde ganz herkömmlich operiert, die andere jedoch nur scheinbar. Den Nicht-operierten zeigte der Arzt einen Operationsfilm und versorgte bei ihnen lediglich eine Schnittwunde. Nach drei Jahren ging es beiden Gruppen gleich gut. Wie funktioniert der Placebo-Effekt bei Schmerzen?

- Alte Menschen lieben Mallorca, weil sie dort weniger Schmerzen haben. Wie soll Mallorca Schmerzen lindern?

- Meditation lindert Schmerzen. Aber warum? Wie funktioniert das?

- Entspannungstraining lindert Schmerzen. Aber warum? Und warum lindert Entspannungstraining nicht nur Spannungskopfschmerzen, sondern auch Hüftschmerzen?

- Eine Studie beweist, dass Vogelgezwitscher Rückenschmerzen lindern kann. Wie könnte das funktionieren?

**Lassen Sie uns nun all die verschiedenen Schmerzzustände in einem therapeutischen Ansatz unterbringen, damit die Systematik der Vorgehensweise klar wird. Mit Hilfe dieser Systematik können Sie alle hier gestellten Fragen beantworten.**

# ORDNUNG

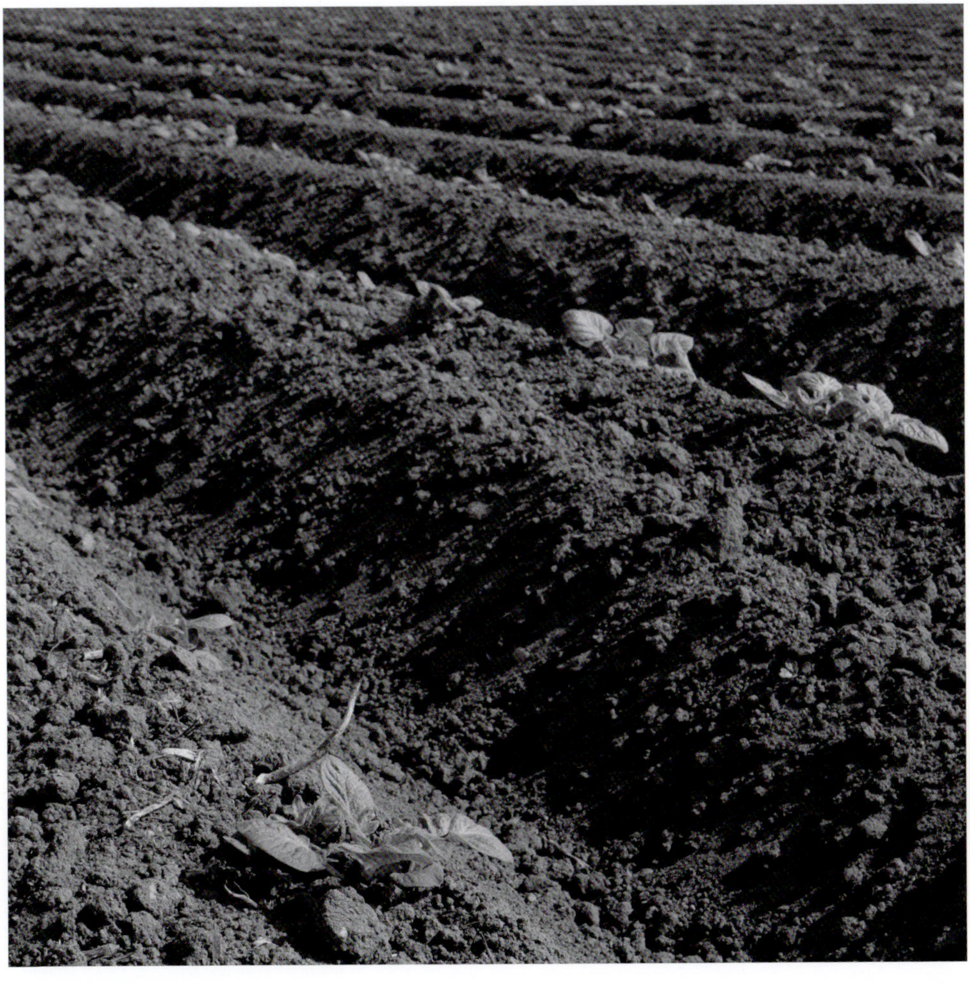

16

# Die Einflussgrößen auf das Alarmschmerzprogramm

Eigentlich handelt es sich sogar um Parameter, die über das Alarmschmerz- und Überlastungsschmerzgeschehen hinaus auch sämtliche anderen Schmerzen, wie Schädigungsschmerzen, Verletzungsschmerzen und Krankheitsschmerzen mit beeinflussen können. Wir hatten das im Kapitel „Überblick über die Schmerzen“ besprochen. Da diese Zusammenhänge aber noch zu wenig untersucht sind, wollen wir uns hier auf die Warn- und Überlastungsschmerzen beschränken. Wie bereits besprochen, machen sie sowieso den weitaus größten Teil – über 90 Prozent – der Schmerzzustände aus, derentwegen Menschen heute Hilfe beim Therapeuten suchen.

Wir unterteilen die Einflussgrößen in zwei Hauptbereiche: Die Auswirkungen der individuellen Bewegung auf Schmerzen und die Auswirkungen des Allgemeinzustandes auf Schmerzen. Diese beiden Hauptgruppen entsprechen unseren Spezialisierungen, die Sie schon den Lebensläufen entnehmen konnten. Dr. Petra Bracht steht für LNB HEALTH, die Gesundheitslehre nach Liebscher & Bracht. Roland Liebscher-Bracht steht für LNB MOTION, die Bewegungslehre nach Liebscher & Bracht.

Der Bewegungsteil gliedert sich in die Bereiche fehlende Bewegung und einseitige Bewegung (die Ursachengruppen 1 und 2). Mehr als diese beiden Ursachengruppen

<table>
<tr><th colspan="5">Einflussgrößen auf das Schmerzgeschehen</th></tr>
<tr><td colspan="2">Auswirkungen der individuellen Bewegung auf Schmerzen</td><td colspan="3">Auswirkungen des Allgemeinzustandes auf Schmerzen</td></tr>
<tr><td>Fehlende Bewegung</td><td>Einseitige Bewegung</td><td>Ernährung</td><td>Umwelteinflüsse</td><td>Psychofaktoren</td></tr>
<tr><td>Ursachengruppe 1</td><td>Ursachengruppe 2</td><td>Ursachengruppe 3</td><td>Ursachengruppe 4</td><td>Ursachengruppe 5</td></tr>
<tr><td colspan="5">Summe der Einzelursachen für den individuellen Schmerzgrad</td></tr>
<tr><td colspan="5">Erfassung der Einzelfaktoren in der Schmerzanamnese nach LNB</td></tr>
</table>

für das Gebiet der Bewegung gibt es nicht. Das macht die Analyse des Bewegungsprofils des Schmerzpatienten sehr übersichtlich und nachvollziehbar, wenn man die Vorgehensweise kennt.

Der Allgemeinzustand enthält die im letzten Kapitel besprochenen Bereiche Ernährung, Umwelteinflüsse und Psychofaktoren (die Ursachengruppen 3, 4 und 5).

In diesen fünf Gruppen sind alle Einzelfaktoren für den individuellen Schmerzgrad enthalten. Diese Faktoren werden von uns in einer sehr ausführlichen Anamnese erfasst.

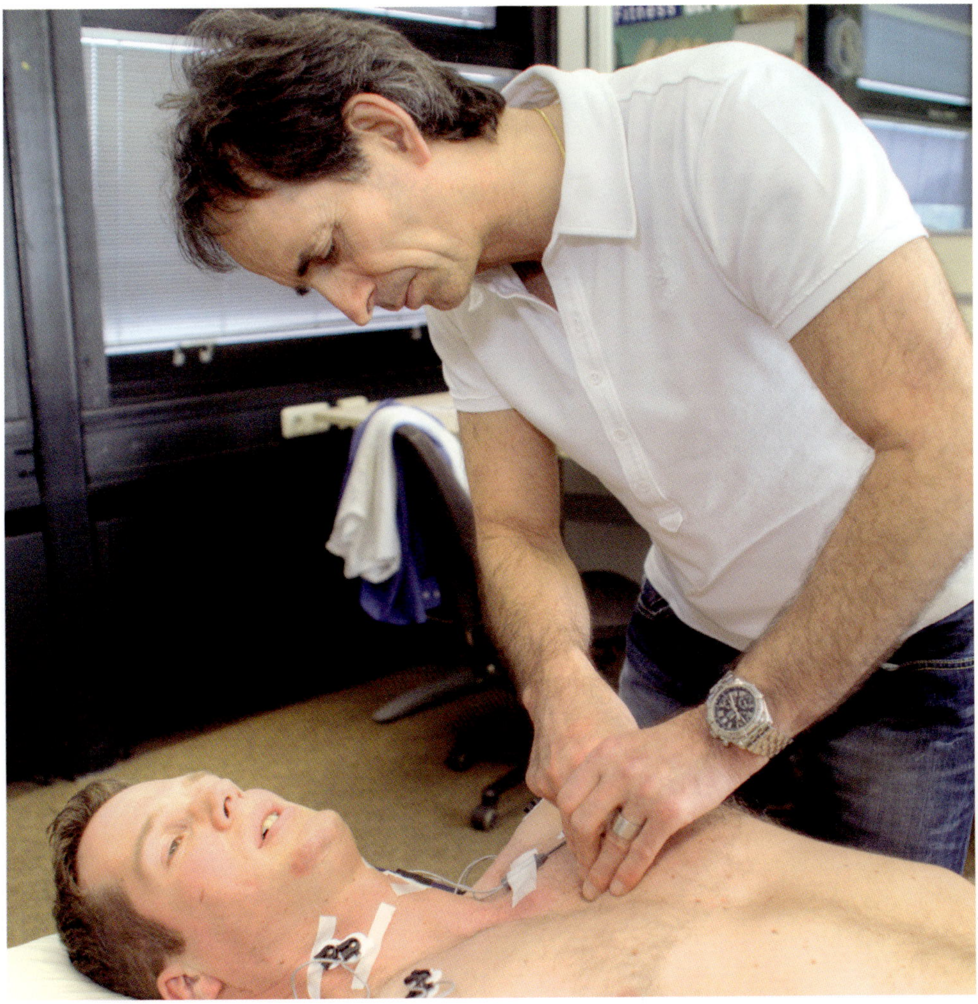

# Der Regulationsmechanismus Alarmschmerz

**Der Auslöser für den Regulationsmechanismus Alarmschmerz ist immer ein zu kurzer dynamischer Längenzustand des Muskels. Dieser erhöht den antagonistischen Widerstand über eine vom Körper festgelegte Grenze hinaus.**

Wie wir gesehen haben, ist der Alarmschmerz immer an den dynamischen Längenzustand des Muskels gekoppelt. Mit dem von uns neu definierten Begriff „dynamischer Längenzustand" möchten wir der Notwendigkeit gerecht werden, den physiologisch notwendigen Zustand des Muskels zu beschreiben, um als Antagonist perfekt funktionieren zu können. Es geht zwar immer um die Länge, die ein Muskel zulassen kann, aber entlang der

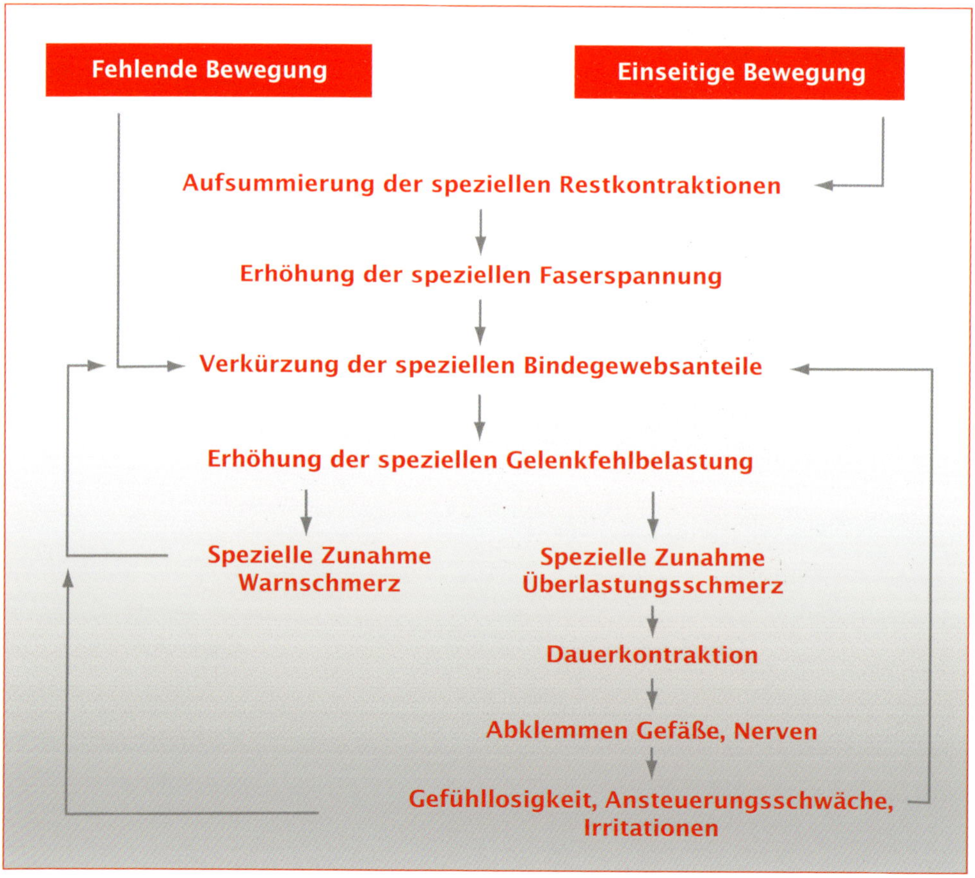


16

Längenveränderung baut sich dynamisch ein immer größerer Widerstand auf. Diese Tatsache beschreibt der von uns eingeführte neue Begriff.

Lassen Sie uns diesen durch fehlende oder einseitige Bewegung ausgelösten Mechanismus in seinem Ablauf noch einmal genau nachvollziehen.

Einseitige Bewegung wie das Bizepstraining, in unserem Partnerversuch nachvollzogen mit dem über den Arm gelegten Tuch oder das Schreiben auf der Tastatur, führen zur Aufsummierung der speziellen Restkontraktionen. Wir sprechen hier von speziellen, um damit zum Ausdruck zu bringen, dass es sich zunächst um ein bestimmtes Gelenk, einen bestimmten Körperbereich handelt, um den es geht. Diese Aufsummierung entspricht einer zunehmenden speziellen Faserspannung im betroffenen Muskel. Mehr und mehr überträgt sich die durch die Faserspannung ausgelöste muskeldynamische Verkürzung auf die Bindegewebsanteile. Dadurch stellen sich Fehlbelastungen an speziellen Gelenken ein.

In dem Moment, in dem der Gegenspieler des verkürzten Muskels dem erhöhten Dauerzug nicht mehr Stand halten kann, entwickelt er Überlastungsbeschwerden. Diese sind zunächst als Muskelverspannung, erst als leichte, dann schwerere Schmerzen und schließlich als schier nicht auszuhaltendes Brennen spürbar. Die sich einstellende Dauerkontraktion lässt den Muskel anaerob (in einem Sauerstoff-Mangelzustand) arbeiten, Gefäße und Nerven werden gleichsam abgeklemmt. Viele der Gefühllosigkeiten, Kribbeln, „Einschlafen“, Muskelschwäche, die meist als Abklemmungen an der Wirbelsäule interpretiert werden, sind in Wahrheit Abklemmungen, die in und zwischen Muskeln passieren. Irritationen am Bein, im Fuß und in den Fingern stellten sich in unserer Therapie immer wieder als von dauerkontrahierten Muskeln verursacht heraus, die teilweise schon in der ersten Behandlung reduziert oder gar ganz abgestellt werden können. Durch diese Irritationen bewegen sich die meisten Menschen aus Angst heraus noch weniger. Dadurch werden die Verkürzungen verstärkt, der Negativkreislauf ist perfekt.

Fehlende Bewegung führt direkt zur Verkürzung spezieller Bindegewebsanteile. Dadurch steigt, wie zuvor auch, die spezielle Gelenkfehlbelastung. Aufgrund der fehlenden Bewegung kommt hier allerdings von Beginn an erschwerend noch der Knorpelabbau durch Minderernährung hinzu, da ja bestimmte Winkel überhaupt nicht mehr eingenommen werden und der Knorpel dort keine Belastungsreize mehr bekommt. Hier entsteht ein zweiter Negativkreislauf.

Was im Einzelnen bei den Einflüssen der Ernährung, der Umwelt und der Psyche passiert, haben wir schon im vorangegangenen Kapitel betrachtet.

## Der Schmerzsee: So können wir Schmerzen beeinflussen

Diesen Schmerzsee haben wir als Bild entworfen, um die Vorgänge rund um Schmerzen anschaulich darstellen zu können. Alle Gelenke und Wirbelsäulenbereiche sind hier durch eine „Gelenkkugel“ vertreten. Darunter sind jeweils Schmerzzustände angegeben, die mit den Gelenken korrelieren. Wie Sie sehen, schweben die Gelenkkugeln in unterschiedlichen Höhen im Schmerzsee. Je tiefer sie schweben, desto mehr sind sie im muskeldynamischen Gleichgewicht. Im

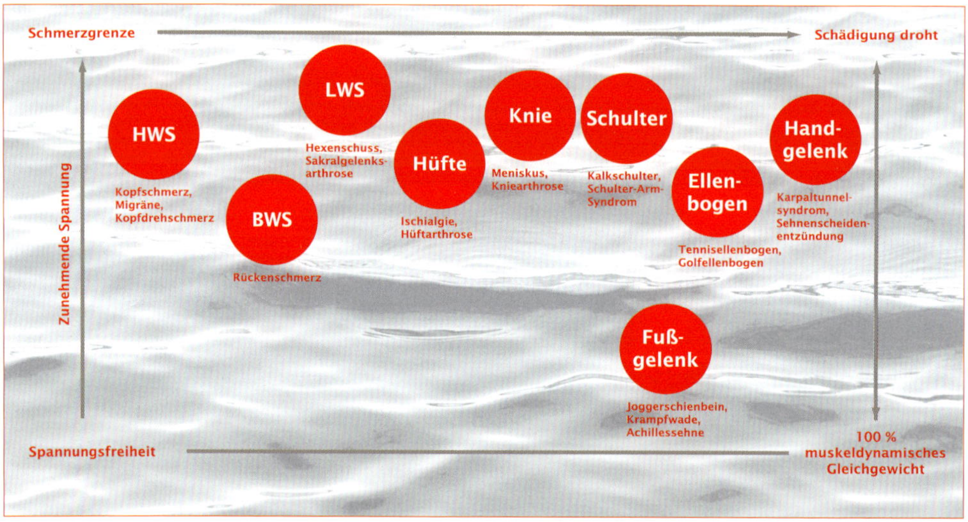


muskeldynamischen Gleichgewicht ist ein Gelenk dann, wenn alle es umgebenden Muskeln bei Bewegungen so flexibel nachgeben können wie von der Konstruktion vorgesehen. Je mehr antagonistische Gegenkräfte entstehen, umso höher steigen die Gelenkkugeln auf. So lange die Kugeln die Wasseroberfläche noch nicht berühren, so lange wird kein Alarmschmerz geschaltet. Die trotzdem im Verlauf nach oben immer mehr zunehmende Unnachgiebigkeit der Muskulatur toleriert der Körper zunächst. Denn in diesem Bereich wird das Gelenk zwar nicht optimal, aber doch so belastet, dass der Knorpelverlust nicht größer ist als die Zellerneuerung. Körperbewusste Menschen spüren vom Grund des Sees bis zur Wasseroberfläche eine zunehmende Spannung in der Muskulatur.

Erst ab einem bestimmten Punkt, an dem der Zellverlust des Knorpels größer ist als die Zellerneuerung, schaltet der Körper den Alarmschmerz. Dies ist der Punkt, an dem die Gelenkkugel in unserer Grafik die Wasseroberfläche des Sees durchbricht.

Vorbeugend sollte es daher die Aufgabe eines jeden Menschen sein, seine Gelenkkugeln so weit wie möglich in der Nähe des

Grundes zu platzieren. Denn dann hat er genug Puffer: Er kann unvermeidliche Einflüsse, die die Gelenkbelastung steigern, ertragen, ohne dass es zu Schädigungen kommt und zu Schmerzen, die davor warnen. Um dieses Ziel zu erreichen, können die Möglichkeiten aller fünf Ursachengruppen genutzt werden.

Sind Schmerzen akut vorhanden, kann mit Hilfe der SchmerzpunktPressur, deren Wirkung später noch genau beschrieben wird, am schmerzenden Gelenk die verantwortliche Muskulatur im Minutenzeitraum umprogrammiert werden. Dadurch wird die Gelenkfehlbelastung so weit reduziert, dass kein Alarmschmerz mehr notwendig ist.

Die Akutbehandlung kann dadurch begleitet werden, dass die Einflüsse durch einseitige oder fehlende Bewegung am betroffenen Gelenk gemindert werden. Dies geschieht durch die sogenannten Engpass-Dehnungen. Sie haben eine dauerhaft umprogrammierende Wirkung. Mit Hilfe der Möglichkeiten, Negativeinflüsse durch Ernährung, Umwelteinflüsse und Psychofaktoren auszuschalten, kann der Prozess der Spannungsminderung der Muskeln und der Instandsetzung der schlechten Bindegewebsqualität am ganzen Körper eingeleitet werden.

## Resümee:

## Alle Schmerzauslöser und Therapien lassen sich darüber einschätzen

Das inzwischen allgemein herrschende, unübersichtliche Schmerzursachen- und Behandlungschaos, das für die vielen unterschiedlichen Schmerzzustände jeweils spezifische Therapiemaßnahmen vorsieht, ordnet sich plötzlich und weicht einer systematischen und wirksamen Vorgehensweise.

Im Umkehrschluss zu dieser an den Ursachen ansetzenden „Neuen Schmerztherapie“ können alle anderen Vorgehensweisen aufgrund der erarbeiteten Kriterien durchleuchtet und eingeschätzt werden: Was macht Sinn und was nicht?

**Lassen Sie uns das im folgenden Kapitel tun!**

# Das Behandlungschaos ordnet sich

Mit dem Neuen Schmerzverständnis steht nun endlich eine einheitliche Schmerztheorie mit der daraus logischen Schmerztherapie zur Verfügung. Dies ist für Patienten und Therapeuten gleichermaßen erlösend.

Als Patient gibt es nichts Schlimmeres, als nicht zu wissen, warum man so leiden muss, warum und für was man so bestraft wird, und keine Lösung angeboten bekommt. Ich kenne Geschichten von Schmerzpatienten, die jahrelang von Arzt zu Arzt, von Heilpraktiker zu Physiotherapeut, von Chiropraktiker zu Osteopath und allen anderen möglichen Spezialisten zogen und oft von jedem eine andere Diagnose und einen anderen Therapievorschlag gestellt bekamen.

Jeder dieser Therapeuten hat sich die größte Mühe gegeben, dem Patienten bestmöglich zu helfen. Es liegt also keinesfalls an den therapierenden oder diagnostizierenden Personen. Alle diese Missverständnisse kommen aufgrund der Lehrpläne an den Universitäten und den vielen anderen Ausbildungsorten zustande. Erst wenn diese Lehrpläne geändert werden, haben Studenten und Auszubildende eine Chance, mit dieser neuen Sicht des Schmerzes umzugehen.

Für die schon nach Liebscher & Bracht praktizierenden Schmerztherapeuten birgt diese „andere“ Schmerztherapie die Chance, endlich den so lange ersehnten roten Faden zu erkennen. Wir erhalten immer wieder E-Mails, die in etwa gleich klingen: „Endlich macht die Arbeit wieder Spaß. Endlich habe ich eine strukturierte Vorgehensweise, suche nach dem neuen Schema die Verursacher, therapiere und bin meist erfolgreich“.

**Lassen Sie uns nun die gängigen herkömmlichen Therapien und sonstigen Einflussgrößen im Licht des neuen Schmerzverständnisses betrachten.**

# STRATEGIE

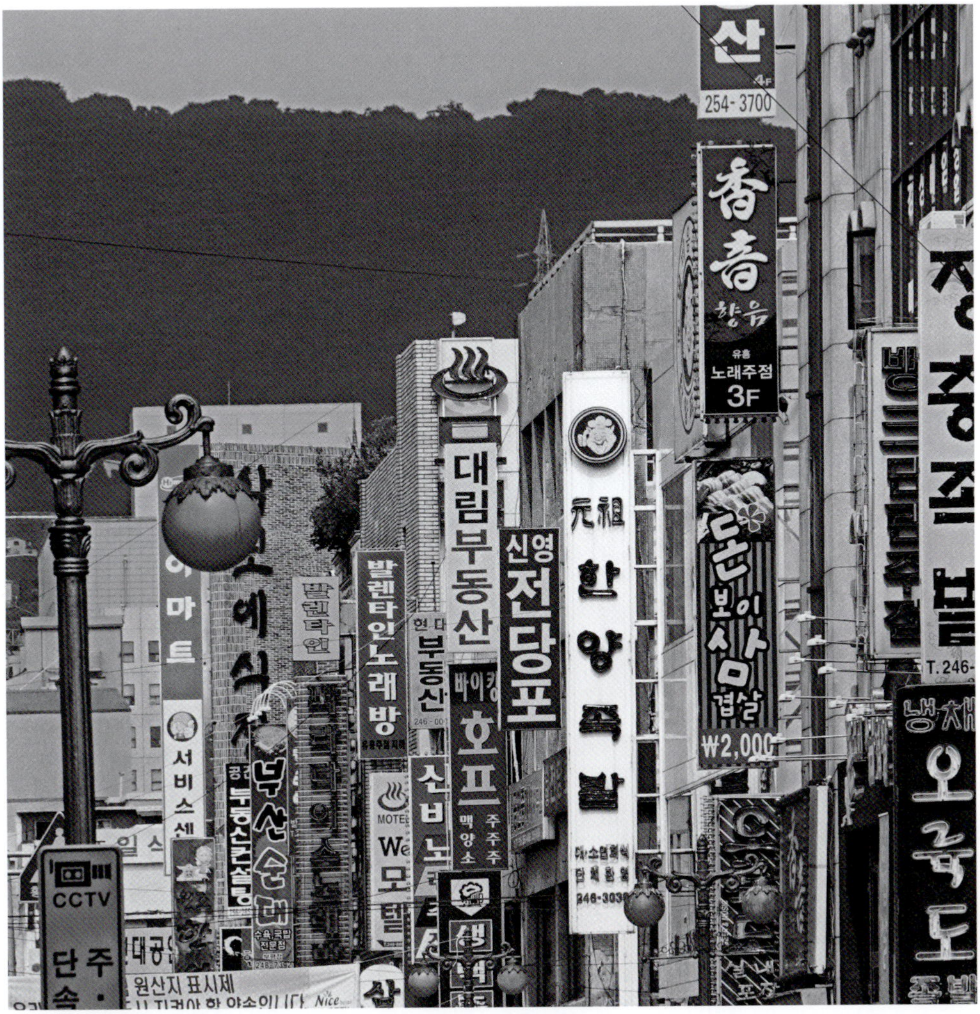


17

# Überblick über die häufigsten Therapien und ihren Einfluss auf die Muskulatur

**Schmerzmittel:**
Ausschaltung der körpereigenen Warnsprache. Strukturen und Gelenke sind immer noch im „Verschleißmodus", deswegen Vorsicht bei langfristiger Verwendung: Einsatz sollte auf kurzfristige Überbrückung beschränkt werden; je nach Präparat geringe bis schwere Nebenwirkungen (siehe auch Kommentar von Alexander Lay), keine Ursachenbeseitigung.

**Entzündungshemmer:**
Reduzierung entzündlicher Zustände. Durch Tonusreduzierung vorübergehende Schmerzreduzierung möglich. Je nach Präparat, vor allem bei langem Gebrauch, schwerste Nebenwirkungen möglich, keine Beseitigung der Ursachen.

**Zentrale Muskelrelaxantien:**
Senken den Muskeltonus, dadurch vorübergehende Schmerzreduzierung möglich. Nebenwirkungen sind Muskelschwäche, Reaktionsverlangsamung und Müdigkeit, keine Ursachenbeseitigung.

**Operative Eingriffe:**
Meist Beseitigung der Symptome, nicht der Ursachen. Kappen oder Spalten von Muskeln, Verlegung und Kappen von Nerven zerstören Gleichgewicht der Struktur, Bandscheibenvorfälle und Schmerzsymptomatik treten weiter auf. Zusätzlich nicht unerhebliches Risiko durch die zur Operation notwendige Anästhesie. Vollnarkose (insbesondere durch die Komponente der Muskelrelaxation) scheint andererseits erheblich zur Schmerzreduzierung beizutragen. Vorteil nur bei irreversibel zerstörten Strukturen mit Funktionsausfall oder -minderung, keine Ursachenbeseitigung.

**Ruhigstellen:**
Muskulatur baut ab, Knorpel verhungert, Verkürzungen nehmen zu, einziger kurzfristiger positiver Effekt ist ein Rückgang der Entzündungsaktivität im Gewebe, Engpässe entschärfen sich kurzzeitig. Keine Ursachenbeseitigung, sondern -zunahme.

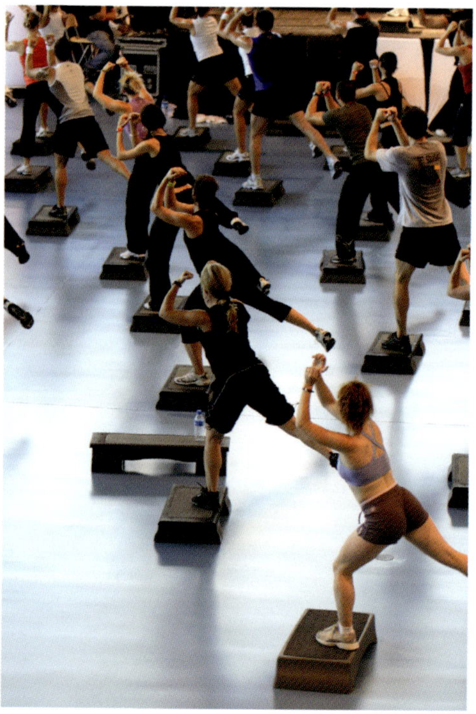

**Trotz Schmerzen weiterbewegen:**
Kann Situation ursächlich verbessern oder drastisch verschlimmern. Es hängt vom Zufall ab, ob die Fehlspannung beseitigt oder verstärkt wird. Keine konsequent beabsichtigte Ursachenbeseitigung.

**Physiotherapie, Krankengymnastik:**
Je nach Methode kann die Situation sich verbessern, gleich bleiben oder sich verschlimmern. Bei meist angewendeter Kräftigung keine Ursachenbeseitigung, sondern Verschiebung zum Schlimmeren. Trotz eventueller vorübergehender Schmerzreduzierung keine Ursachenbeseitigung.

**Rückenschulen, Wirbelsäulengymnastik:**
Die Behandlung von acht Millionen Menschen mit diesen Methoden brachte keinerlei Verbesserung. Im Gegenteil eine Verschlimmerung, wie eine europäische langzeitstudie Studie belegte.

**Kräftigung:** Je nach Art der Bewegungen Verschlimmerung oder gleichbleibender Schmerz. Die Ursachen bleiben trotz möglicher vorübergehender Schmerzreduzierung bestehen.

**Manualtherapien, Triggerpunkte, Tenderpoints, Fußreflexzonentherapie:**
Je nach Vorgehensweise (meist Beseitigung von Spannungsknoten oder Verhärtungen im Muskelbauch) durch vorübergehende Symptombeseitigung Schmerzlinderung oder Schmerzbeseitigung möglich, aber keine grundlegende Ursachenbeseitigung. Meist fehlt ein vollständiges muskuläres Übungssystem zur dauerhaften Umprogrammierung.

**Neuraltherapie:**
Das Injizieren von Betäubungsmitteln in sogenannte Störfelder kann den Schmerz vorübergehend reduzieren, es findet aber keine Ursachenbeseitigung statt. Bewegungsübungen zur muskulären Umprogrammierung fehlen völlig.

**Chiropraktik:**
Durch das Einbringen äußerer Kräfte werden Knochenstrukturen „korrigiert“, das geschieht gegen die momentan herrschenden Muskel- und Bindegewebskräfte und ist deswegen meist nicht dauerhaft. Muskuläre Übungsprogramme fehlen völlig, keine Ursachenbeseitigung mit Ausnahme der seltenen Situationen, in denen die knöcherne Verschiebung nur durch äußere Krafteinwirkung zustande kam und der Betroffene über eine funktionelle Muskulatur verfügte.

**Massagen, Rolfing:**
Zeitweilige Schmerzreduzierung durch vorübergehende Umstrukturierung, je nach Massagetechnik bis zu einigen Tagen, bei Rolfing bis zu Wochen oder Monaten, aber schmerzhaft, da Faszien glattgezogen werden. Keine Ursachenbeseitigung, da muskuläre Übungsprogramme fehlen.

**Akupressur, Akupunktur, Shiatsu:**
Je nach Vorgehensweise durch Symptombeseitigung vorübergehende Schmerzlinderung oder Schmerzbeseitigung möglich. Nur energetische Wirkung beabsichtigt. Ursächliche Therapie durch Bewegungsoptimierung fehlt oder ist nur in Ansätzen und meist unsystematisiert vorhanden.

**Osteopathie:**
Großer „Handwerkskoffer“ gefüllt mit – je nach Ausrichtung – manualtherapeutischen und energetischen Verfahren. Große Übereinstimmungen in der Theorie mit Liebscher & Bracht, manualtherapeutische Anwendungen aber indirekter; direkte Verfahren wie die SchmerzpunktPressur (Beschreibung siehe nächstes Kapitel) zumindest nicht veröffentlicht. Vollständiges muskuläres Übungssystem zur dauerhaften Umprogrammierung fehlt. LNB wird gerne zur schnellen Schmerzreduzierung eingesetzt.

**Fasten, Wärme, Psychotherapie, Abnehmen, Ozon, Biofeedback, Zahnentzündungen ausheilen, nach Mallorca ziehen, Meditation, Entspannungstraining, Mikrostromtherapie, Reizstrom:**
All diese Verfahren können schmerzreduzierend sein, weil sie die Grundspannung der Muskulatur senken, aber die Ursachen werden nicht gezielt und dauerhaft beseitigt.

**Stoßwellentherapie, Botox:**
Können schmerzlindernd sein, beseitigen aber nicht die Ursachen.

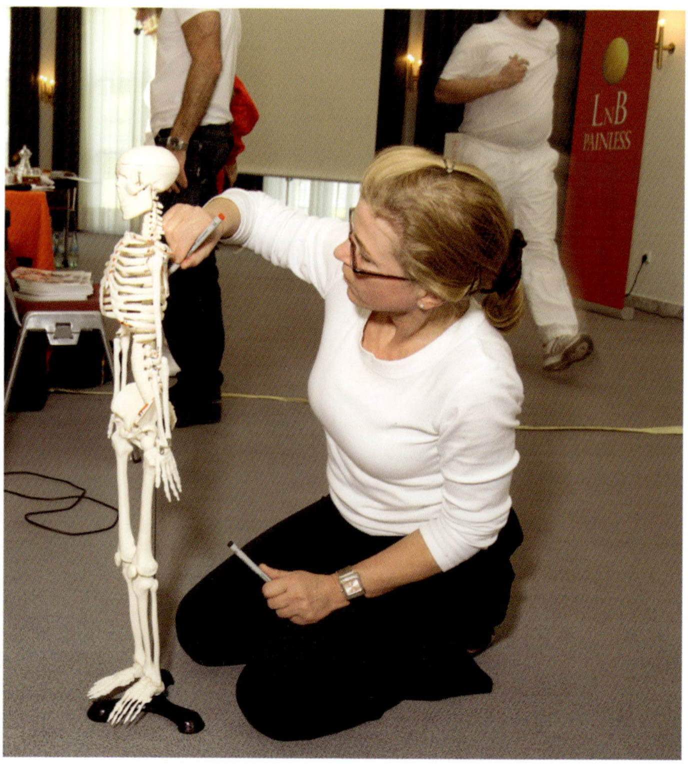

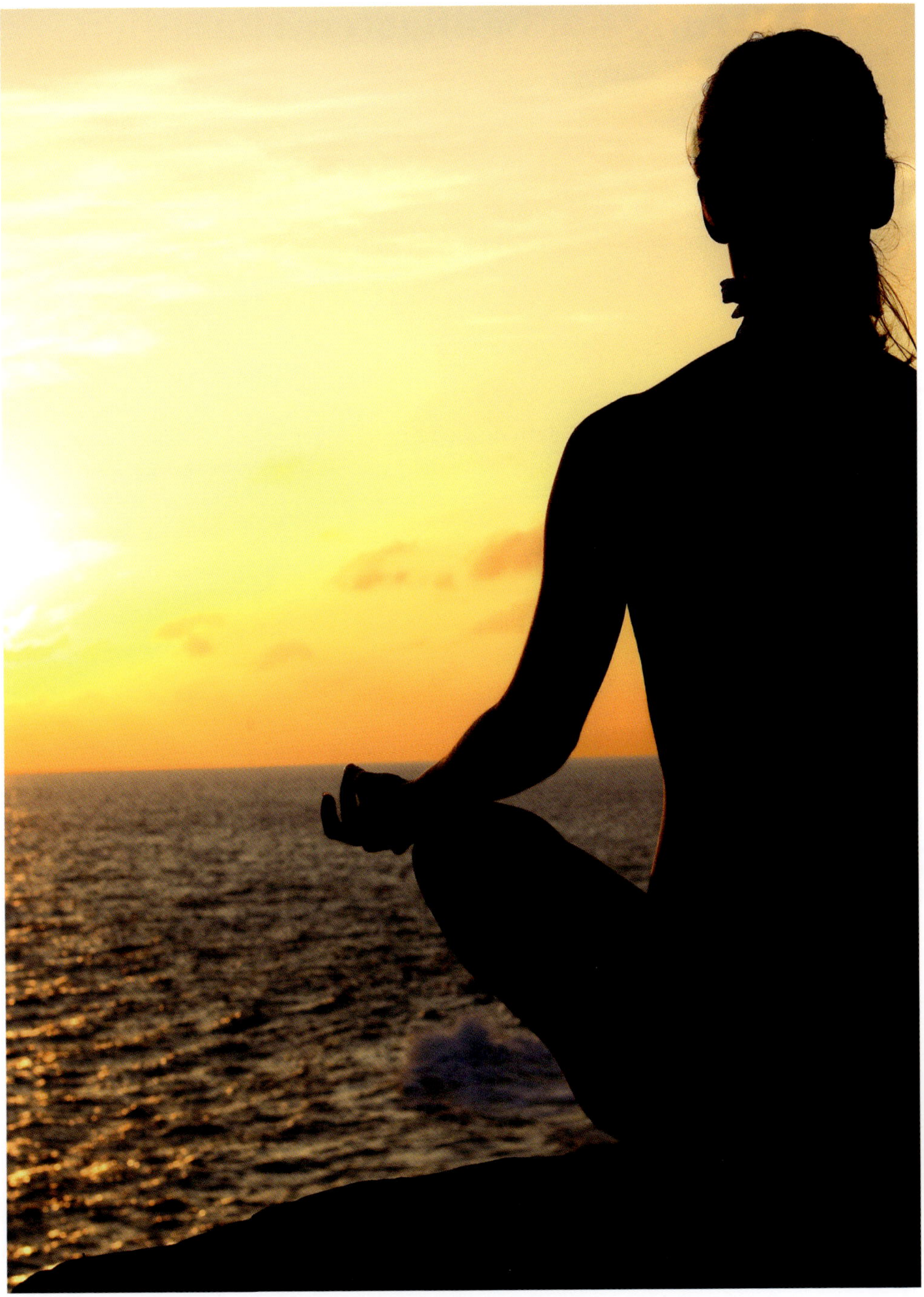

# Einschätzung der häufigsten Therapien und schmerztherapeutischen Vorgehensweisen aufgrund ihres Einflusses auf die Muskulatur

## Schmerzmittel

Jedes Schmerzmittel hat das primäre Ziel, den Schmerz auszuschalten. Je nach Typ setzen sie an unterschiedlichen Stellen an. Je nach Mittel und Stärke gelingt ihnen das mehr oder weniger gut. Eine Faustregel ist, dass die Nebenwirkungen umso größer sind, je massiver das Mittel den Schmerz unterdrücken kann. Was passiert nun, wenn die Schmerzunterdrückung oder sogar Schmerzausschaltung gelingt? Dadurch wird exakt die Warnsprache ausgeschaltet, genau der Hinweis, den der Körper uns geben möchte, etwas zu lassen oder zu tun.

Was passiert, wenn Sie mit Ihrem Auto unterwegs sind, die rote Ölkontrollleuchte aufleuchtet und Sie ein Pflaster darüber kleben oder sie mit dem Hammer ausschlagen, damit Sie das rote Lämpchen nicht mehr stört? Richtig, der Motor geht kaputt! Weil Sie die Warnung missachtet haben. Vor was warnt der Schmerz? Vor Gelenkverschleiß! Was passiert, wenn Sie die Warnung permanent unterdrücken? Logischerweise genau dieser Gelenkverschleiß, vor dem der Alarmschmerz warnte. Das Schlimmste daran: Es findet keine Ursachenbeseitigung statt. Und: Wie lange sollen die Schmerzpatienten Schmerzmittel einnehmen? Je länger sie sie nehmen, desto geringer ist die Wirkung. Das heißt, dass die Dosis erhöht werden muss. Und das wiederum bedeutet, dass die Nebenwirkungen mit der Gebrauchsdauer immer schwerere Schäden verursachen. Werden Schmerzmittel regelmäßig und in höherer Dosierung eingenommen, kann sich die Medikamentenwirkung sogar komplett umdrehen: Das Schmerzmittel ruft dann sogar den Schmerz hervor, das nennt man international „drug induced pain".

## Entzündungshemmer

Dadurch, dass entzündliche Zustände heruntergefahren werden, kann es aufgrund der Tonusreduzierung zur vorübergehenden Schmerzreduzierung kommen. Aber sie sind ebenso wie Schmerzmittel keine Dauerlösung und können je nach Präparat, vor allem bei langem Gebrauch, schwerste Nebenwirkungen haben. Die Ursachen werden ebenfalls nicht beseitigt.

## Muskelrelaxantien

Sie senken den Muskeltonus im ganzen Körper. Das greift natürlich prinzipiell auf der richtigen Ursachenebene. Da aber die Muskeln im gesamten Körper entspannen, kommt es zu Verstopfungen, Mattheit, Konzentrationsstörungen und anderen Nebenwirkungen, um nur die harmloseren zu nennen. Die Ursachen werden auch hier nicht gezielt und vor allem nicht dauerhaft abgestellt. Ansonsten gilt das gleiche wie bei den Schmerzmitteln.

## ■ Die ausweglose Situation der herkömmlichen Schmerztherapie

Die herkömmlichen Schmerztherapeuten sind nicht zu beneiden. Ganz im Gegenteil: Obwohl sie das Beste für ihre Patienten tun möchten, fehlen ihnen schlichtweg die Möglichkeiten. Versetzen Sie sich in die Lage: Viele Patienten haben Schmerzen, deren Ursache nicht nachvollziehbar ist. Sie als Therapeut wollen helfen. Sie versuchen, probieren, keine der Ihnen bekannten Therapien schlägt an. Der Patient leidet, möchte eine Lösung. Da Schmerzmittel das Einzige sind, was das Leiden zumindest lindert, verschreiben Sie ihm diese. Was sonst bleibt Ihnen übrig? Was würden Sie an seiner Stelle tun? Das einzige, was dem Patienten helfen würde, wäre eine Veränderung seiner muskulären Programme. Dies aber lernt kein Arzt an der Universität, kein Heilpraktiker in seiner Ausbildung und Physiotherapeuten aufgrund der vorherrschenden Kräftigung in einer von unserer Warte aus falschen Weise.

Sie schaffen es – wenn überhaupt – nur punktuell, die notwendigen Effekte zu erreichen, weil die entsprechend spezialisierten Therapeuten im Laufe langjähriger Berufserfahrung darauf gekommen sind, dass bestimmte Manipulationen positive Effekte haben. Die durchgängige Theorie aber, anhand derer man weiß und versteht, was man warum tun muss, diese Theorie fehlt. Oft geben Therapeuten den Patienten den Tipp, es mal mit Bewegung zu versuchen. Ja wie denn, wenn diese Bewegungen wehtun? Zusätzlich zum therapeutischen Wissen wurde ihnen auch kein Bewegungswissen vermittelt. Aber auch dieses ist unerlässlich, um den Patienten nach der Akuttherapie mittels der SchmerzpunktPressur dauerhaft vom Schmerz vollständig zu befreien. Auf herkömmliche Weise gibt es keinen Ausweg.

## Analgetika

Analgetika (Schmerzmittel) werden zur Linderung von Schmerzen eingesetzt. Insbesondere in der Palliativmedizin (lindernde Medizin für nicht heilbare Patienten) haben sie einen nicht wegzudenkenden Stellenwert, geht es doch hier vornehmlich um die Linderung schwerster Beschwerden und letztlich um die Ermöglichung eines menschenwürdigen Sterbens.
Das potenteste „Schmerzmittel" ist immer die Beseitigung der Noxe (der schädigenden Ursache). Das bedeutet, dass es keinen Sinn macht, einzig und allein Schmerzmittel einzunehmen, wenn ein vereiterter Zahn entfernt werden muss. Hier sind natürlich die Entzündung und der schlechte Zahn die Schmerzursache. Da man die Ursache für viele mit Schmerzen einhergehenden Erkrankungen nicht kennt, diese Erkrankungen nicht ursächlich versteht oder bei bekannter Ursache noch keine geeignete Therapie vorliegt oder praktiziert wird, werden hier natürlich viele Substanzen zusätzlich zur Anwendung gebracht, die den Schmerz reduzieren oder gar ganz abstellen sollen.
Eine klassische Einteilung stellt das WHO-Stufenschema dar; hier befinden sich auf Stufe I die nicht-opioiden Schmerzmitteln (nicht vom Opiat-Typ: z.B. Paracetamol, NSAR), auf Stufe II die schwach wirksamen Opioide (z.B. Tramadol) und auf Stufe III die stark wirksamen Opioide (Morphin).
Dieses Schema stellt einen stufenartigen Behandlungsvorschlag dar, in welcher Reihenfolge die bekannten Schmerzmittel nacheinander eingesetzt werden sollten. Viele Ärzte orientieren sich daran und schalten bei Versagen der niedrigsten Stufe jeweils auf die nächsthöhere um, wobei ein Schmerzmittel der niedrigeren Stufe ergänzend weitergegeben werden kann. Zusätzlich kommen sogenannte Ko-Analgetika zur Anwendung, das heißt, pharmakologisch sind es keine Analgetika im eigentlichen Sinne, sondern andere Substanzklassen, die zusätzlich lindernde Wirkung entfalten, wie Antidepressiva (Stimmungsaufheller), zentrale Muskelrelaxantien (Muskelentspanner), Antikonvulsiva (Antiepileptika), Bisphosphonate, Cortison, etc.
Es sei an dieser Stelle ausdrücklich darauf hingewiesen, dass ein Medikament immer Nebenwirkungen hat. Man möchte eine Hauptwirkung erzielen, kauft die Nebenwirkungen aber gleichzeitig mit ein und hofft, dass sie nicht eintreten!
Werden mehrere Medikamente eingenommen, vervielfachen sich natürlich auch die Nebenwirkungen, wobei für mehr als 2 Medikamente die Interaktionen (Wechselwirkungen) kaum vorausgesagt werden können oder diese erst mit langer Latenz (zeitversetzt) eintreten können.

Folgende Auflistung entstammt der gängigen Praxis und erhebt keinen Anspruch auf Vollständigkeit; auch Nebenwirkungen sind nicht nach statistischer Wahrscheinlichkeit geordnet:

## Analgetika

**Stufe I:**
NSAR: (wurden bereits in einem vorangegangenen Kapitel beschrieben)
Paracetamol: in hohen Dosen Leberfunktionsstörungen bis hin zum Leberversagen.
Metamizol (z.B. Novalgin): stark krampflösend (Eingeweidemuskulatur), Blutdruckabfall, Blutbildveränderungen.
Flupirtin (z.b. Katadolon): unbekannter Wirkmechanismus, potenziell gefährlich bei vorbestehender Leber- und Nierenfunktionsstörung, Schwitzen, Schwindel, Mundtrockenheit, Übelkeit, Erbrechen, Verstopfung, Verfälschung einiger Laborwerte möglich.

**Stufe II und III**:
Opiate: (Substanzen, die chemisch vom Opium abstammen, Morphin ist die Referenzsubstanz): starke Schmerzlinderung, Verstopfung, Verwirrtheit, Erbrechen, Übelkeit, Atemdepression, Suchterzeugung, Sedierung (Beruhigung), antitussiv (beruhigt den Hustenreflex), Miosis (macht kleine Pupillen), euphorisierend, dysphorisierend, Toleranzentwicklung (Wirkungsabnahme bei gleicher Dosis).

**Zentrale Muskelrelaxantien**
z.B. Tetrazepam: chemisch ein Benzodiazepin; Tetrazepam hat die stärkste muskelentspannende Wirkung aus dieser Substanzgruppe. Alle Benzodiazepine wirken (mit erheblichen Unterschieden in der Wirkungsausprägung): beruhigend, entspannend, angstlösend, antiepileptisch, atemdepressiv, Abhängigkeitspotenzial vorhanden, schlaffördernd, Muskelschwäche, Konzentrationsstörungen.
Andere zentrale Muskelrelaxantien: (Mephenesin, Methocarbamol, Tolperison): muskelentspannend, weniger sedierend als Benzodiazepine, können Schwindel auslösen, Mundtrockenheit, Muskelschwäche, Hypotension möglich (zu niedriger Blutdruck).

## Ko-Analgetika

Cortison: entzündungshemmend, vielfältige schwere Nebenwirkungen vor allem bei Langzeitgebrauch möglich, lindert vorwiegend bei entzündlich bedingten Schmerzen (rheumatisch entzündlicher Schmerz), in der Palliation z.B. Verwendung bei Hirnmetastasen. Antidepressiva: außerordentlich häufig eingesetzt bei chronischen Schmerzpatienten; sie sollen vom Schmerzerleben distanzieren. Wirkungen: stimmungsaufhellend, Gewichtszunahme, Herzrhythmusstörungen, Mundtrockenheit, Verstopfung, Blasenentleerungsstörung, Delir, Steigerung des Augeninnendrucks (Glaukom), Hervorrufen (!) von Symptomen, welche auch Bestandteil einer Depression sein können (Müdigkeit, Leistungsabfall, Schlafstörungen, innere Unruhe, Übelkeit, Magenschmerzen), Leberfunktionsstörungen mit Veränderung von Laborwerten.
Migränemittel (z.B. Triptane): vielfältige Nebenwirkungen, unter anderem können gerade diese Substanzen, vorwiegend bei längerer und häufiger Anwendung, zu erneuten Kopfschmerzen führen (!).Bisphosphonate: finden Verwendung als Osteoporosemittel, werden in der Palliation bei Knochenmetastasen eingesetzt.

*Alexander Lay*

## Operative Eingriffe im Bewegungsapparat

Sie beseitigen die Folgen von Fehlbelastungen. Sie beseitigen nicht die Ursachen der Fehlbelastung. Sie beseitigen also die Symptome. Es gibt Fälle, in denen Operationen gut und richtig sind und die Struktur so gestört ist, dass die Mechanik nicht mehr funktionieren kann. Das Gleiche kann bei Unfällen passieren. Diese sind aber im Vergleich zu den Operationen, die wegen Schmerzen durchgeführt werden und meist unnötig sind, eher selten. Das Kappen oder Spalten von Muskeln, das Verlegen und Kappen von Nerven zerstört immer unkorrigierbar das Gleichgewicht der Struktur. Zum Beispiel wegen der Operationsnarben, die ein großes Problem darstellen, da der Körper genetisch nicht an Schnittwunden, sondern nur an Reißwunden angepasst ist. Daher macht – wenn wirklich nötig – die minimal invasive Operationstechnik sehr viel Sinn.

**Bandscheibenvorfälle sollten nur operiert werden, wenn sie tatsächlich für die Schmerzen oder nervlichen Beeinträchtigungen verantwortlich sind.** Dies ist, wie wir aufgrund unserer langen Beobachtung behaupten, meistens aber nicht der Fall. Außerdem verschwinden sie im Laufe der Zeit von selbst. Wenn sie den Körper stören, baut er sie über seinen Stoffwechsel langsam ab.

## Interessant in diesem Zusammenhang

Die Experten des Zentrums für Gesundheit der Sporthochschule Köln betonen, dass nur maximal drei bis fünf Prozent aller auftretenden Rückenprobleme auf die Bandscheiben zurückzuführen sind. Mehr als 95 Prozent der Beschwerden seien durch Muskulatur und Bänder verursacht. Genau zu diesen Ergebnissen sind auch wir in den letzten 20 Jahren gekommen. Dies ist auch der Grund, warum unsere Therapie nicht nur im Durchschnitt, sondern auch in der Gruppe der Rückenschmerzen eine Wirksamkeit von weit über 90 Prozent erreichen.

Nur bei irreversibel zerstörten Strukturen mit Funktionsausfall oder -minderung sind Operationen also gut und wichtig und beinhalten mehr Vorteile als Nachteile. Und noch einmal: Sie beseitigen keine Ursachen, sondern die Folgen der Ursachen. Bitte überlegen Sie die Konsequenz. Eine Bandscheibenoperation beseitigt die Folgen der muskulären Fehlspannung. Nach der Operation ist diese durch die Narkose zwar vielleicht erst einmal vermindert, aber da sie ein Produkt des individuellen Bewegungsspektrums des Patienten ist, baut sie sich wieder auf. Dann kommt der nächste Bandscheibenvorfall. Kommt Ihnen diese Entwicklung bekannt vor?

## Gut gemeinte Verstümmelungen

Immer, wenn ich in Südspanien bin, suchen mich heimische Windsurfer und Kiter auf, bei denen ich unter dem Spitznamen „Magic Roland“ bekannt bin. Eines Tages hörte auf diesem Wege ein älterer französischer Windsurfer aus Paris von mir. Bei ihm war Folgendes passiert: Im Herbst des Jahres 2006 bekam er starke Schulterbeschwerden. Innerhalb einiger Wochen steigerten sie sich so sehr, dass er seinen rechten Arm nicht mehr weiter als 10 Grad aus der Senkrechten anheben konnte. Und das auch nur, wenn er die rechte Schulter maximal anhob. Auf der Suche nach einem Arzt, der ihm helfen konnte, landete er schließlich bei einem bekannten Professor aus Paris, der französische Nationalmannschaften betreut. Nachdem auch dieser ihm zunächst nicht helfen konnte, eröffnete er ihm, dass er wohl um eine Operation nicht herumkäme. Der Windsurfer, von Beruf Architekt, ein sehr freundlicher und zurückhaltender Mann von Anfang Siebzig, hinterfragte das nicht und willigte ein. Die Operation fand im Januar 2007 statt. Nach der Operation fiel ihm auf, dass er am rechten Oberarm eine Beule hatte, die er zuvor noch nie bemerkt hatte. Abgesehen davon hatte er nach der Operation die gleichen Schmerzen wie vorher. Er ging zu dem Professor, fragte ihn nach der Beule und wann es ihm denn nun besser gehen würde. Der Professor klärte ihn darüber auf, dass er sich in seinem Alter gedulden müsse, das könne noch einige Monate, vielleicht auch ein Jahr dauern. Und das mit der Beule sei ganz normal, er hätte ihm eine der Bizepssehnen gekappt, sie sei der Grund für seine Schmerzen gewesen. Der Architekt war zu verdutzt und zu zurückhaltend, um das noch weiter zu vertiefen. Erst zu Hause fragte er sich, wie es denn sein könne, dass ihm jemand einen Muskel abschneidet, ohne ihn vorher zu fragen. Als er einige Wochen später noch einmal einen Termin hatte, weil sich an den Schmerzen nichts änderte, fragte er den Professor noch einmal, ob das mit dem Kappen der Sehne denn notwendig gewesen sei. Wer von ihnen beiden denn der Arzt sei, war die Antwort.

Diese Geschichte erzählte er mir, als er zum ersten Mal zu mir kam. Er war traurig, denn er war mit seinem Sohn in Spanien, der viel windsurfte. Früher hätten sie das immer gemeinsam gemacht, aber damit sei es jetzt wohl vorbei. Er fragte mich, ob ich ihm helfen könnte, da sich nach diesen fast 6 Monaten nichts an seinen Schmerzen geändert hätte. Er hätte erzählt bekommen, dass ich der Richtige für auswegslose Situationen sei. Ich sagte ihm, dass ich nichts versprechen könne, aber gerne versuchen würde, ihm zu helfen. Während Petra mit ihm sprach, behandelte ich ihn ungefähr 40 Minuten. Dann forderte ich ihn auf, zu probieren, seinen Arm zu bewegen. Er stand auf, probierte, war fassungslos, versuchte alle möglichen Bewegungen. Er konnte den Arm nun fast bis auf 45 Grad nach oben heben. Sein Restschmerz im Vergleich zu vorher betrug

17

nur noch 20 Prozent. Einige Tage später, nach mehreren Behandlungen – er hatte auch schon mit den von mir verordneten EngpassDehnungen begonnen – hob er den Arm senkrecht mit nur noch 10 Prozent Restschmerz. Irgendwann fragte er mich mit hoffnungsvoller Stimme, ob es richtig sei, dass unsere Therapie ihm nur so gut helfen würde, weil er die Operation hätte machen lassen. Ich war kurz davor, ihm zuzustimmen, entschied mich dann aber doch für die unangenehmere Wahrheit, dass ich sehr froh sei, ihm trotz der ihn verstümmelnden Operation noch so gut helfen zu können. Am vorletzten Tag seines Urlaubs ging er mit seinem Sohn aufs Wasser und surfte einige Stunden.

## ■ Wo ist die Wissenschaft? Teil 1

Sie wissen, dass ich weder Medizin studiert noch irgendeine andere therapeutische Ausbildung genossen habe. Ich halte das inzwischen für eine wichtige Voraussetzung dafür, dass wir unsere Schmerztherapie überhaupt entwickeln konnten. In Petras Werdegang konnten Sie lesen, wie schwer es selbst ihr fiel, diesen schmerztherapeutischen Ansatz zuzulassen. Obwohl sie sich schon damals viel mehr für natürliche therapeutische Ansätze interessierte als für die an der Universität vermittelten, weil sie für sich als Ärztin zu viele Defizite sah. Ich gehe davon aus, dass ich nach einem Medizinstudium ebenso viele Probleme gehabt hätte und vermutlich nie hätte offen genug sein können.

Im Maschinenbau-Teil meines Studiums fühlte ich mich wohl. Ich hatte immer schon gebastelt, geschraubt und lernte jetzt, das auch mathematisch-physikalisch zu berechnen. Ob theoretisch oder in der Praxis ergaben sich bei der Behebung von technischen Problemen logische Vorgehensweisen.
Woher kommt das Wort „Wissenschaft"? Vom Schaffen von Wissen, vom Erlangen von Wissen. Was bedeutet das praktisch? Wenn das Bauteil einer Maschine kaputtgeht, weiß man zunächst nicht, warum. Wäre es bekannt, dann hätte man das ja bei der Konstruktion bereits berücksichtigt. Prinzipiell gibt es nur zwei Möglichkeiten der Ursache: entweder einen Materialfehler oder eine Belastung, für die die Konstruktion nicht vorgesehen war. Es wäre grob fahrlässig für einen Ingenieur, eine Konstruktion, die weit verbreitet im Einsatz ist und die an den unterschiedlichen Einsatzorten immer wieder kaputtgeht, einfach nur zu reparieren und zu riskieren, dass an den anderen Standorten das gleiche passiert. Wodurch auch schon der Materialfehler als Ursache ausgeschlossen ist, denn das wäre ein Einzelfall. Also ist die Belastung zu groß für das gut berechnete Bauteil oder das Bauteil zu schwach konstruiert für die normale Belastung. Nachdem klar ist, dass das Bauteil schon seit Jahrzehnten erprobt ist, müsste also die Belastung untersucht wer-

den. Nachdem die Fehlbelastung nachgewiesen ist, würde man Vorkehrungen treffen, damit diese Überlastungen nicht mehr vorkommen, Kosten gespart werden und die Kunden zufrieden sind.

Ich habe nie eine entsprechende „Wissen schaffende" medizinische Vorgehensweise in der therapeutischen Praxis entdecken können. Ich kann Therapeuten nicht verstehen, die bei Patienten Probleme beheben, ohne zu forschen, warum diese Probleme entstehen und wie genau sie zustandekommen. Das gilt für die Medizin an sich und hier speziell für die Schmerztherapie. Ich habe so viele Patienten und Schüler gefragt, was denn Therapeuten vermuten würden, wie ihre Probleme entstanden seien. Ich war immer geschockt zu hören, dass dies bei den Konsultationen überhaupt nicht hinterfragt wurde, dass solche Überlegungen überhaupt kein Thema waren. Wie kann man Muskeln durchtrennen und spalten, Nerven kappen, Keile aus Knochen sägen, um deren Winkel zu verändern, Führungen fräsen, Bandscheiben operieren, Menisken schneiden oder entfernen, ja selbst künstliche Gelenke einbauen, wie kann man all das tun, ohne sich Gewissheit zu erschaffen, wodurch die Schäden entstanden sind? Wenn ein Bauteil bricht und ich schweiße es zusammen, dann ist es doch völlig logisch, dass es wieder brechen kann. Und wenn einer von 20 Druckbehältern platzt, dann reicht es doch nicht, den Raum von den herausgeschleuderten Inhaltsstoffen zu befreien. Ich muss doch erforschen, warum das passiert ist, damit die restlichen 19 Druckbehälter unbeschädigt bleiben. Vor allem, da es sich nicht um einen Einzelfall handelt, sondern weltweit in allen Anlagen Druckbehälter platzen. Noch bedenklicher ist diese Vorgehensweise, wenn real überhaupt kein Schaden nachzuweisen ist, wenn Operationen auf bloßen Vermutungen beruhen, wie das beim „falsch stehenden Hüftgelenkkopf" der Fall war. Ich habe den Eindruck, dass neben der ursprünglichen Ausbildung, die andere Vorgehensweisen nicht zulässt und es schwer macht, über den Tellerrand zu schauen, noch weitere Faktoren eine große Rolle spielen. Was sieht man auf Röntgenbildern, Computertomographien und anderen Aufnahmeverfahren? Immer nur die Folgen der muskulären Fehlprogramme, die Symptome. Die Fehlspannungen der Muskeln sind nicht sichtbar. Wahrscheinlich fokussiert das diese Therapeuten so auf die Symptome, dass die dahinter liegenden Ursachen völlig ausgeblendet werden. Was man nicht gelernt hat, ist schwierig zu sehen. Und: Was man nicht sieht, das gibt es nicht. Ein anderer Grund dürfte sein, dass die wenigsten Therapeuten intensive Erfahrungen mit gesunden Bewegungssystemen haben. Wer noch nie gefühlt hat, wie frei und völlig leicht eine Bewegung wird, wenn die muskulären Widerstände beseitigt sind, der kann sich schwer vorstellen, dass sich solch ein „Sport" wie ein Zauber auswirken kann. In unseren Schmerztherapieausbildungen erleben viele Teilnehmer regelmäßig Paradigmenwechsel, wenn sie an diesen vier Tagen selbst die grundlegenden 28 EngpassDehnungen üben. Sie erleben eine Welt, die die meisten von ihnen vorher nie kennengelernt haben.

## Wo ist die Wissenschaft? Teil 2

Wie entstehen 220 verschiedene Kopfschmerzarten? Dadurch, dass bei Kopfschmerzen an verschiedenen Stellen verschiedene Parameter vermutet und dann untersucht werden. Diese Parameter werden dann mit den Werten der „gesunden Normalbevölkerung" verglichen. Wenn Abweichungen festgestellt werden, dann ist der „Beweis" erbracht, dass diese Abweichungen für die Kopfschmerzen in diesem speziellen Fall verantwortlich sind. Nun wird ein entsprechendes Arzneimittel entwickelt, das es – meist auf chemischem Wege – schafft, den abweichenden Wert an den Normwert anzugleichen. Dies passiert übrigens nicht nur bei Kopfschmerzen, sondern bei allen anderen Krankheitsbildern auch. Aber zurück zu den Operationen, deren Rechtfertigung ganz ähnlich zustande kommt.

Ein Patient hat starke Schulterschmerzen. Nachdem sie nicht von selbst wieder verschwinden und auch Schmerzmittel nicht helfen oder nicht vom Patienten akzeptiert werden, wird geröntgt. Auf der Aufnahme erkennt man Kalkablagerungen. Die Ursache ist gefunden, oft wird operiert.

Ein Patient hat starke Rückenschmerzen. Er wird schließlich geröntgt. Die Bandscheiben der Lendenwirbelsäule sind stark geschrumpft. Die Ursache ist gefunden, mittlerweile gibt es ja sogar künstliche Bandscheiben.

Ein Patient hat in den Arm ausstrahlende Schulterschmerzen. Es kann keine Ursache an der Schulter gefunden werden. An der Halswirbelsäule aber findet sich ein Bandscheibenschaden. Die Ursache ist gefunden, die Operation empfohlen.

Ein Patient hat seit langer Zeit starke Hüftschmerzen. Schließlich wird er geröntgt und mittelschwere Arthrose festgestellt. Die Ursache ist gefunden, der Einbau eines künstlichen Gelenks wird empfohlen.

Ein Patient hat starke Knieschmerzen. Schließlich wird eine Spiegelung gemacht: Der Meniskus ist eingerissen. Die Ursache ist gefunden, eine Operation wird empfohlen oder auch gleich bei der Spiegelung miterledigt.

Ein Patient hat seit Jahren chronische Rückenschmerzen. Schon vor einiger Zeit wurde ein Bandscheibenvorfall festgestellt. Da es zwischendurch besser wurde, sah man von einer Operation wieder ab. Nun, da die Schmerzen wieder zunehmen, wird noch einmal eine Aufnahme gemacht. Der Bandscheibenvorfall hat sich verstärkt, einen Wirbel höher gibt es schon eine Auswölbung. Die Ursache ist gefunden, ein schneller Operationstermin empfohlen.

Die „wissenschaftliche Vorgehensweise" in all diesen Fällen besteht darin, zwei gleichzeitig vorhandene Zustände zu beobachten und daraus völlig unbewiesen eine zwingende Kausalität abzuleiten. Das ist nicht „Wissen schaffen", sondern das Vorhandensein von zeitgleichen Zuständen unbewiesen als Ursache für das Schmerzgeschehen zu interpretieren. Dieser Vorgang ist die Quelle von vielen Missverständnissen. Der Patient hat Schmerzen. Die Struktur wird untersucht. Man findet eine Schädigung. Niemand weiß, wie lange die Schädigung vorher schon bestand. Die Kalkschulter wahrscheinlich schon Jahre, nun macht sie plötzlich Schmerzen. Die Arthrose steigert sich seit Jahren, nun tut sie plötzlich weh. Der Meniskus wurde wahrscheinlich bei einem Sportunfall vor einigen Jahren eingerissen, nun schmerzt er. Die Bandscheiben der Lendenwirbelsäule bauten über Jahre ab, nun kommen starke Rückenschmerzen.

Es ist bekannt, dass bei sehr vielen Operationen die erwünschte Schmerzbeseitigung nicht gelingt oder dass die Schmerzen sehr oft nach einigen Monaten wieder zurückkehren. Dass nach einer Wirbelsäulenoperation die nächst höher gelegene Bandscheibe platzt, dass Gelenkschmerzen selbst nach dem Einsatz eines künstlichen Gelenks wiederkehren, dass die Schmerzen selbst nach dem Entfernen der Menisken noch da sind. Niemand weiß genau, warum. Oft sind die Patienten aber auch mehr oder weniger lang, einige Monate oder gar Jahre erst einmal schmerzfrei, bis der Schmerz sich wieder zurückmeldet.
Es klingt schlimm, aber wir behaupten aufgrund unserer langen Beobachtung: Die Vollnarkose bei einer Operation entspannt die Muskulatur erst einmal so grundlegend, dass es einige Zeit dauern kann, bis die Spannungen sich wieder wie zuvor aufgebaut haben. Findet nach der Operation vernünftige Krankengymnastik statt, verändert der Patient sein Bewegungsverhalten, so dass sich die frühere Einseitigkeit nicht mehr aufbaut, dann kann er sogar schmerzfrei bleiben. Mit all den Operationen hat das aber nichts zu tun. Man könnte eher sagen, dass diese Patienten es trotz der Operation geschafft haben, schmerzfrei zu werden. Das, was hinterher der Operation positiv zugerechnet wird, hatte in Wirklichkeit nichts mit ihr zu tun.

Ich hoffe auf den ersten Professor, der in seiner Klinik folgenden Versuch durchführt (so ähnlich wie der Arzt in USA mit seinen Kniepatienten): Eine Gruppe Rückenschmerzpatienten mit Bandscheibenvorfällen werden wie üblich operiert und bekommen hinterher ihre Krankengymnastik. Eine Vergleichsgruppe wird ohne ihr Wissen nicht operiert, nur in Narkose versetzt. Wir behaupten, die Patienten fühlen sich in beiden Gruppen hinterher genau gleich. Ganz wie beim USA-Knie-Versuch.

Diese Überlegungen münden in die gleiche Logik, die wir bei der Klärung der Ungereimtheiten und Widersprüche schon einmal durchdacht hatten: Die Schmerzen und die Schädigungen stehen nicht im direkten kausalen Zusammenhang.

## Der Hüftgelenkkopf steht falsch in der Pfanne, das macht Hüftschmerzen

Es ist schon über 10 Jahre her, da begann ein neuer Selbstverteidigungsschüler bei uns zu trainieren. Er war aber gehandicapt, denn er hatte eine Operation am Oberschenkelknochen hinter sich. Nach langen Hüftbeschwerden hatte er sich auf Anraten seines Arztes einen Keil aus dem Oberschenkelknochen entfernen lassen. Ihm war erklärt worden, dass seine starken Schmerzen von einem falsch in der Hüftpfanne sitzenden Gelenkkopf verursacht würden. Nachdem die Operation überstanden war, waren die Schmerzen genauso stark wie vorher. Er müsste nun Krankengymnastik machen und Geduld haben, wurde ihm beschieden. Da er die Schmerzen beidseitig hatte, solle er doch das andere Bein auch schon operieren lassen, dann könne er die Zeit sozusagen nutzen und anschließend hätte er zwei wunderbar funktionierende, schmerzfreie Hüften. Thomas, so hieß er, hatte aber mittlerweile Zweifel am Sinn dieser Operation, da er bei uns andere Begründungen für Schmerzen und deren Ursache kennengelernt hatte. Er verzichtete also auf die zweite Operation und wir planten stattdessen einen Test. Wir therapierten seine nicht operierte Seite und schafften es innerhalb weniger Wochen, dass die Schmerzen dauerhaft weg waren. Thomas ging daraufhin zu seinem Arzt, erzählte ihm das, deutete an, dass die Operation vielleicht nicht nötig gewesen wäre und wurde der Praxis verwiesen. Wir therapierten nun auch seine operierte Seite, die nach kurzer Zeit ebenso schmerzfrei war. Vier Jahre später ließ er seinen operierten Oberschenkel röntgen. Ergebnis: Der Knochen hatte sich wieder so geformt, wie er vor der Operation gewesen war. Der Körper weiß, was er tut; er lässt sich, wenn er die Möglichkeit hat, nicht ins Handwerk pfuschen.

## Todesangst vor der Operation

Eine Patientin meiner Frau, die seit längerem an schweren Schulterschmerzen litt, die bis in die Hand zogen, suchte viele Spezialisten deswegen auf. Irgendwann fokussierten sich die Aussagen der Ärzte auf die Halswirbelsäule als Ursache. Man konnte zwar nur einen kleinen Bandscheibenvorfall feststellen, war sich aber trotzdem einig, dass die Schmerzen nur zu beseitigen seien, wenn sie sich an der Halswirbelsäule operieren ließe. Und zwar von innen durch den geöffneten Mund am Rachen. Obwohl Patientin, hatte sie uns wegen ihrer Schulter noch nie angesprochen. Sie hielt nicht viel von alternativer Schmerztherapie und außerdem seien ihre Muskeln gut trainiert, sie sei regelmäßig im Fitnesscenter und ihr Trainer hätte ihr Spezialkräftigungen für die Halswirbelsäule gezeigt. Und die seien noch anstrengender als die ihres Krankengym-

17

nasten. Wir ließen sie bei ihrer Meinung, da sie fest davon überzeugt war, das Richtige zu tun. Irgendwann war es soweit. Die Operation stand bevor, alles wurde vorbereitet, sie wurde gebeten, ihre Einverständniserklärung, in der Patienten die Verantwortung für etwaige Unfälle oder den Tod bei der Operation übernehmen, zu unterschreiben. Das prozentuale Todesfallrisiko war explizit angegeben. Sie war so schockiert, dass sie nicht unterschrieb und zu uns kam, um sich zu beraten. Daraufhin boten wir ihr noch einmal an, ob sie es nicht doch einmal mit unserer Therapie probieren wolle. Mehr als dass wir keine Besserung erreichten, könne doch nicht passieren. Dann wüsste sie auch, dass eine Operation Sinn mache. Das leuchtete ihr ein. Wir behandelten sie nur ein einziges Mal, es war noch nicht einmal ein komplizierter Fall. Anschließend war sie schmerzfrei! Null Prozent Restschmerz! Wir verordneten ihr die passenden EngpassDehnungen, sie sagte die Operation ab.

## Die Macht der eingefahrenen Meinung

Eine Patientin mit einem festgestellten Bandscheibenvorfall und starken Rückenschmerzen kam zu uns in die Praxis. Wir therapierten sie mittels der Schmerzpunkt-Pressur, woraufhin ihre Rückenschmerzen auf 30 Prozent Restschmerz zurückgingen. Nach der dritten Behandlung war sie auf 10 Prozent Restschmerz und überglücklich. Sie machte ihre EngpassDehnungen und war auf dem guten Weg zu vollständiger Schmerzfreiheit trotz des vorliegenden Bandscheibenvorfalls. Nach einigen Wochen hörten wir nichts mehr von ihr. Ich rief sie an. Sie wäre gerade in der Rehabilitation, erzählte sie. Ich war baff und fragte sie, warum. Sie sei überglücklich, ihre Schmerzen wären inzwischen nicht mehr spürbar, aber ihr Therapeut hätte gesagt, es sei wichtig, den Bandscheibenvorfall zu entfernen, damit wieder alles repariert sei …

## Ruhigstellen und schonen, künstliche Gelenke

Erst in den letzten Jahren haben wir den Eindruck gewonnen, dass die lange Jahre im Vordergrund stehende extreme Schonung langsam aufgegeben wird. Warum erreicht Schonung für eine lebendige Struktur das Gegenteil von dem, was sie erreichen soll? Offensichtlich verwechselt man immer wieder den Menschen mit einem Auto. Auch wenn es sich durchaus als Bild für bestimmte Vergleiche eignet (Ölkontrollleuchte), so wenig vergleichbar ist es auf der Ebene der Schonung. Der Mensch ist ein Gebilde von ungefähr 80 Billionen Zellen, von denen im Laufe eines Jahres über 90 Prozent durch neue ersetzt werden. Und der Mensch passt sich permanent, soweit ihm möglich, im Laufe eines Lebens an die ihm zugemuteten Anforderungen an. Wird er gefordert, so wird er stärker. Wird er unterfordert, so baut er ab. Gleichbleibende Anforderung lässt ihn unverändert. Was bedeutet das? Dass beim Ersetzen und Neustrukturieren der Zellen immer berücksichtigt wird, welche Anforderungsreize gesetzt werden. Das Schonen führt also zum Abbau, zur Schwächung der Struktur. Ganz im Gegenteil zum Auto, das aus totem Material besteht. Ein Radlager beispielsweise hat je nach Qualität des verwendeten Materials eine berechenbare Lebensdauer von soundso viel Kilometern. Schone ich das Radlager, fahre ich statt 50 Kilometer am Tag nur 10 Kilometer am Tag, halten die Radlager ungefähr fünf Mal so lange.

Obwohl die Patientenmeinung durch die Möglichkeit des Einbaus „neuer Gelenke" immer mehr dorthin tendiert, dass es sich mit unseren Gelenken genauso verhält wie mit den Radlagern des Autos, verhält sich der Körper völlig anders. Er ist auf dieser Ebene nicht vergleichbar. Bitte beachten Sie dabei auch, dass es sich beim Einbau künstlicher Gelenke keinesfalls um „neue Gelenke" handelt. Diese Bezeichnung suggeriert dem Patienten, dass die Qualität seines „kaputten Gelenks" nun verbessert wird. In den meisten Fällen sind die Originalgelenke nicht so abgenutzt, dass sie durch künstliche ersetzt werden müssten. Das passiert in den allermeisten Fällen wegen starker Schmerzen. Da mit unserer Therapie diese Schmerzen aber in über 90 Prozent der Fälle so stark zu lindern sind, dass sie für den Patienten kein Problem mehr darstellen, entfällt nach unserer Erfahrung dieser Operationsgrund.

Trotzdem sind wir sehr froh, dass die Technik inzwischen so fortgeschritten ist, dass künstliche Gelenke eingebaut werden *können*. Nämlich dann, wenn es wirklich nötig ist. Das heißt, nicht wegen Schmerzen, sondern aus statischen Gründen. Wenn die Zerstörung des Hüftgelenks so weit fortgeschritten ist, dass beispielsweise die Pfanne einzubrechen droht, dann muss natürlich sofort ein künstliches Gelenk eingesetzt werden. Oder wenn bei Unfällen Gelenke zerstört werden. In diesen Fällen können wir glücklich sein, dass es Spezialisten dafür gibt! Um es zweifelsfrei zu formulieren: Wir haben überhaupt nichts dagegen, sondern sind klar dafür, in den Fällen, in denen es nicht mehr anders geht, ein künstliches Gelenk einzusetzen. Wir sprechen uns nur gegen diesen schweren Eingriff aus, wenn er unnötig ist, weil die Schmerzen durch Muskelumprogrammierung abgestellt werden können.

Wir plädieren dafür, viel mehr Aufmerksamkeit darauf zu verwenden, es gar nicht erst zur Arthrose kommen zu lassen. Viele Menschen lehnen sich inzwischen auf dem Sofa zurück und sagen: „Warum was für mich tun? Wenn es so weit ist, lasse ich halt Ersatzteile einbauen." Das ist die Einstellung, die schweres Leid entstehen lässt und auch die Krankenkassen zum Kollabieren bringt. Haben Sie sich mal ein Video über den Einbau eines künstlichen

Kniegelenks angesehen? Das ist nicht vergleichbar mit dem Auswechseln eines Radlagers, wobei alle Schrauben schön gelöst werden, das neue Teil eingesetzt, alle Schrauben festgezogen werden und hinterher mit einem Lappen alles schön saubergewischt wird. Der Körper besteht nicht aus Einzelteilen, er ist ein einziges Teil! Stellen Sie sich vor, das Radlager und die Achse würden aus einem Metallstück bestehen. Können Sie nachvollziehen, wie sich das Auswechseln eines Radlagers gestalten würde? Ich selbst habe vor langen Jahren zusammen mit meiner Frau den Einbau eines künstlichen Kniegelenks ansehen wollen. Als die Trennscheibe kam, der Holzhammer genommen, und das Rohr mit Hammerschlägen über den Knochen getrieben wurde, wobei die Knochenspäne wegsprangen, musste ich den Raum verlassen. Ich fasste den festen Entschluss, es möglichst nie so weit kommen zu lassen und allen Menschen dabei zu helfen, es ebenfalls zu vermeiden.

## ■ Die ungeahnten Möglichkeiten des Körpers

Japaner haben schon vor vielen Jahren eine interessante Entdeckung gemacht. Sie untersuchten die Gelenke von Menschen, die sehr alt geworden waren, und fanden heraus, dass bei einigen eine seltsame lederartige Schicht auf Gelenkköpfen oder in Pfannen zu finden war. Sie untersuchten diese und kamen zu der Erkenntnis, dass, nachdem der Knorpel abgenutzt war und Blutungen aus dem Knochen einsetzten, dieses Blut offensichtlich so gerann, dass ein „Ersatzknorpel" gebildet wurde. Könnte es sein, dass wir unserem Körper viel zu wenig zutrauen? Dass der „Innere Arzt", die Körperintelligenz, Vorgehensweisen kennt oder gar im Einzelfall entwickelt, die unser derzeitiges Vorstellungsvermögen weit übersteigen?

## Sprechen unsere Therapeuten die gleiche Sprache?

Wir alle wissen, dass „Medizinisch" eine eigene Fachsprache ist.
Was allerdings wenige wissen, ist, das viele Physiotherapeuten (auch als Krankengymnasten bekannt) den verordnenden Arzt oft nicht verstehen – wie auch umgekehrt! Das rührt von bislang nicht korrigierten Fehlern im System her. Damit es zu einer Behandlung kommt, muss eine Therapie erst einmal verordnet werden. Diese Verordnungen sind zudem rückläufig: aus verständlicher Regressangst der Ärzte!

In medizinischen Fakultäten findet so gut

wie keine Ausbildung in physikalischer und rehabilitativer Medizin statt. Das wäre eigentlich Aufgabe der Facharztausbildung. 2007 zählte die Statistik 1.660 Fachärzte für Physikalische und Rehabilitative Medizin. Demgegenüber waren insgesamt 128.009 berufstätige Ärzte registriert, hiervon 9.128 Orthopäden und 42.435 Hausärzte. Sofern man nicht zu den wenigen Spezialisten zählt, muss man viel Freizeit investieren und sich mit Fleiß, Geld und Mühen weiterbilden. So besitzt z.B. nur ca. ein Achtel der Ärzteschaft (16.395) die Zusatzbezeichnung Manualmedizin/Chirotherapie. Selbst in orthopädischen Abteilungen (die übrigens in den letzten Jahren von den unfallchirurgischen Abteilungen – einem ausschließlich operativen Fach –„geschluckt“ wurden) sind diese Ausbildungen freiwillig und ebenfalls mit großen Mühen verbunden. Wie will man dann als niedergelassener Arzt sinnvoll Physiotherapien verordnen und behandeln, wenn im Krankenhaus hauptsächlich operiert wurde?
Ähnlich sind die Physiotherapeuten betroffen. Die Inhalte ihrer Berufsausbildung sind zwar gleich, aber durch nachfolgende Spezialisierungen ergeben sich immense Unterschiede in Qualität und Art der Behandlung. Sie lernen in ihrer Ausbildung weder eine vollständige Lymphdrainage, noch PNF, noch Manuelle Medizin ... All diese und andere Spezialausbildungen erfolgen nach eigenem Gutdünken. Zudem dürfen sie im Kassensystem nur nach Verordnung des Arztes tätig werden. Systembedingt stammt ein Großteil dieser Verordnungen von Hausärzten. Diese wählen oft nur das vom Dokumentationsprogramm vorgegebene Musterformular aus. Der Physiotherapeut muss sich dann eigentlich nach dieser Verordnung richten. Im Befundbericht, meist bestehend aus einer Kopie der ärztlichen Verordnung, steht überaus häufig nur, dass eine Fortsetzung der begonnenen Therapie sinnvoll wäre. So kommt es, das eine Vielzahl von Ärzten und Physiotherapeuten gleichsam weder die gleiche Sprache sprechen noch genau wissen, was der andere eigentlich wirklich leisten kann. Der Patient gerät rein zufällig an den richtigen Therapeuten und insgesamt in ein uneinheitliches Gefüge. Konsequenz daraus sind die wohlbekannten Unzulänglichkeiten der heute üblichen Schmerztherapie.

Diesem Missstand könnten jedoch jene Therapiesysteme Rechnung tragen, die einfach einen definierten Schmerzort angeben, dazugehörige Schmerzpunkte deaktivieren, damit einhergehende „Engpässe“ beseitigen und langfristig mit speziell dafür konzipierten EngpassDehnungen die eingeleitete Beschwerdefreiheit erhalten. Diese Vorgehensweise ist in der Schmerztherapie nach Liebscher & Bracht realisiert. Mit der wichtigste Faktor ist die enge Zusammenarbeit zwischen den Schmerztherapeuten nach Liebscher & Bracht und den Bewegungslehrern nach Liebscher & Bracht (LNB MOTION Lehrer). Die Ausbildung ist für eine einfache, wirksame und standardisierte Anwendung konzipiert und unterliegt Qualitätsstandards.

*Alexander Lay*

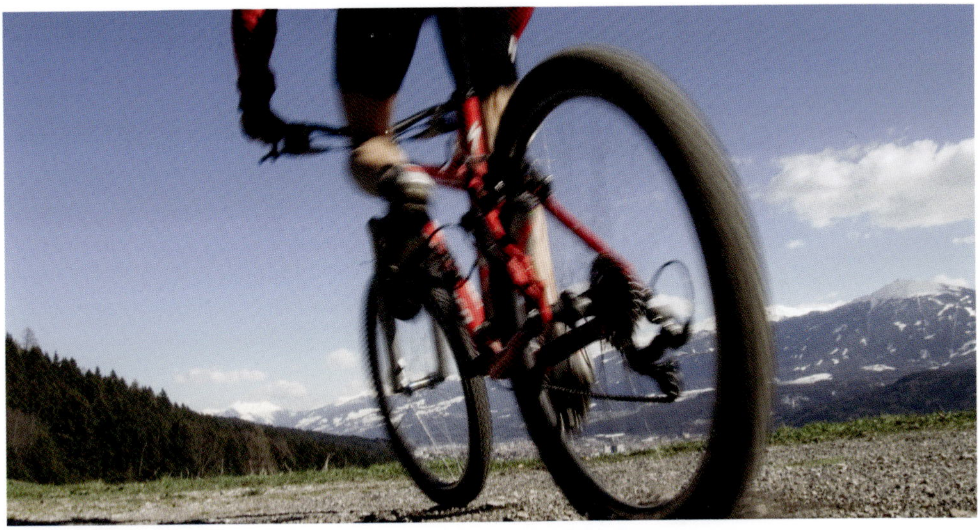

## Ruhigstellen

Das Ruhigstellen ist eine oft angewendete Maßnahme. Das ist verständlich, da nach der herkömmlichen Auffassung die Schädigung und der Schmerz etwas mit der Bewegung zu tun haben, was sich mit unserer Auffassung deckt. Die Therapeuten vollziehen nach, dass die Bewegung schadet. Also stoppen sie diese. Doch damit geraten die Patienten vom Regen in die Traufe. Es kann sein, dass der Alarmschmerz zunächst abnimmt, denn durch das Ruhigstellen bewegt sich der Betroffene nicht in die Alarmschmerzregion hinein. Dies bedeutet aber, dass die Verkürzungen, die ja der Grund des Übels sind, tendenziell zunehmen. Darüber hinaus baut der Knorpel ab, da er durch die fehlende Bewegung noch weniger Belastungsreize, die ihn ernähren, bekommt. Trotz möglicher vorübergehender Schmerzreduzierung mehren sich also die Ursachen.

## Trotz Schmerzen weiterbewegen

Viele Sportler tun dies instinktiv, aus Körper-Intuition heraus. Ich selbst habe das früher immer wieder gemacht. Vor allem dann, wenn ich nicht nachvollziehen konnte, wo ich mich verletzt haben sollte. Wenn diese Angst, eine bei der Verletzung zugezogene Schädigung noch verschlimmern zu können, wegfiel, dann bewegte ich mich instinktiv in diese Schmerzen hinein. Ich ahnte anscheinend schon damals, was passieren würde. Gefährlich wird es dann, wenn das Weiterbewegen mit einer Kräftigung verbunden ist, egal ob im Fitnesscenter oder bei der Arbeit. Rein theoretisch ist es zwar möglich, dass man mit speziellem Krafttraining die muskuläre Situation verbessern kann, praktisch wird das aber so gut wie nie vorkommen. Denn der Trainierende weicht automatisch dem Alarmschmerz aus. Das bedeutet, dass er seine Fehlprogrammierungen und Verkürzungen eher steigern wird. Die starke Tendenz geht also dahin, dass sich die Situation drastisch verschlimmert. Es findet keine konsequent beabsichtigte Ursachenbeseitigung statt.

## Physiotherapie, Krankengymnastik

Das Problem bei der Einschätzung von deren Maßnahmen ist, dass es „die“ Physiotherapie oder „die „ Krankengymnastik nicht gibt. Physiotherapeuten lernen in ihrer Grundausbildung hierzulande noch nicht einmal die vollständige Lymphdrainage. Für weiteren Wissenserwerb wie beispielsweise Manuelle Therapie oder PNF (ein spezielles Therapiesystem) müssen sie viel Zeit, Geld und Fleiß investieren. Die Qualität eines Physiotherapeuten ist somit gänzlich individuell und insbesondere an seinen Fortbildungen zu beurteilen. Es existieren Vorgehensweisen, die das Gegenteil der von uns entwickelten Bewegungslehre beinhalten. Und es gibt Methoden, die unseren Erfahrungen und Überlegungen relativ nahe kommen. Je nach der vorliegenden Ausbildung und Methode kann sich die Situation des Patienten verbessern, gleich bleiben oder sich verschlimmern. Bei der meist angewendeten Kräftigung findet aber leider meist keine Ursachenbeseitigung, sondern die Verschiebung in Richtung Verschlimmerung statt. Und dies trotz eventueller vorübergehender Besserung, was die Patienten natürlich verwirrt.



Trotzdem muss festgestellt werden, dass gute Physiotherapeuten und Krankengymnasten im Normalfall ein erheblich besseres Fachwissen über die Praxis des Bewegungsapparates haben als die Ärzte, nach deren Anweisung sie eigentlich zu handeln haben. Das liegt daran, dass an den medizinischen Fakultäten eigentlich keine Ausbildung in physikalischer oder rehabilitativer Medizin stattfindet. Selbst in orthopädischen Abteilungen (die übrigens in den letzten Jahren von den unfallchirurgischen Abteilungen „geschluckt“ wurden) sind diese Ausbildungen freiwillig und ebenfalls mit großen Mühen verbunden. So kommt es, dass eine Vielzahl von Ärzten und Physiotherapeuten weder die gleiche Sprache sprechen noch genau wissen, was der andere eigentlich kann. Das führt sehr häufig zu der abstrusen Realität, dass Physiotherapeuten den Behandlungsauftrag des Arztes ignorieren müssen, wenn sie dem Patienten wirklich helfen möchten. Ich weiß aus vielen Gesprächen, dass ich vielen Physiotherapeuten und Krankengymnasten damit aus der Seele spreche. Hier besteht großer Handlungsbedarf.

Dennoch ist der in diesem Bereich noch sehr stark vertretene Schongedanke ein großes Problem, da die Schonung leider die Widerstandsfähigkeit der Strukturen wie Bänder, Sehnen, Kapseln, Knorpel oder Knochen schwächt. Diese Schonung, die das Gegenteil der gleichzeitig durchgeführten Kräftigung ist, führt in dieser Kombination dazu, dass die Ursachen der Schmerzen meist nicht beseitigt, schlimmstenfalls sogar verschlimmert werden.

## Schonen konkret

Ich werde es nie vergessen: Ich war frisch gebackener Kampfkunstlehrer und unterrichtete vielleicht seit drei Monaten. In einem Training hatte ich einer jüngeren Frau – einer Physiotherapeutin – erlaubt, sich den Unterricht anzusehen, denn sie äußerte Interesse, mitzumachen. Plötzlich sah ich, wie sie kritisch blickend mit verschränkten Armen zwischen uns herumlief und irgendwann verächtlich in den Raum fragte – alle konnten es hören –, ob wir eigentlich wüssten, wie knie- und ellenbogengelenkzerstörend unsere Bewegungen seien? Alle hielten die Luft an, ich war völlig schockiert ob dieser Unverschämtheit. Dann hörte ich mich sagen: „Ich weiß nicht, warum du dieser Fehleinschätzung unterliegst, aber du irrst, denn diese Bewegungen macht mein Lehrer täglich seit über 10 Jahren und seine Knie- und Ellenbogengelenke sind bestens in Schuss“. Alle atmeten erleichtert auf, die Dame murmelte etwas von Zufall und verschwand.

Später, als viele Physiotherapeuten begannen, bei uns zu trainieren, verstand ich das Problem der Unterrichtsbesucherin: Sie war in ihrer Ausbildung so auf Schonen getrimmt worden, dass sie gar nicht anders konnte. Vielleicht kennen Sie einige dieser Empfehlungen:
Vermeiden Sie, Ihr Knie mehr zu beugen, als das Lot von der Kniescheibe die Fußspitzen überragt. Keine Kniebeugen bei Knieschmerzen. Kein Zurückstrecken des Rumpfes. Nicht aus der Rückenlage direkt hochkommen, sondern erst auf die Seite drehen. Alle diese Vorschriften sind gut gemeint, schaden Ihrem Körper aber dadurch, dass die Struktur, die keine Belastungsreize bekommt, auf allen Ebenen abbaut. Dadurch erreicht Schonung das genaue Gegenteil von dem, was beabsichtigt ist. Sie dürfen nicht davon ausgehen, dass diese Bewegungen irgendwelche Schädigungen auslösen. Die meisten Schäden an der Struktur entstehen durch Überlastungen und nicht durch Belastungen. Wichtig zu wissen: In langsamer Geschwindigkeit können Sie nie überlasten. Der Körper würde die überlastende Bewegung sofort hemmen oder mit Schmerz vermeiden. Bandscheibenvorfälle, Sehnenanrisse, Bänderrisse oder Muskelfaserrisse entstehen immer in Belastungsspitzen, die durch hohe Geschwindigkeiten verursacht werden und leicht das 10- bis 50-fache des Normalwertes erreichen können.

Eine andere Art schwächender Schonung ist das Stützen der Struktur. Bandagen sollten schnellstmöglich abgelegt werden, ebenso wie Stützverbände, Schienen oder Gipsfixierungen. Ohne vorherige Verletzungen sollte gänzlich darauf verzichtet werden. Absolut kontraproduktiv sind orthopädische Einlagen, Fußgewölbestützen, Nackenrollen oder Würfel für die Stufenlage. Sie alle fixieren die Fehlhaltung oder schwächen durch die Stützfunktion wieder die Struktur. Aber auch im Alltag benutzte Gegenstände können sich sehr schädlich auswirken. Über knöchelhohe Schuhe schwächen die Bänder und Muskeln des Fußgelenks, Gesundheitsbetten oder Wasserbetten pflegen die muskulären Verkürzungen, anstatt ihnen beim Schlafen entgegenzuarbeiten, Lordosekissen fixieren das Hohlkreuz, zu starke Brillen schwächen die scharfstellende Augenmuskulatur, weswegen viele Menschen immer wieder stärkere Brillen brauchen.

Wir könnten jetzt seitenweise fortfahren. Fest steht, stützen und schonen sollte man nur, solange das wegen Brüchen oder Rissen unerlässlich ist. Je früher die Struktur normal belastet wird, desto besser. Menschen, die sich über Jahre geschont und deswegen immer weiter abgebaut haben, sollten sich mehr und mehr wieder an die normale Belastung gewöhnen. So ist beispielsweise für ältere und alt werdende Menschen das Hinsetzen und Hinlegen auf den Boden, gefolgt vom wieder Aufstehen, ein wahrer Gesundheitsbrunnen. Alte Menschen, die dazu schon nicht mehr in der Lage sind, sollten sich das, zunächst unter Zuhilfenahme von Gegenständen wie Stühlen, Tischen oder anderen Möbeln, unbedingt wieder antrainieren. Wir haben in unseren SchmerzfreiWochen Patienten gehabt, die dazu am Beginn des Kurses nicht in der Lage waren und es nach nur fünf Tagen wieder konnten.

## Rückenschulen, Wirbelsäulengymnastik

Diese Kurse, die in großer Zahl in jeder Stadt in Vereinen, Volkshochschulen oder anderen Initiativen angeboten werden, sind völlig unterschiedlich aufgebaut, da diese Bezeichnung nicht geschützt ist und keiner Norm unterliegt. Vieles, was wir zur Physiotherapie oder Krankengymnastik gesagt haben, trifft hier ebenfalls zu. Oft können diese Angebote aber mit dem Qualitätslevel der Physiotherapie nicht mithalten. Ich habe immer wieder Schüler oder Ausbilder von mir in solche Kurse geschickt und halte deswegen viele von ihnen für nicht empfehlenswert (Kräftigung, Schonung). Wir stießen über viele Jahre mit dieser Einschätzung immer wieder auf Unverständnis. „Aber die Krankenkasse finanziert doch diese Kurse." Inzwischen stellte die Sporthochschule Köln und eine europäische Studie fest, dass Rückenschulen für die Schmerzzustände des Rückens bei acht Millionen Menschen, die solche Angebote besuchten, keine Verbesserung brachten. Im Gegenteil erfuhren viele Teilnehmer an Rückenschulen sogar leichte Verschlimmerungen!

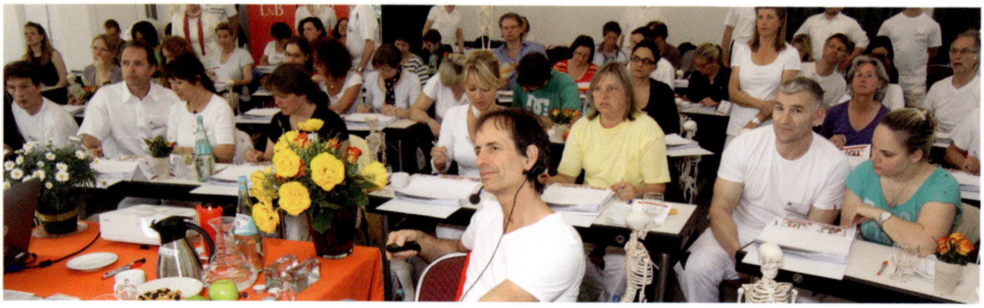

## Schmerzfreiheit durch Operation oder Narkose?

Wenn eine OP anberaumt wird, so geht man bis jetzt davon aus, dass die OP an sich die potenzielle Ursache einer Schmerzsymptomatik beseitigt wie z.B. bei Arthroskopie (Gelenkspiegelung), Endoprothetik (Gelenkersatz) und Spondylodesen (Wirbelsäulenversteifungen).

In der Mehrzahl der Fälle sind jedoch die Muskulatur und das Bindegewebe für diesen Schmerz verantwortlich. Viele Patienten beklagen nicht zuletzt durchschnittlich 6 Monate nach erfolgter OP das erneute Auftreten der bekannten Schmerzen!

Jeder weiß, dass zum schmerzfreien Operieren ein Anästhesist notwendig ist; er „steuert" die Narkose. Er sorgt für das Aufrechterhalten der Lebensfunktionen und für die Entspannung der Muskulatur während einer Operation.

Hier wird es interessant: Während einer Narkose sind also die sensorischen und motorischen Mechanismen der Skelettmuskulatur ausgeschaltet. Unser Gehirn ist also für die Dauer der Narkose von den Meldungen der Messfühler in Muskeln und Sehnen (Muskelspindeln, Golgi-Sehnenorgane und die anderen Mechanorezeptoren) abgeschnitten! Die Messfühler sind kurzzeitig in einen Tiefschlaf versetzt. Zentralnervöse Regelschleifen sind ebenfalls betäubt. Bei Operationen der Wirbelsäule können sich peri- und intraneurale Ödeme (Wasseransammlungen innerhalb oder um die Nerven herum, welche durch Druckbildung Schmerz verursachen) durch die Erschlaffung des Gewebes zurückbilden.

Nach überstandener Operation wacht das System langsam wieder aus dem Winterschlaf auf und ordnet sich neu! Die Muskulatur hat im Vergleich zum Vor-OP-Zustand eine neue Muskel-Ruhe-Länge. Dies verändert im komplexen Muskel-Faszien-System die Gesamtstatik. Waren die Rezeptoren in Gelenknähe durch Fehlspannungen vor der Operation in hellem Erregungszustand, so bringt man sie nach der Operation nur schwerlich aus der Ruhe.

Nebenbei verringern sich unphysiologische Kompressionskräfte innerhalb der Gelenke; krankhafter Verschleiß wird so, allerdings nur kurzzeitig, gestoppt. Wenn die Schmerzursache nicht ursächlich beseitigt wird (z.B. durch Herstellung eines muskeldynamischen Gleichgewichts), stellen sich die alten Spannungsmuster im Laufe der Zeit wieder ein. Der Schmerz kehrt zurück! Der krankhafte Verschleiß schreitet fort! Interessanterweise nutzt ein aufwändiges medizinisches Verfahren explizit diesen Mechanismus: die sogenannte „Manipulation von Gelenken unter Anaesthesie (MUA)". Ist das sinnvoll? Hier die gute Nachricht: Oft ist weder eine Operation noch eine MUA notwendig. In der Schmerztherapie nach Liebscher & Bracht wird so gearbeitet: Das Zusammenspiel von SchmerzpunktPressur mit den dazugehörigen EngpassDehnungen beseitigt rasch die zugrundeliegende Schmerzursache. Ein nachhaltiger Effekt wird durch die Bewegungsformen gesichert. Ohne Medikamente. Ohne Narkose. Ohne Operation.

*Alexander Lay*

## Kräftigung

Dieses Thema haben wir inzwischen hinreichend abgehandelt. Je nach Art der Bewegungen, die zur Kräftigung eingesetzt werden, gibt es eine Verschlimmerung der Schmerzen, sie bleiben gleich oder sie werden reduziert. Nach unserer Erfahrung und nach dem, was Patienten erzählen, die ein spezielles Training an Geräten absolvieren, das vor allem im Rückenbereich Schmerzen reduzieren soll, erlebt ungefähr die Hälfte eine Schmerzreduzierung, die andere Hälfte berichtet über gleich bleibende oder sogar ansteigende Schmerzen. Diejenigen, bei denen die Schmerzen abnehmen, litten unter Überlastungsschmerzen und sorgen mit der Kräftigung für die Zunahme der Bandscheibenbelastung, wie wir sie im Kapitel über den Hexenschuss ausführlich beschrieben haben.

Bleiben die Schmerzen gleich oder steigen sie sogar an, handelt es sich um Alarmschmerzen, die mit der Zunahme der durch die Kräftigung ausgelösten Vorspannung ebenfalls ansteigen. Je nach Trainingsgerät kann es auch vorkommen, dass unbeabsichtigt eine Vergrößerung der Bewegungswinkel in bestimmten Positionen stattfindet, die ebenfalls vorübergehend schmerzreduzierend sein kann.

## Fasten, Wärme, Psychotherapie, Abnehmen, Ozon, Biofeedback, Zahnentzündungen entfernen, nach Mallorca ziehen, Meditation, Entspannungstraining, Mikrostromtherapie, Reizstrom

All diese Verfahren können wir deswegen in einer Gruppe zusammenfassen, da sie größtenteils Einfluss auf die Grundspannung der Muskulatur nehmen. Dadurch wirken sie schmerzreduzierend. Ob es die Entgiftung des Körpers durch Fasten ist, die angenehme Wärme einer Badewanne, die Entlastung des übergewichtigen Körpers durch Gewichtsreduzierung, die bessere Sauerstoffversorgung des Körpers durch eine Ozon-Therapie, energetische Verbesserungen des Gesundheitsstatus, die Entfernung von Entzündungsherden im Körper, der Umzug oder der Aufenthalt in wärmeren Gefilden mit angenehmer Urlaubsstimmung, beruhigende Meditation, mental-muskuläre Gesamtkörpermaßnahmen, das Nutzen der gesundheitlichen Auswirkungen der Mikrostromtherapie oder des Reizstroms. Alle diese Maßnahmen, die beruhigend und gesundheitsfördernd wirken, senken dadurch die muskuläre Grundspannung. Die Ursachen werden allerdings nicht gezielt und dauerhaft beseitigt. Dies kann durch den Einsatz der drei Faktoren Ernährungsumstellung, Ausschaltung negativer Umwelteinflüsse und Reduzierung von negativen Psychofaktoren, wie wir sie beschrieben haben, intensiver, dauerhafter und vor allem langfristiger erfolgen, da es sich um Änderungen der Lebensführung und nicht nur kurzfristig wirkende Therapien handelt.

## Stoßwellentherapie, Botox, Fußreflexzonentherapie

Lassen Sie uns auf diese drei Verfahren noch einmal genauer eingehen. Sie können schmerzlindernd sein, beseitigen aber nicht gezielt die Ursachen.

Bei der Stoßwellentherapie wird versucht, mittels Druckwellen die Schmerzen zu reduzieren. Man weiß nicht genau, wie diese Effekte, falls sie eintreten, zustande kommen. Man vermutet, dass dadurch bestimmte Botenstoffe in Gang gesetzt werden, die Entzündungen lindern, und dass die Durchblutung verbessert wird. Obwohl das ebenfalls zutreffen mag, wissen wir aus unserer Schmerztherapie um einen ganz anderen Zusammenhang, der sozusagen „aus Versehen" direkt zur Schmerzreduzierung führen kann: Stoßwellen scheinen dazu in der Lage zu sein, unbeabsichtigt ähnliche Effekte auszulösen, wie sie von uns durch die SchmerzpunktPressur systematisch genutzt werden.

Botox ist ein Nervengift, es lähmt die Nerven. Das hat mit gezielter Schmerztherapie nicht viel zu tun. Bitte lesen Sie den Extrakasten. Ausnahme sind hier die neurologischen dystonen Erkrankungen, bei denen es zu muskulären Verzerrungen kommt, denen man auf manualtherapeutischem Wege oder mit Bewegungstherapie nicht beikommen kann, vor allem, wenn es sich um genetische Schäden handelt.

Die Fußreflexzonentherapie ist eine oft angewendete Massagetherapie an der Fußsohle. Früher und teilweise heute noch werden von Anwendern die Effekte damit begründet, dass kleine Ablagerungen an Nervenenden beseitigt werden. Die meisten argumentieren aber mit der ganzheitlichen Verknüpfung des Körpers, also mit der Verbindung der Zonen am Fuß mit sämtlichen Organen. Abgesehen von diesen Zusammenhängen und der eintretenden Gesamtentspannung kommt es aber auch zu unbewusst ausgelösten muskulären Entspannungsvorgängen, wie wir sie systematisiert in der SchmerzpunktPressur einsetzen.

### Nervengift lindert Schulterschmerzen

Eine Studie mit Botox ließ vor einigen Monaten die Fachwelt einmal wieder aufhorchen. Ein Arzt aus den USA hatte 17 Patienten mit chronischen Schulterschmerzen Botox in die Schulter injiziert. Und tatsächlich nahmen deren Schulterschmerzen ab. Natürlich, denn wenn die Nerven durch das Gift gelähmt werden, welche die Muskeln ansteuern, welche die Alarmschmerzen auslösen, hat das natürlich einen Einfluss auf deren Vorspannung. Eine Reduzierung der Schmerzen kann die Folge sein. Aber mit Verlaub: Ist das tolerierbares medizinisches, wissenschaftliches Vorgehen? Denn was ist denn mit dem Muskelverhalten, wenn die Vergiftungserscheinungen wieder beseitigt sind? Und wie steht es mit der Beweglichkeit und Ansteuerungsfähigkeit, solange das Nervengift wirkt?

# Von der Analyse zur Therapie

Nachdem wir nun die Zusammenhänge, die zur Schmerzentstehung führen, Schritt für Schritt entwickelt, aus verschiedensten Perspektiven betrachtet und zuletzt alle gängigen Therapien unter dem Aspekt des Neuen Schmerzverständnisses beleuchtet haben, wollen wir nun den Weg heraus aus diesem Dilemma aufzeigen.

**Dieser ergibt sich fast automatisch aus der neuen Schmerztheorie.**

Wenn die Ursachen einer Fehlentwicklung, egal, ob es sich um Verschleiß an Gelenken und Wirbelsäule oder um Schmerzzustände handelt, erkannt und analysiert sind, ist es möglich, die passende Strategie zu entwickeln. Diese Strategie muss nun darin bestehen, die optimale Vorgehensweise festzulegen, mit der die beschriebenen Ursachen bestmöglich beseitigt werden können.

„Bestmöglich" wollen wir so definieren: Der Patient muss schnellstmöglich, am besten in der ersten Behandlung, so massiv wie möglich, bei uns ist das eine Reduzierung auf 0–30 Prozent Restschmerz, von seinem akuten Schmerz befreit werden. Er soll nicht nur glauben, dass diese Therapie ihn heilt, er muss es wissen, indem er es unzweifelhaft selbst wahrnimmt und sich dann sicher ist. Er muss verstehen, wie sein Körper funktioniert und dass der Alarmschmerz positiv ist, die Sprache des Körpers, ihn vor Schaden zu bewahren. Dieser kurzfristig hergestellte Zustand soll langfristig gehalten werden können. Dem Therapeuten muss eine detailliert ausgearbeitete Handlungsanweisung zur Verfügung stehen, die ihn sicher zum Ziel der Schmerzfreiheit seines Patienten führt.

# SCHMERZ-FREIHEIT

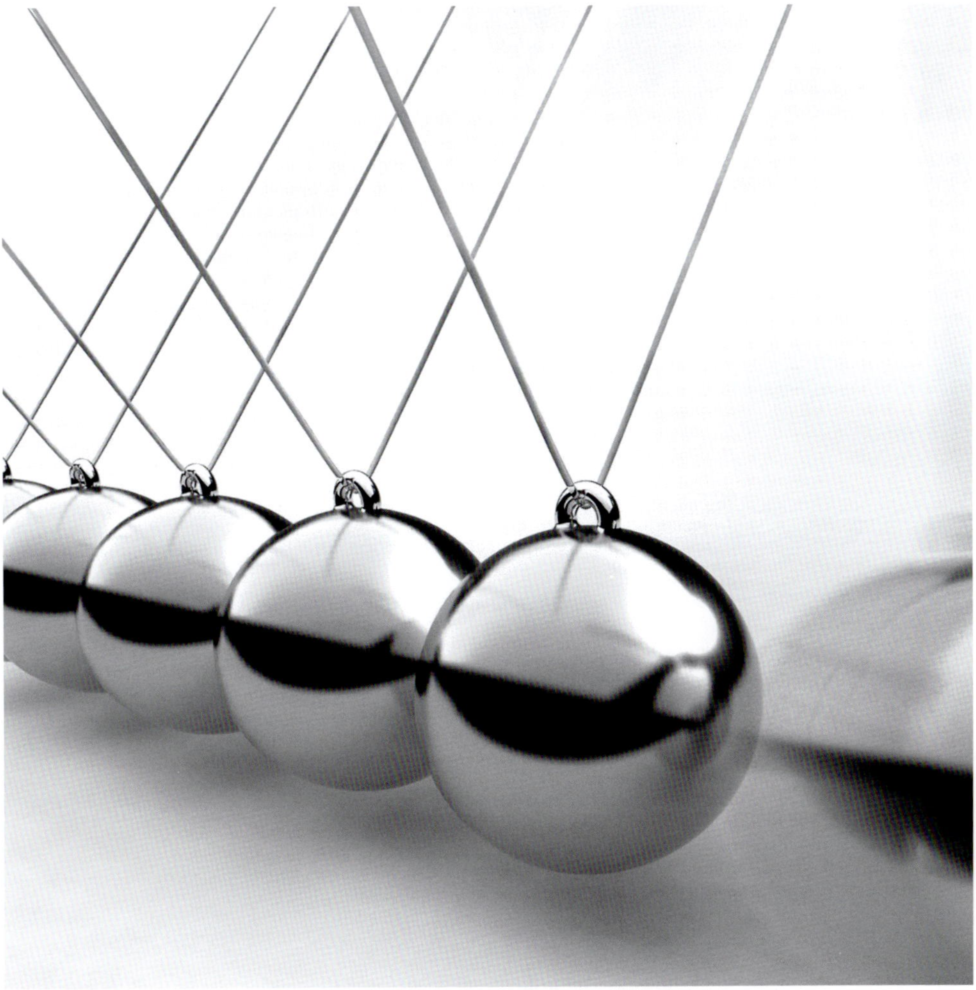

18

# Kriterien für eine an den Ursachen ansetzende, moderne Schmerztherapie

Nach den hier erörterten Zusammenhängen können Sie nun das oberste Ziel der bestmöglich wirksamen Schmerztherapie nachvollziehen: Die Programmierung und das Nachgiebigkeitsverhalten der ursächlich verantwortlichen Muskulatur muss korrigiert werden.

Dies sollte in zwei grundlegenden Schritten erfolgen:

Der erste Schritt besteht in der möglichst schnellen Wiederherstellung des muskeldynamischen Gleichgewichts im Akutfall, zur Linderung oder völligen Ausschaltung des Schmerzes und zur Diagnose. Dadurch wird einer Chronifizierung von Beginn an vorgebeugt. Diesen ersten Schritt setzen wir mit unserer SchmerzpunktPressur schon in den allermeisten Fällen in der ersten Behandlung um (Wirkungsweise siehe ausführlicher Teil), indem wir in ungefähr 30 Minuten eine Schmerzreduzierung auf 0–30 Prozent Restschmerz erreichen.

### Das muskeldynamische Gleichgewicht

Der Bewegungsapparat ist im muskeldynamischen Gleichgewicht, wenn die als Antagonisten wirkenden Muskeln und das nicht ansteuerbare Bindegewebe (Faszien, Bänder, Kapseln) bei jeder Bewegung, für die unser Körper konstruiert ist, so frei, wie es die optimale Gelenkführung verlangt, nachgeben können. Damit wird die energieraubende „innere Reibung“ reduziert.

Wenn dieser erste Schritt erfolgt ist, geht es im zweiten darum, dieses muskeldynamische Gleichgewicht möglichst lange halten zu können. Dies sichert die zukünftig immer mehr zunehmende Schmerzfreiheit, Beweglichkeit und Energie. Die Technik für diesen zweiten Schritt sind die von uns speziell für diesen Zweck entwickelten EngpassDehnungen. Sie führen schnellstmöglich bei geringem Zeitaufwand dazu, die in der SchmerzpunktPressur erreichten muskulären Veränderungen dauerhaft einzuprogrammieren.

## Schmerzfreiheit

Die immer mehr zunehmende Schmerzfreiheit ist durch den an früherer Stelle erörterten Schmerzsee gut nachvollziehbar. Auch wenn die Gelenkkugel aus dem Schmerzbereich über der Wasseroberfläche entfernt ist, heißt das ja nicht, dass die Situation nun so bleiben sollte. Nach Erreichen der Schmerzfreiheit als erstem Ziel geht es darum, dass das therapierte Gelenk beziehungsweise die therapierte Region, immer weniger anfällig für das Wiederauftreten von Schmerzen wird, dass die Gelenkkugel also immer tiefer in Richtung des Seegrundes positioniert wird. Da dort völlige Freiheit von unphysiologischen Spannungen herrscht, hat das Gelenk einen guten „Puffer“ und einen großen „Sicherheitsabstand“ zu Schmerzzuständen.

## Beweglichkeit

Die Zunahme der Beweglichkeit durch das Abnehmen der unphysiologischen Spannungen ist ein automatischer Nebeneffekt der Schmerztherapie. Denn Bewegungswinkel, die wegen verkürzter Muskulatur und Bindegewebe nicht mehr eingenommen werden konnten, sind nun wieder erreichbar. Gerade für ältere und alte Menschen ist das wie ein Erwachen zu neuem Leben. Sie können dadurch wieder Dinge tun und ihren Körper einsetzen, wie das schon Jahre oder gar Jahrzehnte lang nicht mehr möglich war.

## Energiesteigerung

Die Zunahme der Energie, die Körper und Geist zur Verfügung steht, ist ein ganz besonderer Gewinn. Auch diesen gibt es – wie die Beweglichkeitszunahmen – umsonst und quasi nebenbei. Die Energie, die im Verschleiß und der Fehlbelastung der Gelenke aufgeht, ist exakt diejenige, die uns für Bewegungen nach außen oder für den Ablauf körperinterner Prozesse – für das Leben – nicht mehr zur Verfügung steht. Im Umkehrschluss wird also Energie frei, je mehr wir den Bewegungsapparat von den muskulären Widerständen befreien. Aus Erfahrung wissen wir: Diese in wenigen Wochen erreichbare Energiesteigerung kann bei untrainierten Menschen zwischen 20 und 50 Prozent, bei älteren und alten Menschen sogar bis zu 300 Prozent betragen!

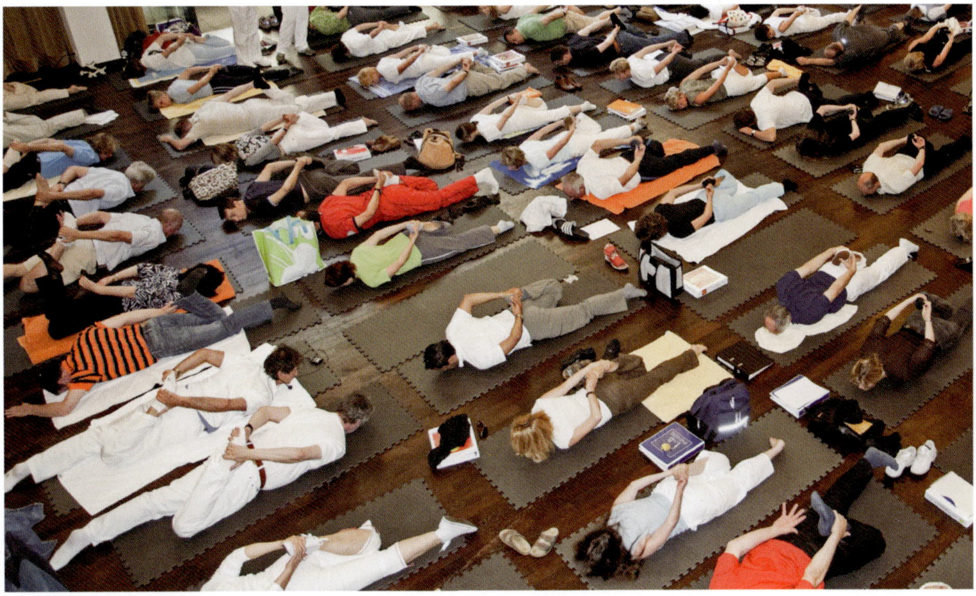

# Die Vorgehensweise in der Schmerztherapie nach Liebscher & Bracht

## Die Analyse des individuellen Zustands ist die Basis zielgerichteter Therapie

Zunächst müssen die Faktoren, die das muskeldynamische Gleichgewicht gestört haben, durch eine ausführliche Anamnese möglichst umfassend festgestellt werden. Diese Anamnese umfasst je nach Schmerzintensität und Dauer verschiedene Ursachengruppen, wie wir sie weiter vorne bereits durchgesprochen haben. Den geringsten Aufwand mit der Datenerfassung muss man bei Schmerzzuständen betreiben, die örtlich relativ begrenzt sind und erst kurzfristig herrschen. Oft können es kleinere Unfälle sein, bei denen es zu Zerrungen kommt. Diese Zerrungen führen zu Schutz- oder Gegenkontraktionen, die dann die entsprechenden Alarmschmerzen auslösen. Diese Schmerzen sind meist innerhalb einer Behandlung vollständig zu beseitigen und benötigen oft keine „Nachbehandlung" durch die EngpassDehnungen. Denn wenn die Muskulatur funktionell durch den Alltag trainiert ist, müssen die beteiligten Muskeln nicht „umprogrammiert" werden. Andere Alarmschmerzen, Überlastungsschmerzen oder Schädigungsschmerzen, die durch leicht zu durchschauendes Fehltraining entstanden sind, benötigen zwar eine exakte Analyse des alltäglichen Bewegungsspektrums, es wird aber nicht unbedingt nötig sein, die Ernährung, Umwelteinflüsse oder die psychische Belastung mit zu berücksichtigen. Je länger ein Patient über Schmerzen klagt und je schlimmer sie ihn quälen, umso wichtiger wird es, die drei indirekten Einflussgrößen zu analysieren. Leidet ein Patient an der sogenannten „Fibromyalgie", hat also seit vielen Jahren mehrere Schmerzzustände, die therapieresistent zu sein scheinen, wird er viel offener dafür sein, notwendige Änderungen in seiner Lebensführung anzugehen.

### Unsere Schmerztherapie minimiert Überlastungs- und Unfallfolgen

Auf dem einen Ende der theoretischen Skala liegt der oben beschriebene Unfall des Affen oder des optimal trainierten Menschen. Deren Muskulatur ist voll funktionsfähig. Nachdem die Unfallfolgen repariert sind und der Muskelschock überstanden ist, funktioniert ihr Bewegungsapparat wieder einwandfrei.

Am anderen Ende liegt eine Muskulatur, die in bestimmten Bereichen seit Monaten, Jahren oder gar Jahrzehnten so fehlgebraucht wurde, dass sie einen dauerhaft verkürzten und fehlprogrammierten Zustand eingenommen hat.

In der Realität kommen Bewegungsunfälle meist mit eintrainierten muskulären Einseitigkeiten zusammen. Solche „gestressten“ Muskeln sind viel anfälliger für Überbeanspruchungen als gut trainierte. Deshalb sind die Folgen eines Sturzes oder einer Fehlbewegung unter Geschwindigkeit viel einschneidender, als sie es eigentlich sein müssten. Fasern reißen aufgrund fehlender Elastizität, Sehnenan- und -abrisse häufen sich und Bänder werden überlastet, weil die Stabilisierungsfähigkeiten der Muskeln nicht ausreichend vorhanden sind.

Aus diesem Grund wirkt sich unsere neue Schmerztherapie nicht nur Schmerz beseitigend und Gelenkverschleiß reduzierend aus, sondern führt über die Verbesserung der muskulären Zustände zu einer wesentlich höheren Sicherheit vor Verletzungen bei hohen Belastungen.

## SchmerzpunktPressur: Die Akutmaßnahme, die bei über 90 Prozent der heute verbreiteten Schmerzzustände innerhalb von 30 Minuten zu Schmerzreduzierungen von 70 bis 100 Prozent führt

Die SchmerzpunktPressur wurde in den vergangenen 20 Jahren entwickelt und systematisiert. Heute steht uns eine vollständige Behandlungssystematik zur Verfügung, die sich bei allen Schmerzzuständen anwenden lässt, die am menschlichen Körper zu finden sind. Ihre Anwendung kann nur zu positiven Ergebnissen führen. Entweder sie hilft oder sie hilft nicht, Nachteile können nicht entstehen. Reduziert sie den Schmerz, weiß der Therapeut, wo er ansetzen muss. Insofern ist diese manualtherapeutische Maßnahme neben der Akutbehandlung gleichzeitig eine Diagnose der vorliegenden muskulären Situation. In den wenigen Fällen, in denen keine oder nur eine unbefriedigende Schmerzreduzierung erreicht werden kann, eignet sie sich gut zur Differenzialdiagnostik. Denn in diesen Fällen muss eine andere, eventuell gefährliche Schmerzursache vorliegen (Erkrankungen der inneren Organe, Tumore etc.).

### Die SchmerzpunktPresssur als differenzialdiagnostische Maßnahme

Ein Patient konsultierte uns wegen Rückenschmerzen an der Brustwirbelsäule. Sie waren aber kaum und nur für einige Minuten reduzierbar, was bei unserer Therapie sehr ungewöhnlich ist. Wir schickten ihn deswegen zum Herzspezialisten. Zwei Wochen später wurde er am Herzen operiert. Es war höchste Zeit. Das Schöne an dieser Therapie ist, dass sie entweder funktioniert, was meist der Fall ist, oder sie funktioniert nicht. Ist

Letzteres der Fall, steht mit sehr hoher Sicherheit fest, dass die Schmerzursache nicht muskulär ist. Durch das Nutzen dieser Zusammenhänge könnten immense Zeit, immense Kosten, der größte Teil des in den meisten Fällen völlig unnötigen Schmerzmittelkonsums und auch Belastungen durch Röntgenaufnahmen oder andere Verfahren minimiert werden.

Denn wie sieht die Vorgehensweise heute aus? Mangels Wirksamkeit der herkömmlichen Schmerztherapien werden Schmerzmittel verschrieben und die ganze Kaskade von diagnostischen Maßnahmen in Gang gesetzt. Ein Großteil dieser Maßnahmen beweist im Grunde nur, welche Erkrankungen alle nicht vorliegen. Damit kann der Arzt nachweisen, dass er an schlimmere Erkrankungen gedacht hat, weil er sie ja ausgeschlossen hat. Dies bietet Sicherheit für den Arzt im Klagefall. Da die Ärzte in dem heutigen System aus juristischen Gründen so arbeiten müssen, führt dies natürlich zu einer unglaublichen „Überdiagnostik".

Monatelange, oft jahrelange Bemühungen summieren sich dadurch meist völlig unnötig und übertrieben auf – und führen trotz allem nicht zur Verbesserung des Zustandes des Schmerzpatienten. In unserer Therapie ausgebildete Schmerztherapeuten reduzieren oder beseitigen den Schmerz mit einem Minimum an Zeit und Kosten. Nur in den sehr seltenen Fällen, die deutlich weniger als 10 Prozent ausmachen, wären all die anderen Untersuchungen notwendig.

Durch die SchmerzpunktPressur wird eine erste Löschung der fehlerhaften Muskelprogramme vorgenommen. Je nach Intensität des fehlerhaften Programms erfolgt sie mehr oder weniger vollständig. Sie setzt an den Engpässen an, die erfahrungsgemäß am meisten für den Schmerzzustand verantwortlich sind. Unter Engpässen verstehen wir die Muskeln und Faszien, die heute bei vielen Menschen zur Fehlbelastung des Bewegungssystems führen. Durch die SchmerzpunktPressur kann der Therapeut zweifelsfrei feststellen, welche Muskeln oder Muskelfaserbündel, sogar welche einzelnen Fasern, für den Schmerzzustand verantwortlich sind. Aus der zunächst vorläufigen Diagnose, die der Körper durch die Schmerzsprache quasi selbst stellt und die man verstehen kann, wenn man die Zusammenhänge kennt, entsteht also durch die vom geübten Therapeuten während der Manualtherapie gewonnenen Informationen eine exakte Diagnose. Die anschließend erreichte Schmerzfreiheit oder Schmerzreduzierung ist für den Therapeuten und den Patienten der Beweis, dass für diesen Schmerz tatsächlich Fehlspannungen der Muskulatur und nicht etwa vorhandene Schädigungen verantwortlich sind. Beziehungsweise, dass zumindest für den Prozentsatz der erreichten Schmerzreduzierung die Muskulatur verantwortlich sein muss. Gleichzeitig kann der darin ausgebildete Therapeut aus der exakten Diagnose die individuell wirksamsten EngpassDehnungen auswählen.

## Die Wirkmechanismen der SchmerzpunktPressur

In einem früheren Kapitel sprachen wir über die Muskelspindeln, Rezeptoren, die in der Evolution zum Schutz des Bewegungsapparates eingebaut wurden. Sie erinnern sich, dass die Muskelspindeln die Geschwindigkeit messen, mit der die Muskelfasern auseinandergezogen werden. Ist diese Geschwindigkeit zu hoch, erkennt der Körper das als potenzielle Gefahr. Er bremst diesen Vorgang, indem die Muskelspindeln Signale an das Zentralnervensystem senden. Dieses veranlasst, dass die betroffenen Muskelfasern auf Kontraktion schalten. So soll das gefährlich schnelle Auseinanderziehen, das den Muskel bedroht, gehemmt oder sogar gestoppt werden.

Ein anderes Schutzsystem des Bewegungsapparates und seiner Strukturen sind die Sehnenspindeln. Sie sind heute eher unter der Bezeichnung Golgi-Sehnen-Apparat oder Golgi-Sehnenorgane bekannt. Ihre Funktion unterscheidet sich von der der Muskelspindeln. Die Sehnenspindeln messen die Zugspannung in der Sehne und wandeln physikalisch Zug in Druck um.

## Propriozeption: Golgi-Sehnenorgan

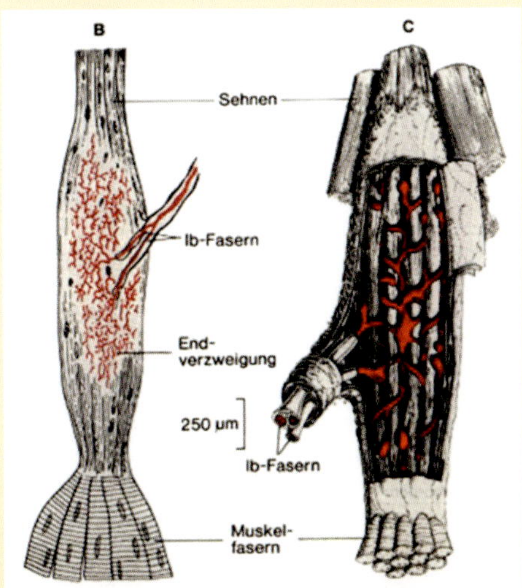


Wird die Zugspannung zu hoch und droht die Sehne verletzt zu werden, senden die Sehnenspindeln ebenfalls ein Signal an das Zentralnervensystem. Diesmal jedoch gibt das Zentralnervensystem einen anderen Befehl an die dazugehörigen Fasern. Diesmal lautet er: Entspannt euch! Damit will der Körper erreichen, dass die Zugspannung auf die Sehne gemindert wird, die Gefahr des Einreißens also weniger groß ist. Auch scheinen die Sehnenspindeln den Zug innerhalb der vielen Fasern, aus denen ein Muskel besteht, auf diese Art und Weise gleichmäßiger zu verteilen.

Diese biologisch eingebauten Regulationsschleifen der Sehnenspindeln und der anderen, vor allem der interstitiellen Rezeptoren im Sehnen- und Periostbereich, nutzen wir therapeutisch bei der SchmerzpunktPressur und den Engpass-Dehnungen. Aufgrund neuester Untersuchungen über die bei unserer Therapie ablaufenden Mechanismen können wir

grundsätzlich zwar am von uns aufgestellten Modell festhalten, aber die Golgi-Sehnenorgane rücken in den Hintergrund. Nicht sie, sondern die freien Nervenenden am Knochen, die interstitiellen Rezeptoren, sind beim aktivierten Alarmschmerzprogramm hauptsächlich für die schmerzbefreiende Wirkung verantwortlich. Als Folge von deren mechanischer Stimulation löschen wir die den Schmerz auslösenden, schädigenden Bewegungsprogramme.
Wir haben darüber hinaus den Eindruck, dass sich die seit einiger Zeit vermehrt aufgefundenen kontraktilen Elemente in den Faszien ebenfalls entspannen. Die exakten Zusammenhänge, die momentan erforscht werden, spielen für uns und die Wirksamkeit unserer Therapie nur eine untergeordnete Rolle. Ob nur die Fasern entspannen oder auch fasziale Elemente: Durch die Entspannung sinkt der Widerstand der antagonistischen Struktur in über 90 Prozent der Fälle so weit ab, dass der dazugehörige Warn- oder Überlastungsschmerz um 70–100 Prozent reduziert wird.

Diese manualtherapeutische Manipulation bedient sich also absolut natürlicher, fest im Köper eingebauter, biologischer Reaktionsschleifen. Der Körper muss diese Information, die wir in ihn einbringen, verarbeiten. Es bleibt ihm nichts anderes übrig.

## Millimeter entscheiden über die exakte Umprogrammierung der Engpassmuskelfasern

So einfach und logisch die Vorgehensweise in unserer Schmerztherapie ist, so genau muss das manualtherapeutische Arbeiten erfolgen. Letztlich kann es dabei um einzelne Fasern oder Faserbündel gehen, die die Gelenkgeometrie krankhaft verändert haben. Sie ohne genauen Wegweiser zu finden, wäre die berühmte Suche im Heuhaufen. Alleine wenn man sich die Anzahl der Muskeln im Körper vergegenwärtigt: Über 650 von ihnen steuern unsere Bewegung und Haltung. Macht man sich nun noch klar, dass die meisten von ihnen entlang von Linien befestigt sind und mehr als zwei Befestigungspunkte haben können, kommt man leicht auf 2.000 oder mehr mögliche Interventionspunkte. Die große Stärke unserer SchmerzpunktPressur ist die in 20 Jahren erfolgte Systematisierung unter dem Ziel größtmöglicher Effizienz. Das Ergebnis ist eine vollständige Zuordnung der Schmerzzustände zu Muskelgruppen beziehungsweise zu Zonen und Punkten, an denen sich mit minimalem Aufwand ein Maximum an Wirkung erzielen lässt. An etwas mehr als 70 Punkten am ganzen Körper können wir heute den gesamten Muskelapparat so umprogrammieren, dass wir auf unsere beschriebene hohe Wirksamkeit kommen. Mit dem genauen Auffinden dieser Engpassfasern steht und fällt der Erfolg der Therapie.

## Der Körper lässt sich nicht betrügen

Ja ist es denn nicht gefährlich, dem Körper beispielsweise Schutzspannungen wegzunehmen? werden wir manchmal gefragt. Schon in dieser Frage steckt ein weit verbreitetes Missverständnis. Viele Therapeuten gehen davon aus, dass der Körper sich manipulieren lässt, ohne eine Möglichkeit zu haben, sich dagegen - wenn nötig - wehren zu können. Dies ist ein großer Irrtum und zeigt, dass viele unserem Körper nicht annähernd das zutrauen, was er kann. Wenn wir manualtherapeutisch Spannungen in der Muskulatur beseitigen, die der Körper benötigt, so wird er sie direkt wieder installieren. Genau das ist ja auch der Grund, warum die meisten Manualtherapien oder Massagen, wenn sie überhaupt zu einer Besserung führten, nicht von langer Wirkung sind. Im gewohnten Alltag, der bestimmte Spannungen aufbaut, welche zum Schmerz führen, werden nach einer solchen Therapie wieder die gleichen Spannungen aufgebaut. Das Ziel der SchmerzpunktPressur kann also nicht lediglich die Herstellung dauerhafter Schmerzfreiheit sein. Es wäre unlogisch, dieses Ziel erreichen zu können, ohne das Bewegungsverhalten des betroffenen Patienten auf gesund umzustellen.

## Was ist das Kriterium für eine ursächliche Schmerztherapie?

Eine ursächliche Therapie setzt an der Ursache an, durch welche das krankhafte Geschehen in Gang gesetzt wurde. Diese Ursache ist sozusagen der Ausgangspunkt dieser Entwicklung. Natürlich kann es mehrere Ursachen geben, die durch ihr Zusammenspiel die krankhafte Wirkung entfalten. Dieses Geschehen hat Veränderungen zur Folge, das sind die Symptome. In unserer Schmerztherapie unterscheiden wir fünf Ursachengruppen. Zwei (einseitige oder fehlende Bewegung), die direkt etwas mit der Bewegung zu tun haben und drei (Ernährung, Umwelt, Psyche), die bewegungsunabhängige Lebensgewohnheiten sind. Die Bewegung programmiert krankhafte, unnachgiebige Muskeln und Faszien. Negative Lebensgewohnheiten führen ebenfalls zur Unnachgiebigkeit und Verfestigung. Negative Lebensgewohnheiten und Fehl-Bewegung bedrohen beide die Unversehrtheit unseres Bewegungssystems, was zum Schmerz führen kann.

Der Faktor Bewegung kann sich sehr schnell auswirken, da die Muskeln sich rasch anpassen können. Die Lebensgewohnheiten benötigen dagegen sehr viel länger, bis sie die strukturschädigenden Prozesse so weit in Gang gebracht haben, dass die Effekte sich auswirken. Ausnahme sind die den Muskeltonus absenkenden Effekte, die sofort wirken. Wenn wir nun die tiefsten Ursachen definieren wollen an denen wir therapeutisch ansetzen, so kristallisiert sich im Umkehrschluss folgende Zuordnung heraus:

- Die direkte Beeinflussung der Muskulatur durch die Schmerzpunkt-Pressur wirkt sofort und gezielt auf ausgesuchte Gelenkregionen.
- Die direkte Beeinflussung der Muskulatur durch die EngpassDehnungen wirkt ebenfalls sofort und gezielt auf ausgesuchte Gelenkregionen, verankert die neuen Muskelprogramme aber langfristig.
- Die direkte Beeinflussung der Muskelfaser (Absenkung der Grundspannung) durch die Lebensgewohnheiten wirkt auch sofort, aber allgemein auf alle Muskeln, auch beispielsweise die Gefäßmuskulatur.
- Die indirekte Beeinflussung der beteiligten Gewebe (Reduzierung der Übersäuerung, Flexibilisierung der Bindegewebsstrukturen usw.) durch die Vermeidung ungünstiger Lebensgewohnheiten wirkt sich erst im Laufe der Zeit aus, abhängig von der Intensität der Veränderungen und der Stoffwechselgeschwindigkeit.

Trotz der gegenseitigen Abhängigkeit hat sich seit 20 Jahren herauskristallisiert, dass bei der Akut-Schmerztherapie die körperlich-mechanische, muskuläre Ebene den größten Hebel bietet. Anders ausgedrückt: Es gibt so gut wie keine Schmerzzustände, die – auch wenn die Lebensgewohnheiten deutlich zur kranken Gesamtsituation beigetragen haben – nicht über die SchmerzpunktPressur sofort ganz deutlich reduzierbar wären. Deswegen ist das Bewegungsverhalten die tiefste Ursache, an der wir ansetzen können.

Tiefste Ursachenebene: Unvollständiges und einseitiges Bewegungsverhalten

Die Entwicklung der verschiedenen Symptome, die meist von Warn- oder Überlastungsschmerzen begleitet sind:

- Muskuläre Anpassungen (Verkürzungen über Restkontraktionen)
- Fasziale beziehungsweise Bindegewebsanpassungen (Verkürzungen des Bindegewebes)
- Reaktionen überforderter Faseranteile (Dauerkontraktionen, Muskelpanzer, Verhärtungen)
- Reaktionen überforderter Faszien, Sehnen, Bänder (Ermüdungsrisse, Aufschwellen, entzündliche Reparaturarbeiten)
- Reaktionen überforderter Knorpel und Bandscheiben (Arthrose, Bandscheibenvorwölbungen und -vorfälle, Überbeine)
- Reaktionen beteiligter Blut- und Lymphgefäße (Verengungen, Stauungen, Abklemmungen; dadurch Minderdurchblutung, Kälte der Extremitäten, Flüssigkeitsansammlungen)
- Reaktionen beteiligter Nervenstränge (Gefühllosigkeit, Kribbeln, Ansteuerungsschwäche)
- Reaktionen des energetischen Systems (Energieblockaden durch Muskelverspannungen, steigende Unwirksamkeit

energetischer Therapien wie Akupunktur, Homöopathie usw.)
- Reaktionen der verschiedenen Organe, auch Sinnesorgane (Minderleistung, ungenügende Stoffwechseltätigkeit, Verdauungsprobleme)
- Reaktionen der knöchernen Strukturen (Ausstülpungen der Wirbelkörper, Verwachsungen, abnormale Knochenentwicklungen, Osteoporose)
- Reaktionen der Strukturen und Abläufe auf allen Funktionsebenen (Depressionen, Energielosigkeit, Antriebsschwäche, Verschlechterung sämtlicher Funktionen)

## Wann therapiert man Symptome?

Um eine Symptombehandlung handelt es sich bei allen Therapien, die nicht direkt bei der Bewegung ansetzen. Daran wird deutlich, dass alle Therapien, die kein exakt systematisiertes Bewegungskonzept besitzen, nicht dauerhafte schmerztherapeutische Wirkung entfalten können. Je weiter weg von der Ursache man in der Symptomtherapie ansetzt, desto weniger wirksam ist die Therapie. Operiere ich den Bandscheibenvorfall beispielsweise, so hat das so gut wie keinen Einfluss auf die Ursache, abgesehen von etwaigen Auswirkungen der Narkose auf die Muskelfasern. Beseitige ich Verspannungsknoten oder Verhärtungen im Muskelbauch (beispielsweise durch Triggerpunktbehandlungen), so entstehen sie zwangsläufig an gleicher oder an anderer Stelle wieder, weil die Ursache nicht beseitigt ist.

## Die Schmerztherapie nach Liebscher & Bracht unter dem Aspekt der Ursächlichkeit

Das vollständige therapeutische System der EngpassDehnungen setzt direkt an der tiefsten Ursache von über 90 Prozent der heute verbreiteten Schmerzen an. Die SchmerzpunktPressur erreicht sofort die Korrektur der Fehlspannungen durch das Löschen der fehlerhaften Programme. Kurzfristig setzt sie also direkt an der tiefsten Ursache an. Da der Alltag aber sofort die einseitigen Programme reaktiviert, muss das durch die EngpassDehnungen verhindert werden. Erst sie installieren die gesunden Programme im Muskel dauerhaft.

## Es ist unverzichtbar, die SchmerzpunktPressur vor den EngpassDehnungen einzusetzen

Die SchmerzpunktPressur reduziert den Schmerz binnen 30 Minuten. Sie verhindert vor allem zu Beginn der Therapie, dass es zu überschießenden Gegenreaktionen der völlig gestressten Muskelgruppen kommt. Der Therapeut erfährt exakt, welche Muskelfaserbündel verantwortlich sind und gezielt von den EngpassDehnungen erfasst werden müssen. Die kranken Muskelprogramme können gelöscht werden, ohne dass die beteiligte Struktur oder schon entstandene Schädigungen belastet werden. Der Patient bekommt einen Beweis für die Wirksamkeit der Schmerztherapie. Erst dadurch kann er den Sinn des muskulären Übungsprogramms körperlich spüren und ist motiviert, es regelmäßig in seinen Alltag einzubauen.

Begänne der Patient mit EngpassDehnungen, ohne erst die kranken Muskelprogramme zu löschen, könnte die Schmerzsituation entgleisen. Eine solche Erfahrung verhindert den Aufbau von Vertrauen in ein muskuläres Übungsprogramm. Vor allem wenn Schmerzpatienten lange Zeit aufgrund des Schmerzes eingeschränkt in ihrer Bewegung sind ,benötigen sie die Brücke der Erfahrung, die sie mit der SchmerzpunktPressur machen, um genug Vertrauen für die Durchführung eines Trainingsprogramms zu haben.

## „Punkt"-Therapien: Behandlung von Ursache oder Symptom?

Es existieren mehrere „Punkte-Systeme", welche auch zur Schmerztherapie genutzt werden. Die bekanntesten sind wohl die Akupunktur (mit Akupressur, vgl. Tui-Na-An-Mo), Shiatsu, die Triggerpunkte nach Travell und Simons, die Tenderpoints nach Jones und die Reflexpunkte nach Chapman. Die Art und Weise, wie die Punkte behandelt werden unterscheiden sich immens. Es wird gedrückt, massiert, genadelt, positioniert, erwärmt oder injiziert.

Die Vorstellungen über die Wirkweisen der jeweiligen Therapien unterscheiden sich gleichermaßen. Akupunktur, Tui-Na und Shiatsu beseitigen und harmonisieren Energieblockaden. Bei der Triggerpunktbehandlung werden der Triggerpunkt und sein dazugehöriges Muskelhartspannbündel durch Detonisierung beseitigt. Tenderpoints werden durch geschickte Positionierung des Körpers zum Verschwinden gebracht. Chapman-Reflexpunkte verbessern durch Stimulation mit Druck Organ- und Lymphfunktion. In der Neuraltherapie wird ein Lokalanästhetikum (Betäubungsmittel) in sogenannte „Störfelder" injiziert. Die Beseitigung von Störfeldern beeinflusst nicht nur lokale, sondern auch entfernte Funktionen.
Die vorgenannten Methoden arbeiten er-

wiesenermaßen erfolgreich in der Linderung von Schmerzsymptomen. Ob jedoch das Symptom oder die Ursache behandelt wird, ist Gradmesser für die Effektivität eines Verfahrens. Ohne Zweifel entscheidet die Ursächlichkeit über die Nachhaltigkeit einer Behandlung.

In der SchmerzpunktPressur nach Liebscher & Bracht ist von einer ursächlichen Behandlungsform auszugehen. Es wird überwiegend an Sehnen-Knochen-Übergängen mit Druck gearbeitet. Ziel sind verschiedene Mechanorezeptoren der Sehne. Diese sind über Ib-Afferenzen mit agonistischen und antagonistischen Muskeln und Muskelgruppen funktionell verschaltet. Der Reflexweg ist polysynaptisch verschaltet und wirkt so gleich- oder gegensinnig auf verschiedene Systeme der inneren Regelkreisautomatik: Muskelspannung, Stützmotorik, Locomotionsprogramme, nozizeptive Adaptation. Die Ib-Interneurone arbeiten als multisensorische Integrationszentren. Sie schalten durch Beeinflussung deszendierender Bahnen Motoneurone an oder ab. Das bedeutet: Durch die gezielte therapeutische Beeinflussung der Sehnenrezeptoren können Muskeltonus, Ruhe-Muskellänge, Bewegungsfunktion, innere Schmerzverrechnung und Schmerzwahrnehmung verändert werden!

Dies meint die SchmerzpunktPressur nach Liebscher & Bracht.

*Alexander Lay*

## EngpassDehnungen: Die dauerhafte Umprogrammierung der muskulär-faszialen Engpässe auf gesund und funktionell

Die Kombination der SchmerzpunktPressur mit der EngpassDehnung ist das Erfolgsrezept der Schmerztherapie nach Liebscher & Bracht. Die Arbeit des Therapeuten besteht im genauen Anwenden der SchmerzpunktPressur, die Aufgabe seines Schmerzpatienten im genauen Ausführen der verordneten EngpassDehnungen. Geschehen beide Maßnahmen in hoher Qualität, sind die Ergebnisse fast unglaublich in der Wirksamkeit und Schnelligkeit, in der die Schmerzreduzierungen oder -befreiungen zum normalen Dauerzustand werden.

Ein wichtiger Baustein dieser Therapie ist also die Mitarbeit der Patienten, die im regelmäßigen Üben der EngpassDehnungen besteht. Dies entspricht dem Zeitgeist. Die Bereitschaft dazu ist hoch. Immer mehr Patienten wollen selbst mitmachen, wollen selbst Verantwortung übernehmen.

Auch in der herkömmlichen Zusammenarbeit zwischen dem Arzt oder Orthopäden einerseits und dem Physiotherapeuten oder Krankengymnasten andererseits findet eine „Überweisung“ des Arztes an den Physiotherapeuten statt. Obwohl dieser Ansatz prinzipiell richtig ist, führt dieses Weiterreichen in den meisten Fällen nicht zum Ziel (siehe entsprechender Kommentar). Nach einigen „Anwendungen“ finanziert die Krankenkasse nicht mehr weiter, die begonnenen Maßnahmen verlaufen im Sand.

Unserer Erfahrung nach liegt das vor allem an zwei Faktoren. Zunächst ist es nicht besonders motivierend für den Patienten, an den Sinn einer Übung zu glauben, nur weil der Therapeut sie ihm empfiehlt. Allein die Tatsache, dass es schwer fällt nachzuvollziehen, dass „nur" die Muskeln für den Schmerz verantwortlich sein sollen, macht es dem Patienten schon schwer. Es ist eine vage Vermutung für ihn, er begreift die Zusammenhänge nicht, weil sie ihm niemand logisch erklären kann. Die passende Theorie fehlt. Und schließlich fehlt eine exakte Anleitung. Wenn wir sehen, welche Zettel mit Strichmännchen die Patienten oft zeigen, ist es nachvollziehbar, warum die Übungen nicht konsequent zu Hause durchgeführt werden. Es fehlt eine exakte Anleitung in Wort und Bild.

In unserer Schmerztherapie ist die Wahrscheinlichkeit, dass der Patient seine „Hausaufgaben" macht, sehr viel höher. Zunächst einmal erfährt er in der ersten Therapiesitzung, dass unsere Vorgehensweise tatsächlich Wirkung zeigt.

**Er braucht nicht zu glauben, dass es ihm in naher Zukunft besser gehen wird. Er fühlt es unzweifelhaft nach den ersten 30 Minuten, schon in der ersten Behandlung. Dieser Soforteffekt ist ein typisches Merkmal unserer Therapie.**

Fast genauso wichtig und motivierend: Er begreift die Theorie. Er kann zum ersten Mal nachvollziehen, warum sein Körper so reagiert, warum dieser ihn peinigt und dass er es mit seiner Schmerzsprache gut mit seinem „Besitzer" meint. Dass der Schmerzleidende nicht sinnlos gequält wird, sondern sinnvoll aufgefordert wird, etwas zu tun. Dass der Körper in der Sprache des Schmerzes mit ihm spricht, die er nur verstehen lernen muss. Ein wichtiges Kriterium ist die Genauigkeit, mit der dem Patienten der Ablauf der Übungen erklärt wird. Wichtig dabei ist auch die Möglichkeit, die Engpass-Dehnungen, die jeweils 6 Schritte enthalten, so dosieren zu können, dass der ungeübte ältere Patient, der seit 50 Jahren bestimmte Muskelgruppen seines Körpers nicht mehr bewusst angesteuert hat, genauso mit verständlichen Übungsschritten versorgt werden kann wie der junge Diplomsportler. Dafür sorgen die individuelle Erklärung und Demonstration durch den Therapeuten und die ausführlichen Übungsunterlagen. Sie enthalten neben einem oder sogar mehreren Fotos pro Übungsschritt die entsprechenden Anweisungen als genaue Textbeschreibungen. Diese Übungen stehen den Patienten der mit uns zusammenarbeitenden Therapeuten im Internet zur Verfügung.

Je nach Schwere des Schmerzzustandes wird die SchmerzpunktPressur normalerweise zwei bis vier Mal, in seltenen Fällen zwischen 7 und 10 Mal, wiederholt. Falls es wirklich notwendig ist, die Therapie so oft durchzuführen, dauert die Gesamtbehandlung dann aber mehrere Monate. Die Betonung liegt zu Beginn auf der Anwendung der SchmerzpunktPressur, um eine sofortige Linderung zu erreichen. Mit den weiteren Therapiesitzungen verschiebt sich der inhaltliche Schwerpunkt immer mehr hin zur Kontrolle und neuer Zuteilung von individuell passender EngpassDehnungen.

## Erfolgreich arbeiten und sich selbst fit halten – welcher Therapeut mag das nicht?

Seitdem wir die ersten Schmerztherapieausbildungen Ende 2007 durchgeführt haben, häufen sich E-Mails, in denen Anwender unserer Therapie berichten, dass sie sich täglich auf möglichst viele Patienten mit unterschiedlichen Schmerzen freuen. Wissen Sie warum? Erstens weil die Erfolgserlebnisse sich in ungewohnter Weise häufen. Zweitens weil die Therapeuten dann selbst die entsprechenden Übungen für die verschiedensten Schmerzzustände mit jedem Patienten einmal kurz durchmachen, um ihnen die Positionen genau zu erklären. Dieses kurze Üben wirkt sich in der Summe sehr gut auf das eigene körperliche Wohlgefühl der Therapeuten aus. Dem Patienten wird geholfen, der Therapeut fühlt sich wohl, was wollen wir mehr?

## Je nach Schmerzzustand: Kurze Behandlung oder langfristiger Therapieplan

Die in unserer Schmerztherapie enthaltenen Bausteine lassen sich so kombinieren, dass die Therapeuten Behandlungen wählen können, die der therapeutischen Notwendigkeit eines jeden Schmerzpatienten optimal entsprechen. Handelt es sich um relativ rasch einschätzbare Schmerzen wie ein Tennisellenbogen, Knie- oder Schulterschmerzen, reichen oft ein bis zwei Behandlungen und zum Schluss einige Wochen später vielleicht noch einmal eine Kontrolle, in der vor allem die Korrektheit der Durchführung der verordneten EngpassDehnungen überprüft wird.

Handelt es sich um Schmerzzustände, die den ganzen Körper betreffen, die seit Jahren chronisch sind und die als austherapiert gelten, sollten sich die Patienten auf einen umfangreicheren Maßnahmenkatalog einlassen – und tun das normalerweise auch. Sie können nachvollziehen, dass weiterreichende Veränderungen der Lebensführung notwendig sind, damit sie aus ihren Schmerzleiden herauskommen. Ob das eher Ernährungsumstellungen, die Ausschaltung schädigender Umweltfaktoren oder die Beendigung negativer psychischer Einflussgrößen sind, hängt vom individuellen Zustand des Patienten ab.

In diesen Fällen werden langfristige Therapiepläne erarbeitet. Sie enthalten neben der SchmerzpunktPressur und der Durchführung anderer Therapien, wie zum Beispiel Entgiftungs- oder Ausleitungstherapien, das Üben der EngpassDehnungen zu Hause und Änderungen der Lebensführung.

## Frau Doktor, ich habe keine Kraft mehr, ich komme die Treppen nicht mehr hoch

Solche oder ähnliche Äußerungen hören wir öfter, vor allem von älteren Patienten. Sicherlich erleben das viele Therapeuten ebenso. Woran denken die meisten bei Energiemangel und Kraftlosigkeit? An einen altersbedingten Effekt, an nachlassende Herzleistung und Ähnliches.

Können Sie sich vorstellen, wie viel Energie im Körper durch die von uns bezeichnete „innere Reibung" verloren geht? Wenn sich an über 100 Gelenken, die der Mensch besitzt, die antagonistischen Widerstände häufen? Wird dadurch nicht klar, dass das zunehmende Alter *nicht* der ausschlaggebende Grund ist, warum ältere Menschen über immer größere Bewegungseinschränkungen, Schmerzen, Schädigungen an den Strukturen des Bewegungssystems und immer größere Energie- und Kraftlosigkeit klagen? Sondern einfach der immer größere Zeitraum, in dem die einseitige Fehl-Bewegung und schädliche Lebensführungsgewohnheiten auf den Körper einwirken können?

Die Lösung liegt also nicht darin, nur herzstärkende Mittel zu verschreiben. Die volle Beweglichkeit sollte angestrebt werden. Denn auch im hohen Alter von über 80 Jahren reagiert der Körper sofort auf die SchmerzpunktPressur und muskuläre Trainingsreize. Viel schneller und viel umfassender als das viele Menschen und Therapeuten für möglich halten würden. Wir haben schon so oft erlebt, dass Pflegebedürftige nach unserer Behandlung wieder für sich alleine sorgen konnten. Dass Bewegungen, die Patienten nicht mehr für durchführbar hielten, nach einigen Wochen oder wenigen Monaten wieder „zurückerobert" wurden, was diese Patienten nie für möglich gehalten hätten.

## Der Beobachtereffekt der Quantenphysik in der Schmerztherapie

Alles ist möglich! Wenn Sie etwas mit Quantenphysik zu tun haben, dann wissen Sie, dass es wissenschaftlich erwiesen ist, dass der Beobachter eines Experiments Einfluss auf den Ausgang des Experiments, auf das Ergebnis, hat.
Wir möchten Ihnen, ob Patient oder Therapeut, gerne etwas Vergleichbares in der Schmerztherapie ans Herz legen: Die Erwartungshaltung des Patienten und die Erwartungshaltung des Therapeuten bestimmen über den Therapieerfolg.

Sie als Patient müssen bitte alle einschränkenden Überzeugungen ablegen. Sie als Therapeut müssen bitte alle einschränkenden Erwartungshaltungen aus Ihrem Denken verbannen. Es gibt in deutlich über 90 Prozent der Schmerzzustände nur einen einzigen begrenzenden Faktor: eine begrenzende, einschränkende Überzeugung. Oft kommt diese dadurch zustande, dass Schädigungen vorliegen, schwere Operationen vorausgingen oder die Schmerzen jahrzehntelang chronisch vorhanden waren. Patienten reden vom Rücken, der

Schulter, der Hüfte oder dem Knie, von Gelenken, die „kaputt" sind. Therapeuten lassen sich dazu verleiten, Prognosen zu stellen wie: „In 5 Jahren sitzen Sie im Rollstuhl." „Diese Wirbelsäule oder das Hüftgelenk muss versteift werden, sonst werden Sie Ihre Schmerzen nie los." „Was erwarten Sie in Ihrem Alter, Sie müssen mit Ihrem Schmerz leben, da ist nichts zu machen."

Wir haben so oft erlebt, dass diese Überzeugungen, diese Einschätzungen, mit der möglichen Realität nichts zu tun hatten. Wir haben so oft erlebt, dass diese unterstellten Unmöglichkeiten der Schmerzreduzierung oder Regeneration sich ins Nichts verflüchtigten. Wir wissen, dass unsere Schmerztherapie ein großes Problem hat, ein sogenanntes „Luxusproblem": Sie funktioniert so gut, die Theorie ist so logisch und nachvollziehbar – das kann doch gar nicht sein. Und immer wieder ist die größte Hürde für die Patienten, aber ebenso für die Therapeuten: Da liegt doch eine Schädigung vor, die tut doch weh. Es ist so unglaublich, dass die Schmerzen nichts mit den Schädigungen zu tun haben sollen.

Aber: Ist es nicht immer wieder so gewesen, dass die einfachen Dinge wahr sind?
Wir glauben fest daran, dass diese Schmerztherapie sich weiter durchsetzen wird. Damit die Patienten endlich wählen können, für welchen Weg sie sich entscheiden. Für Schmerzunterdrückung und Operationen, ohne Mühe und eigene Initiative. Oder für die natürliche Beseitigung der Schmerzen und eigenes Dazutun, um wieder Verantwortung für sich und ihren Körper zu übernehmen.

Wir wissen aus mehr als 20 Jahren Erfahrung, dass es fast immer eine natürliche Lösung gibt. Bitte machen Sie sich zur Überzeugung: Alles ist möglich! Gönnen Sie sich die Chance. Was haben Sie zu verlieren?

**Wir wünschen Ihnen von Herzen alles Glück dieser Welt und Schmerzfreiheit!**

# Schmerzstatistik der Ausbildungen in der Schmerztherapie nach Liebscher & Bracht

Die Schmerzstatistik fußt auf Daten von den Teilnehmern der Schmerztherapieausbildung und der SchmerzfreiWoche nach Liebscher & Bracht. Die Ergebnisse werden fortlaufend dokumentiert. Etwa 90 Prozent der Teilnehmer der Schmerztherapieausbildung sind selbst Schmerztherapeuten. Von ihnen hat sage und schreibe annähernd die Hälfte seit 10 Jahren und länger chronische Schmerzen!

## Ablauf der Dokumentation

Während der Schmerztherapieausbildungen und SchmerzfreiWochen werden die Teilnehmer nach ihren eigenen Schmerzzuständen gefragt und der momentane Ist-Zustand des ersten Tages wird auf 100 Prozent gesetzt. Ein Teilnehmer kann mehrere Schmerzzustände haben.

Die Bilder (weitere im Internet unter www.Liebscher-Bracht.com) dokumentieren die Veränderungen der Schmerzzustände während der Ausbildungstage bzw. SchmerzfreiWoche. Dabei wird morgens und abends der Schmerzzustand ermittelt. Am letzten Tag ergibt sich ein Endzustand, der wiederum in Prozent ausgedrückt wird.

Gefühlte 0 Prozent bedeutet, der Teilnehmer ist schmerzfrei. Prozentzahlen darüber beschreiben einen verbliebenen Restschmerz. Die ermittelten Werte gehen in die Gesamtstatistik der Schmerztherapie nach Liebscher & Bracht ein.

Auf den handschriftlich angefertigten Statistiken stehen auch die Vornamen der Teilnehmer, so dass wir alle Werte und damit die Gesamtaussage komplett belegen können.

Die Gesamtstatistik der Schmerztherapie von November 2007 bis März 2010:

- **2.412 erfasste Schmerzzustände insgesamt, auf eingangs festgelegten 100 Prozent**
- **1.593 Schmerzzustände davon sanken auf gefühlte 0 Prozent = schmerzfrei, ein Anteil also von 66,05 % Prozent**
- **2.345 Schmerzzustände reduzierten sich auf auf gefühlte 0 – 30 Prozent, das entspricht 97,22 Prozent**

## Wirksamkeit der Schmerztherapie

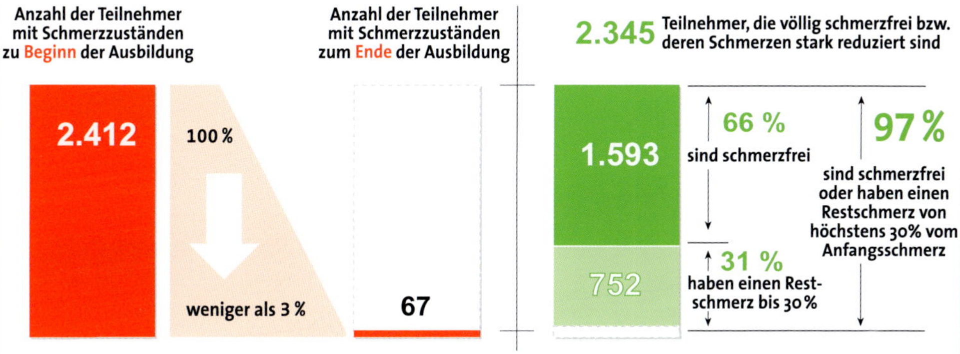


Beispielhaft vier Schmerzstatistik-Bögen

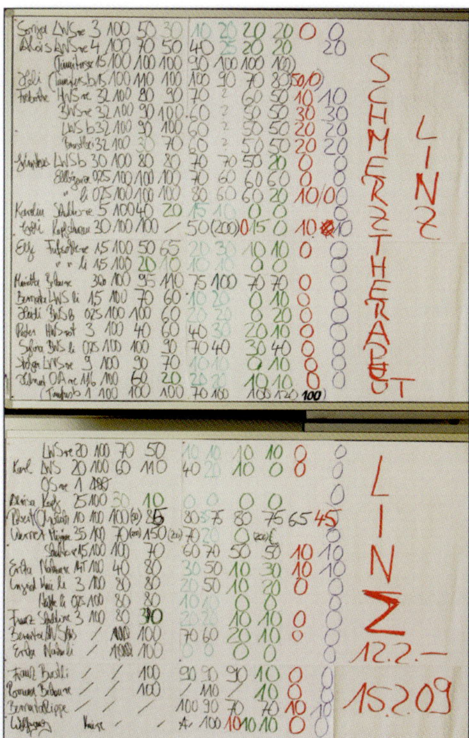


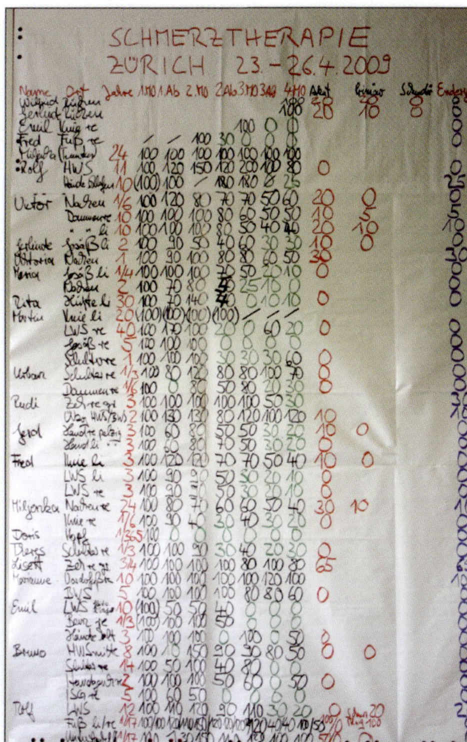

# Wie geht es weiter?

## Wie geht es weiter? Für Ärzte, Heilpraktiker und Therapeuten aller Art

### Ausbildung in der Schmerztherapie nach Liebscher & Bracht – im Intensivkurs

Jährlich finden im deutschsprachigen Raum mindestens monatlich Ausbildungen statt. Damit Sie möglichst wenig Verdienstausfall haben und nicht lange von zuhause weg sind, haben wir viertägige Ausbildungen konzipiert. Sie kommen einmal, lernen alles, fahren zurück und wenden gleich am nächsten Tag das Gelernte erfolgreich an. Das wissen wir inzwischen von weit über 1.000 Teilnehmern, die genau das umgesetzt haben. Am ersten Ausbildungstag bestellen Sie schon die Schmerzpatienten für die Woche nach der Ausbildung ein. Bevorzugt diejenigen, bei denen Sie mit Ihren bisherigen Mitteln an Ihre Grenzen gestoßen sind.

Basis der Ausbildung ist die Neue Schmerztheorie. Der Kurs ist zu über 90 Prozent ein Praxiskurs. Sie lernen ungefähr 75 Behandlungszonen – eingeteilt in Akut-, Primär- und Sekundärzonen – zu finden und mit der SchmerzpunktPressur zu behandeln. Und die 28 grundlegenden EngpassDehnungen, die den Körper von Kopf bis Fuß langfristig in die Muskelprogramme trainieren, welche die SchmerzpunktPressur manualtherapeutisch eingestellt hat. Sie bekommen die vollständige Behandlungssystematik ebenso per CD oder in Ihren Unterlagen mit nach Hause wie die Fotodokumentationen der EngpassDehnungen. Ebenso die Lebensführungsmaßnahmen (Ernährung, Umwelt, Psyche). Der Unterricht ist lernpädagogisch so aufgebaut, dass Sie – zurück in Ihrer Praxis – keine Probleme haben werden, die Therapie umzusetzen.

Nach der Ausbildung – wir möchten langfristig mit Ihnen zusammenarbeiten – bieten wir Ihnen ein WeiterbildungsPartnerprogramm an, das die kostenlose Wiederholung der Ausbildung ebenso wie zweimal jährlich stattfindende Weiterbildungstreffen und regelmäßige Behandlungstipps umfasst. LNB organisiert neben der Patientenvermittlung über die Internetseite und der Öffentlichkeitsarbeit alles Organisatorische, was Sie in Ihrer täglichen Arbeit unterstützt. Kontakt und nähere Informationen finden Sie unter www.liebscher-bracht.com oder rufen Sie unser Servicebüro an: Deutschland 09777-35809-22.

## Wie geht es weiter? Für Schmerzpatienten oder Schmerzleidende

### Suchen Sie sich den LNB Therapeuten Ihrer Wahl

Sie haben die Auswahl. Besuchen Sie uns auf der Internetseite. Geben Sie Ihre Postleitzahl ein und wählen Sie den Ihnen genehmen LNB Therapeuten aus. Oder rufen Sie unser Servicebüro an: Deutschland 09777-35809-22.

### Besuchen Sie eine SchmerzfreiWoche oder ein SchmerzfreiWochenende

SchmerzfreiWochen sind fünftägige Kurse für Schmerzleidende, die sich gezielt in kurzer Zeit von ihren Schmerzen befreien oder diese weitestmöglich reduzieren wollen. Täglich finden zwei Stunden Bewegungsunterricht statt, in dem Sie die 12 Basis-EngpassDehnungen lernen. In weiteren zwei Stunden werden Sie in der Gruppe mit der SchmerzpunktPressur behandelt und üben ihre speziellen EngpassDehnungen. An einem SchmerzfreiWochenende finden die fünf jeweils vierstündigen Blöcke in der Zeit von Freitagabend bis Sonntagabend statt. Nach diesen Kursen wissen und können Sie alles, um sich auf dem erreichten Zustand zu halten oder diesen immer weiter zu verbessern. Besuchen Sie uns auf www.liebscher-bracht.com oder rufen Sie an unter 09777-35809-22.

## Wie geht es weiter? Für Menschen, die vorbeugen und ihren Bewegungsapparat in Bestform bringen möchten

### Besuchen Sie eine SchmerzfreiWoche oder ein SchmerzfreiWochenende

Viele Besucher der SchmerzfreiWochen oder der SchmerzfreiWochenenden haben ihre Therapie hinter sich, sind soweit schmerzfrei und möchten die Effekte nun auf den ganzen Körper übertragen. Oder sie möchten das Basisprogramm lernen, das sie zuhause absolvieren können. Informieren Sie sich über den nächsten Termin in Ihrer Nähe oder rufen Sie an unter 09777-35809-22.

### Trainieren Sie LNB MOTION, die Bewegungslehre nach Liebscher & Bracht

Parallel zur Schmerztherapie entwickelten wir eine völlig neue Bewegungslehre. Die Grundlage dafür waren unsere Erfahrungen bezüglich der genetisch notwendigen Bewegungsreize. Den roten Faden spannten die zur Schmerzfreiheit nötigen Muskelprogramme der Schmerztherapie. Was daraus entstand, ist ein vollständiges Bewegungssystem, ähnlich hochwertigen Yogasystemen und ebenso umfangreich, aber in jeder Bewegung optimiert aufgrund der genetischen Anforderungen. Die Wirkungen dieses Trainings gehen weit über das Erreichen der Schmerzfreiheit hinaus. Eine bis ins hohe Alter vollständige Beweglichkeit, die Minimierung des Verschleißes im Bewegungsapparat, die Maximierung der Energie und die Gesundung aller Funktionsebenen des Menschen sind die definierten Ziele. LNB MOTION POINTs, in denen Sie regelmäßig trainieren können, finden Sie unter www.LNB-motion.com oder rufen Sie unser Servicebüro für LNB MOTION an: Deutschland 06172-13959-18.

## Wir freuen uns auf Sie!

# Danke!

Es ist uns ein großes Anliegen, Dank auszusprechen und entscheidende Impulsgeber zu nennen.

Unser größter Dank gilt dem Leben selbst. Es ist das Mysterium, das es zu erkunden gilt. In den letzten 25 Jahren konnten wir nur das entdecken, was schon immer da war und in Teilbereichen auch in anderen fortschrittlichen Therapieansätzen auftaucht. Ich bin glücklich, dass uns die Ehre zuteil wurde, dieses Wissen auf eine Art und Weise kommunizieren zu können, die es erst zu dem machtvollen Instrument werden lässt, durch das sich zum Wohle der betroffenen Patienten, zur Arbeitsfreude der Therapeuten und zur nötigen finanziellen Erholung der Krankenkassen und damit ganzer Volkswirtschaften die herkömmliche medizinische Schmerztherapie drastisch verändern wird. Das neue Verständnis vom Schmerz und die daraus resultierende therapeutische Vorgehensweise muss schnellstmöglich verbreitet werden, damit unendlich sinnloses Leiden und völlig unnötige Milliarden an Kosten ein möglichst rasches Ende haben.

DANKE

Viele Menschen und viele Bücher trugen dazu bei, dass wir nach nun 25 Jahren gemeinsamer Entdeckung im November 2007 die erste Fortbildung für Schmerztherapeuten anbieten konnten. Heute, im Mai 2013, haben sich in Deutschland, Österreich und der Schweiz schon fast 4.000 Ärzte, Heilpraktiker und andere Therapeuten für unsere Ausbildung entschieden. Das hätten wir nie erreicht, wenn die Logik unseres Neuen Schmerzverständnisses und die erlebte – für viele zunächst unglaublich erscheinende – Wirksamkeit nicht überzeugt hätten.

Ohne Petra, meine geliebte Frau, die ich heute, nach neunundzwanzigeinhalb Jahren Ehe, jeden Tag erneut heiraten würde, wäre es vermutlich nie dazu gekommen. Ihr gilt mein größter Dank, denn ohne sie könnte ich meinen Part bei unserer gemeinsamen Lebensaufgabe nicht erfüllen. Durch sie begriff ich, wie Ärzte denken. Ihre kritische Art und ihr ärztliches Selbstverständnis einem Nicht-Mediziner wie mir gegenüber forderten mich heraus. Ohne ihr medizinisches und naturheilkundliches Fachwissen und die Auseinandersetzung mit ihr und demselben hätte ich wichtige Schlüsse nicht ziehen können. Dadurch, dass ich über all die Jahre unter ihrer Aufsicht Patienten und meine Schüler behandeln konnte, bekam ich das notwendige Feedback, um die Vorgehensweise bei der Behandlung immer weiter zu systematisieren und zu optimieren.
Großer Dank gilt auch meinem langjährigen Lehrer in der Kampfkunst WingTsun,

Prof. Dr. Keith Kernspecht. Die weichen Bewegungen des WingTsun konkretisierten seit 1984 meine Erfahrungen, wie Bewegungen auf Schmerzzustände Einfluss nehmen können. Er stellte mir mit seinem Verband die Plattform zur Verfügung, auf der ich meine eigene Bewegungslehre LNB MOTION entwickeln konnte. Durch ihn bekam ich als Gründer und Leiter der Gesundheitssparte seiner weltweit verbreiteten Organisation auch Kontakt mit Prof. Chu, dem wohl anerkanntesten Spezialisten für QiGong und traditionelle chinesische Heilweisen in China, der damals die politische Führungsriege behandelte. Er leitet den spirituellen Orden des „Metaphysischen weißen Kranichs" und bescheinigte mir schon 1996 auf einer handgeschriebenen Urkunde, dass ich „große Veränderungen und ein neues System" herbeiführen und entwickeln würde. Der Austausch mit ihm bestärkte mich darin, einer wertvollen Therapie auf der Spur zu sein. Auch ihm gilt mein Dank.

Schon seit meiner Kindheit verschlang ich Bücher. Seit Anfang der achtziger Jahre begann ich mich auf die Themen Gesundheit, Ernährung, Bewegung, Muskeltraining, Anatomie, alternative Schmerztherapien, Bewegungstherapie, energetische Medizin, Spiritualität und Bewusstseinsentwicklung zu spezialisieren. Meine Bibliothek wuchs bis heute auf über 1.000 Bücher zu diesen Themen. Ich las all das wie andere Leute Romane, oft zum Unverständnis von Familie und Freunden. Mein Dank gilt all den Autoren, denn oft begriff ich theoretische Zusammenhänge, die ich schon real umsetzte, durch die Beschreibung aus einer anderen Warte besser. Einige Autoren lernte ich persönlich kennen, sah was sie taten und verstand, warum bestimmte Bewegungen aus meinem Programm vorhersagbare Wirkungen entfalteten.

Bedanken für ihre Arbeit, Ideen und Anregungen möchte ich mich bei all den Autoren, die mir namentlich nicht mehr gegenwärtig sind, ebenso wie bei folgenden Personen oder auch Systemen:
Mantak Chia, bei dem ich neben der Lektüre seiner zahlreichen Bücher über sein TaoYoga einige Jahre Seminare besuchte und durch den ich begriff, wie wichtig es ist, den Körper durch Bewegungstraining für die Energiearbeit zu optimieren. Dr. Moshe Feldenkrais, der wohl als einer der ersten bei psychischen Schäden nachwies, wie direkt man Körper und Geist mit Bewegungen beeinflussen kann.

Carlos Castaneda und sein Tensegrity-System der magischen Bewegungen der altmexikanischen Schamanen. Dr. med. Alois Brügger, der schon vor vielen Jahren mit seiner Methode über gesunde Körperhaltungen im Alltag aufklärte. Divo Köppen-Weber, die sich selbst half und dabei ihr Alta Major-System entwickelte. Wolfgang Hollweg, der die aus Italien stammende Zilgrei-Methode verbreitete und weiter entwickelte. Dieter Dorn, der ebenso wie ich zum Schmerzthema kam, ohne medizinisch oder naturheilkundlich ausgebildet zu sein. Walter Packi, der seine Herangehensweise, die er später Biokinematik nannte, 1989 den Ausbildern unseres Verbandes vorstellte und uns damals mit schneller Schmerzreduzierung verblüffte. Pete Egoscue, der mit seinem Bone-Building mit Haltungsanweisungen und

Körperübungen Schmerzen lindert. Dr. Ida Rolf, die mit ihrem Rolfing-System viel zur Manualtherapie beigetragen hat, das vordergründig die Verbesserung der Haltung zum Ziel hat, tatsächlich aber auch schmerzlindernd wirkt. Thomas Myers, der mit seinen Beschreibungen der myofaszialen Meridiane viel zum Verständnis der passiven Kraftverläufe im Bewegungskörper beigetragen hat. Josef Pilates, der gute Beiträge zur Integration von Körperarbeit geleistet hat.

Namentlich nicht zuordnen kann ich die Akupressur, Akupunktur, Shiatsu, chinesische Manualtherapien, die verschiedensten Reflexzonentherapien und die zahlreichen alt überlieferten oder modern umgestalteten Yogasysteme. Bei allen entdeckte ich teilweise Übereinstimmungen, realisierte aber auch, dass der mir immer deutlicher werdende rote Faden der genetisch notwendigen Bewegung in diesen Bewegungslehren nicht systematisch umgesetzt wurde.

All diese Autoren und Systeme stellen aus ihrer Sicht verschiedene Aspekte dessen dar, was im Körper passiert und letztendlich auch zu Schmerzen führen kann. Sie alle waren mir eine wertvolle Hilfe, unsere eigene Schmerztherapie immer besser zu verstehen und optimieren zu können. In Teilbereichen waren sie der gleichen Ansicht, in anderen vertraten sie gegensätzliche Auffassungen oder argumentierten auf einer ganz anderen Ebene. Sie alle beleuchten die Thematik Körper, Bewegung und Schmerz durch ihren Fokus, so wie wir unseren Fokus auf eine bestmöglich wirkende, im Therapiealltag ebenso wie im Alltag der Patienten leicht umsetzbare, natürliche Schmerztherapie ausrichteten.

Wir danken allen sicht- und unsichtbaren Helfern, dass wir eine Schmerztherapie mit einer so hohen Wirksamkeit und Nachhaltigkeit entwickeln durften, dass seit Beginn unserer Ausbildungen die Teilnehmer (inzwischen waren alle schmerztherapeutischen Richtungen vertreten) ohne Ausnahme begeistert waren und ihre Effizienz deutlich bis drastisch verbessern konnten. Eine so schnelle und deutliche Schmerzreduzierung, die Beendigung des über das physiologische Normalmaß hinausgehendem Gelenk- und Wirbelsäulenverschleißes und die massive Zunahme der Lebensenergie durch das Minimieren der „inneren muskulären Reibung“, waren offensichtlich vorher nicht verfügbar.

Unser besonderer Dank gilt auch allen Patienten, Schülern, der Familie, Freunden, Verwandten und Bekannten, die uns ihr Feedback zur Behandlung gaben, durch das wir die Therapie immer weiter optimieren konnten. Sehr glücklich sind wir über unsere beiden Söhne Raoul und Julien, die in der immerwährenden Familiendiskussion über Gesundheit, Bewegung, Ernährung und Schmerztherapie nie die Geduld verloren und heute, im Alter von 24 und 22 Jahren, über ein Wissen verfügen, mit dem sie überall auf dieser Welt Menschen helfen können. Ebenso froh bin ich über meine Eltern, die seit vielen Jahren die von mir verordneten Bewegungsübungen bis heute als über 80-Jährige regelmäßig ausführen.

Großer Dank gilt Lutz und Ramona Trabert, die unsere Zentrale in Bad Homburg mit ihrem Serviceteam unterstützen. Dafür, dass wir alle den Überblick behalten, sorgt unsere „rechte Hand", unser Geschäftsführer Herr Schallenmüller Seite an Seite mit unserem älteren Sohn Raoul. Wir freuen uns über die Zusammenarbeit mit unserer Marketing-Agentur IT'S LIVE! aus München.

Wir danken besonders meinem Meisterschüler Kai Amberg, inzwischen Ausbildungsleiter für LNB MOTION, Hüsnü Özer, loyaler Schüler und Berater seit über zehn Jahren. Stefan Henze und Diana Schmedes, die zwei ersten, die neben Petra und mir unsere Schmerztherapie-Ausbildungen abhalten. Birgit Fuchsenthaler, die neben Korrekturlesen unserer Texte ebenfalls Ausbildungen hält. Claus Kowalik, treuer

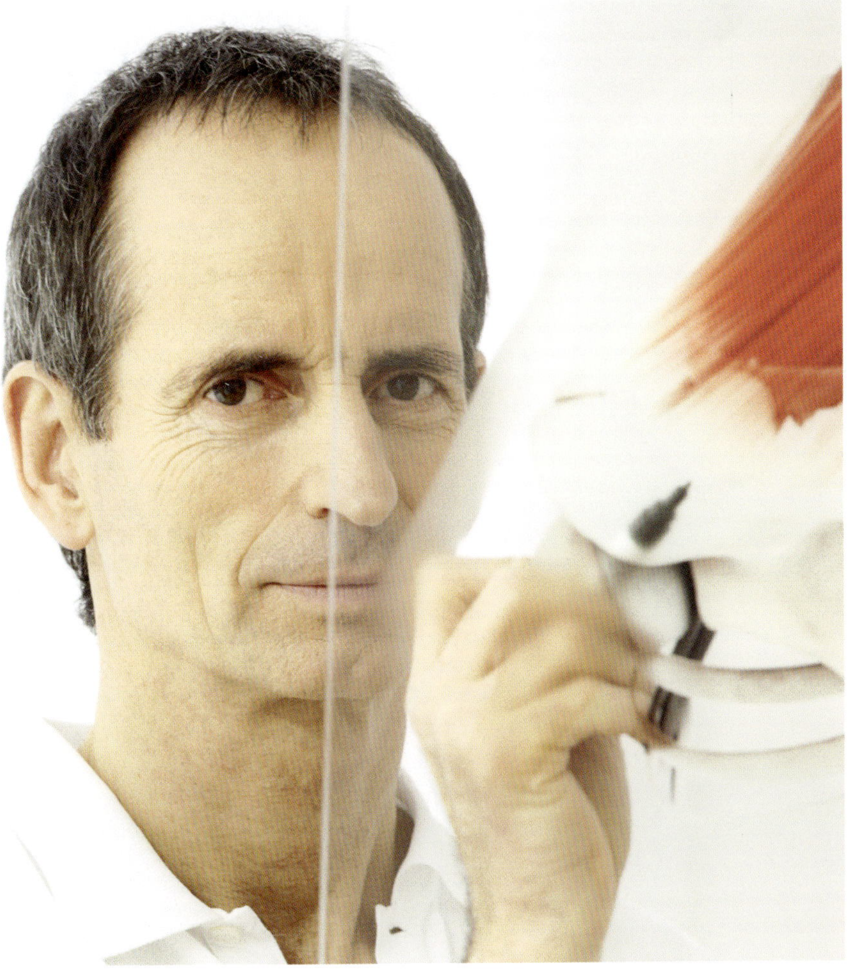

Schüler seit über zwanzig Jahren.
Andreas Köhring und seiner Frau Pavita, Spezialisten für Baubiologie und Feng Shui. Jolanda Thomas und Peter Hoenderop, unseren holländischen Freunden, die – in Tarifa lebend – uns immer mit guten Ratschlägen unterstützen.

Dank gebührt auch Claus Fischer, durch dessen Initiative wir uns 2007 entschlossen, unser Wissen weiterzugeben.

Besonderer Dank gilt Herrn Professor Froböse, der als erster eine wissenschaftliche Studie zur Wirksamkeit der Therapie möglich machte. Professor Huemer, der nach anfänglicher großer Skepsis nun brennt, zum Wohle der Schmerzleidenden unsere Therapie bei seinen Arztkollegen hoffähig zu machen. Und Dr. Robert Schleip, der mit seinen neuesten Forschungen dazu beiträgt, die physiologischen Mechanismen unserer Therapie zu erklären. Dem Facharzt für Innere Medizin und Osteopathen, Alexander Lay, den ich nach vielen Jahren wieder traf und der von der Wirksamkeit unserer Schmerztherapie und Bewegungslehre so überzeugt ist, dass er uns in der Ausbildungstätigkeit unterstützt und für dieses Buch einige Ergänzungen beigetragen hat.

Herzlichen Dank auch den vielen, vielen anderen, von unseren Inhalten überzeugten Helfern in Deutschland, Österreich, der Schweiz, Spanien und inzwischen auch in vielen anderen Ländern weltweit, die uns bei der Verbreitung unseres Wissens mit großer Begeisterung beistehen und ohne die all das nicht möglich wäre.

Dr. med. Petra Bracht und
Roland Liebscher-Bracht,
Bad Homburg

DANKE

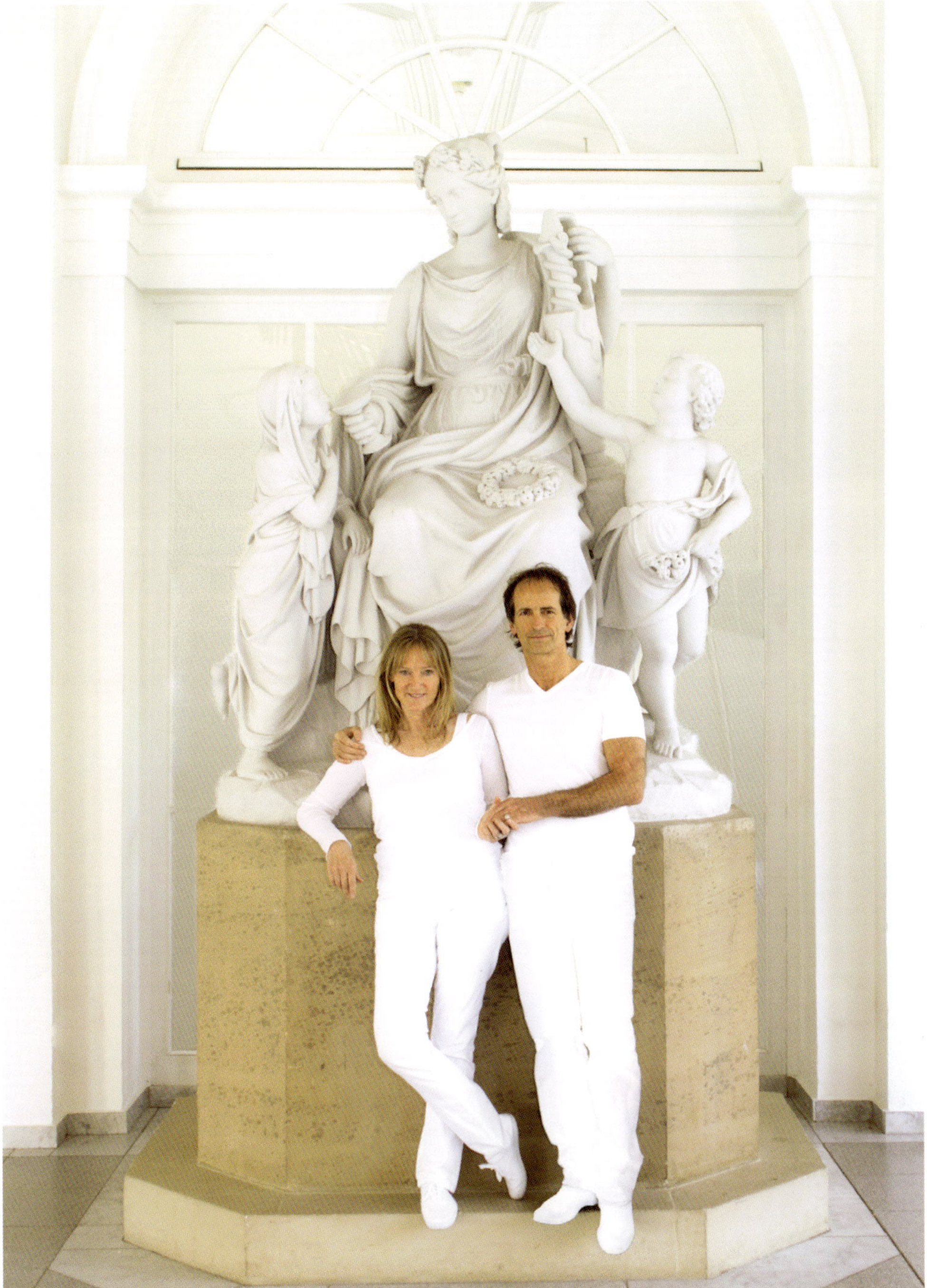

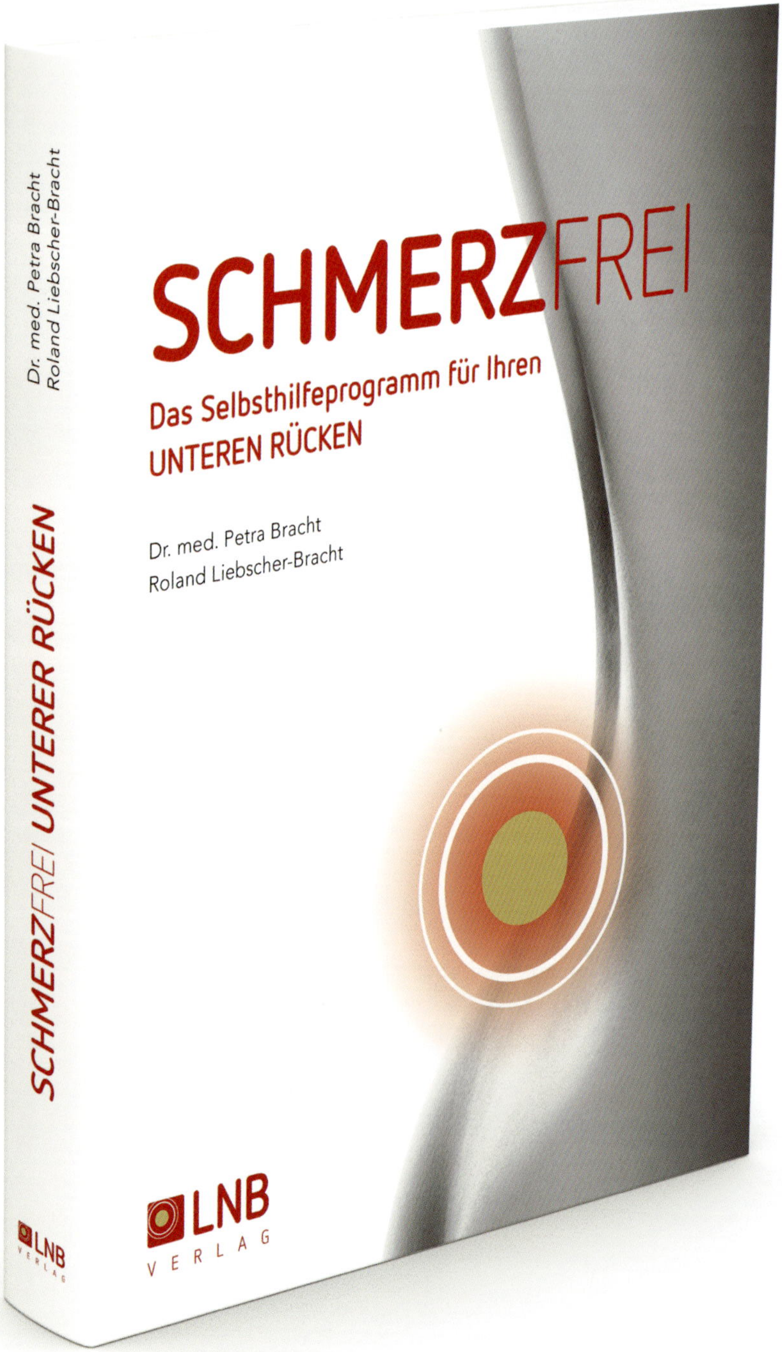
SCHMERZFREI
Das Selbsthilfeprogramm für Ihren
UNTEREN RÜCKEN
Dr. med. Petra Bracht
Roland Liebscher-Bracht
LNB
VERLAG
SCHMERZFREI UNTERER RÜCKEN
Dr. med. Petra Bracht
Roland Liebscher-Bracht
LNB
VERLAG

# Schmerzfrei

## Das Selbsthilfeprogramm für Ihren UNTEREN RÜCKEN

### Von der Theorie zur Praxis

Mit dem Buch „Der SchmerzCode“ haben die Autoren ihre bahnbrechende Schmerztherapie erläutert – in diesem ersten Band des „Schmerzfrei SelbsthilfeProgramms“ zeigen sie nun, wie Sie selbst die Behandlung von Schmerzen im unteren Rücken wirksam unterstützen können.

Neben relevanten Hintergrunderläuterungen bekommen Sie hierzu ganz konkrete praktische „Werkzeuge“ an die Hand: Die SchmerzfreiPackung, wenn gar nichts mehr geht. Die SchmerzfreiBallmassage als Selbsthilfe-Ableitung aus der professionellen, therapeutischen SchmerzpunktPressur. Die SchmerzfreiÜbungen als Selbsthilfe-Variante der therapeutischen EngpassDehnungen.

Dieses Buch liefert Ihnen ein vollständiges Programm, um selbst aktiv gegen Ihre Beschwerden vorzugehen. Und es ist darüber hinaus die ideale Ergänzung zur Behandlung durch LNB Schmerztherapeuten.

LNB
SCHMERZTHERAPIE
nach Liebscher & Bracht

## Quellenangaben


- Dr. med. Wolf Diemer, Prof. Dr. rer. pol. Heiko Burchert: Chronische Schmerzen. Gesundheitsberichterstattung des Bundes, Heft 7. Robert-Koch-Institut Berlin.
- H. Neuhauser, U. Ellert, T. Ziese: Chronische Rückenschmerzen in der Allgemeinbevölkerung in Deutschland 2002/2003: Prävalenz der besonders betroffenen Bevölkerungsgruppen. In: Das Gesundheitswesen, Jg. 67, Heft 10, Stuttgart, New York.
- T. Kohlmann, C.O. Schmidt: „Volkskrankheit" in Zahlen. Rückenschmerzen in Deutschland – eine epidemiologische Bestandsaufnahme. In: Orthopädie und Rheuma. Heft 1 2005.
- BKK Bundesverband (BKK BV) 2007, Kronprinzenstraße 6, 45128 Essen Redaktion: BKK BV, Abteilung Presse und Öffentlichkeitsarbeit, Reinhard Hellwig, Tel.: 0201/179-1162